U0349011

段 炼／著

烟雾病
段炼 2019 观点

科学技术文献出版社
SCIENTIFIC AND TECHNICAL DOCUMENTATION PRESS
·北京·

图书在版编目（CIP）数据

烟雾病段炼2019观点 / 段炼著. —北京：科学技术文献出版社，2019. 5
（2020. 5重印）

ISBN 978-7-5189-5302-8

Ⅰ.①烟… Ⅱ.①段… Ⅲ.①脑血管疾病—研究 Ⅳ.① R743

中国版本图书馆 CIP 数据核字（2019）第 043410 号

烟雾病段炼2019观点

策划编辑：孔荣华　　　责任编辑：帅莎莎　　　责任校对：文　浩　　　责任出版：张志平

出　版　者　科学技术文献出版社
地　　　址　北京市复兴路15号　　邮编　100038
编　务　部　（010）58882938，58882087（传真）
发　行　部　（010）58882868，58882870（传真）
邮　购　部　（010）58882873
官 方 网 址　www.stdp.com.cn
发　行　者　科学技术文献出版社发行　全国各地新华书店经销
印　刷　者　北京虎彩文化传播有限公司
版　　　次　2019 年 5 月第 1 版　2020年5月第 2 次印刷
开　　　本　710×1000　1/16
字　　　数　232千
印　　　张　24.75　彩插20面
书　　　号　ISBN 978-7-5189-5302-8
定　　　价　168.00元

序
Foreword

韩启德

欧洲文艺复兴后，以维萨利发表《人体构造》为标志，现代医学不断发展，特别是从 19 世纪末开始，随着科学技术成果大量应用于医学，现代医学发展日新月异，发生了根本性的变化。

在过去的一个世纪里，我国现代化进程加快，现代医学也急起直追。但由于启程晚，经济社会发展落后，在相当长的时期里，我国的现代医学远远落后于发达国家。记得 20 世纪 50 年代，我虽然生活在上海这个最发达的城市里，但是母亲做子宫切除术还要到全市最高级的医院才能完成；我患猩红热继发严重风湿性心包炎，只在最严重昏迷时用过一点青霉素。20世纪60—70年代，我从上海第一医学院毕业后到陕西农村基层工作，在很多时候还只能靠"一根针，一把草"治病。但是改革开放仅仅30多年，我国现代医学的发展水平已经接近发达国家。可以说，世界上所有先进的诊疗方法，中国的医生都能做，有的还做得更好。更为可喜的是，近年来我国医学界开始取得越来越多的原创性成果，在某些点上已经处于世界领先地位。中国医生已经不再盲从发达国家的疾病诊疗指南，而能根据我们自己的经验和发现，根据我国自己的实际情况制定临床标准和规范。我们越来越有自己的东西了。

要把我们"自己的东西"扩展开来，要获得越来越多"自己的东西"，就必须加强学术交流。我们一直非常重视与国外的学术交流，第一时间掌握国外学术动向，越来越多地参与国际学术会议，有了"自己的东西"也总是要在国外著名刊物去发表。但与此同时，我们更需要重视国内的学术交流，第一时间把自己的创新成果和可贵的经验传播给国内同行，不仅为加强学术互动，促进学术发展，更为学术成果的推广和应用，推动我国医学事业发展。

我国医学发展很不平衡，经济发达地区与落后地区之间差别巨大，先进医疗技术往往只有在大城市、大医院才能开展。在这种情况下，更需要采取有效方式，把现代医学的最新进展以及我国自己的研究成果和先进经验广泛传播开去。

基于以上考虑，科学技术文献出版社精心策划出版《中国医学临床百家》丛书。每本书涵盖一种或一类疾病，由该疾病领域领军专家撰写，重点介绍学术发展历史和最新研究进展，并提供具体临床实践指导。临床疾病上千种，丛书拟以每年百种以上规模持续出版，高时效性地整体展示我国临床研究和实践的最高水平，不能不说是一个重大和艰难的任务。

我浏览了丛书中已经完稿的几本书，感觉都写得很好，既全面阐述有关疾病的基本知识及其来龙去脉，又介绍疾病的最新进展，包括笔者本人及其团队的创新性观点和临床经验，学风严谨，内容深入浅出。相信每一本都保持这样质量的书定会受到医学界的欢迎，成为我国又一项成功的优秀出版工程。

《中国医学临床百家》丛书出版工程的启动，是我国现代医学百年进步的标志，也必将对我国临床医学发展起到积极的推动作用。衷心希望《中国医学临床百家》丛书的出版取得圆满成功！

是为序。

作者简介
Author introduction

段炼，主任医师，博士，博士研究生导师，解放军总医院第五医学中心神经外科主任。现任全军脑血管病中心主任，全军神经外科专业委员会副主任委员，北京医学会神经外科委员会常务委员，国家卫生和计划生育委员会脑卒中防治专家委员会缺血性卒中外科专业委员会常务委员。

《国际脑血管病杂志》《中国脑血管病杂志》等杂志编委，"Stroke""Cerebrovascular Disease"等 SCI 杂志审稿人。

长期从事脑血管病及脑肿瘤的诊断治疗、临床教学及科研工作。在国内率先系统开展烟雾病的诊断治疗，到目前为止共完成烟雾病颅内外血管重建手术 8000 余例，疗效居世界先进水平。

发表相关论文 110 余篇，其中发表于世界顶级脑血管杂志"Stroke"等 SCI 论文共 31 篇，总影响因子 88.935 分，单篇最高 6.158 分。

承担国家自然基金、北京市首发基金重点项目、后勤保障部重大军事专项等课题 14 项；主编脑血管病杂志专刊 7 期；

参编中文教材 2 部，参编英文专著一部；主编脑血管杂志专刊 6 期；参与编写《中国烟雾病和烟雾综合征诊断与治疗专家共识》《中华战创伤学》。"烟雾病的基础与临床研究"2012 年获军队医疗成果一等奖。2014 年获得新华网首届"中国好医生"称号，获得科普创新奖。2015 年被评为"国家临床重点专科（军队建设项目）"学科负责人；培养硕士、博士研究生 23 名，硕士论文连续 4 年被评为"优秀硕士学位论文"。

前 言

　　烟雾病究竟是一种什么样的疾病，不仅患者感到茫然，非专科医师也感到非常困惑。笔者一直惦记着将多年来诊疗烟雾病的体会整理成册，分享给行业同仁，一提起笔来，却深感能写清楚的东西太少，有太多未知的问题需要探索，故迟迟没能动笔。直到 2015 年科学技术文献出版社编辑与我约稿，在多位神经外科前辈、老师的鼓励下，经过 3 年的准备与酝酿，现将我们团队在烟雾病诊断治疗过程中的理解与思考与大家分享。

　　烟雾病之所以让人感到困惑与迷茫，是因为不像其他疾病，有一个明确的病因或确切的病理诊断，而只是一类疾病特殊影像形态学特征的描述。概括地说，烟雾病是一种不明原因的以颈内动脉末端及大脑前、大脑中动脉起始部动脉内膜缓慢进展性增厚，动脉管腔逐渐狭窄以至闭塞，脑底穿通动脉代偿性扩张为特征的疾病，扩张的血管在血管造影时的形态如袅袅炊烟，以此得名。烟雾病最早由日本医生 1957 年报道，中国有可查文献记录的报道是 1976 年。时至今日，烟雾病在全球仍没有完全统一的诊断标准。

世界各地各民族都有关于烟雾病发病的报道,东亚地区的黄种人有明显的高发倾向,主要集中在日本、韩国、中国。同时我们也注意到,在中国的一些地区,如河南的南阳、周口,山东的济宁、聊城也似有高发倾向。这种地区高发倾向和部分患者的家族发病的现象,很容易使人联想到此病是否与遗传和特殊的生活环境存在某种内在联系。因此,过去的 20 年里,学者们对烟雾病的分子遗传学和流行病学做了大量的研究。10 年前日本学者惊喜地发现烟雾病患者 17 号染色体上的 RNF213 基因有高达 90% 的突变率,这一发现似乎即将为我们揭开烟雾病的神秘面纱,但遗憾的是日本正常人群也有 2% 的 RNF213 突变,但仅有万分之一的人发生烟雾病。由此可见,烟雾病显然不是一种单基因遗传性疾病,一定有其他的致病因素。最近我们的研究也证实了烟雾病可能是多种致病因素在一定条件下共同作用的结果。

烟雾病的临床表现根据颅内供血动脉血管内膜增厚,管腔狭窄导致脑血流量减少的速度与代偿性侧支循环形成增加脑血流速度的情况不同而有所不同,表现复杂,容易误诊。轻者以短暂性脑缺血发作(transient ischemic attack, TIA),表现为头疼、癫痫、肢体无力、感觉异常及视力视野改变等,重者则以脑梗死或烟雾状血管及其他代偿血管破裂导致的脑出血起病。在日本，半数以上的烟雾病患者以 TIA 发病，约 20% 表现为脑出血，15% 为脑梗死。而我们的研究中，超过 80% 以脑缺血发病，其中 53.8% 为脑梗死，TIA 占 27.7%，脑出血仅占 12.8%。除了地域因素外，这种临床症状的差异还可能与患者发病年龄和性别比例不同有关。总之，儿童以 TIA 发病较为常见，成人女性患者似易发生脑出血。

烟雾病患者的非增强颅脑 CT 扫描结果多数无明显异常，这也是仅表现为 TIA 的烟雾病患者经常被误诊的原因之一。MRI 对烟雾病具有诊断意义，典型病例可在基底节区见到数个血管流空影像。MRA 是诊断烟雾病可靠的无创性检查方法，不仅基本上可替代数字减影血管造影（Digital subtraction angiography，DSA）确诊烟雾病，还可初步判断颅内外血管搭桥手术后血管的通畅情况。DSA 是诊断烟雾病的金标准，可清晰显示颅内血管狭窄的程度、烟雾状血管形成及颅外血管向颅内代偿的情况。烟雾病是一种缓慢进展性疾病，烟雾状血管的形成也是一个从无到有再到消失的过程，典型的烟雾状血管只能在病程发展的中间阶段被看到，并非在每个烟雾病患者的影像学检查中均能见到典型的异常血管网，这往往使非专科医师在烟雾病的早期或后期因影像学未显示明确的烟雾状血管而产生诊断的困惑。

　　烟雾病病因不明、自然史不确定，因此尚无肯定有效的特异性治疗药物，外科治疗是通过手术的方法将颅外动脉越过颅骨屏障引入颅内实现血运重建，从而达到改善颅内血液供应的目的，由此衍生出了各种各样的外科手术方法，每一种方法各有其优缺点，根据患者的具体情况及医师自身的经验选择个性化的治疗方式最为合理。经过恰当的颅内外血管重建手术可以使 80% 以上的患者获得正常人一样的生活、学习和工作。

　　就在笔者写此前言的时候，一位 16 年前就医的重庆患者打来电话，交谈之中不禁想起一些经历，我收到很多十余年前手术患者的来信，得知他们求学、晋职、结婚、生子的喜讯，心中感到无比欣慰，并由衷祝福他们。正是这些患者的长期支持和信任，与我们团队一起密切配合、同舟共济才使我们对烟雾病的认识向前迈进了一大步。

　　十余年来，在烟雾病的诊治过程中，我们不仅得到了许多神经外科、神经内科、神经介入专科与从事基础医学研究的前辈们的悉心指导，还时刻得到国内外同行的无私支持与帮助。我们神经外科团队成员在为近万例烟雾病患者的诊断治疗过程中付出了许多辛勤的劳动和汗水，特别是汪汇博士在本书资料收集、文字整理上做了大量工作，在此对所有帮助过我的人致以真诚的感谢。另外还要感谢家人对我工作的关注和支持，我的女儿上初中时就能够记住烟雾病的梗概，她们的言行让我感到莫大鼓舞。

本书仅对于现阶段烟雾病的一些基本问题阐述了我们自己的理解，衷心希望此书可以为关注及从事烟雾病研究的人提供一些启发。由于知识所限，错误和遗漏在所难免，请读者不吝指正。

目 录
Contents

血管重建术的并发症及治疗 / 249

烟雾病典型病例 / 264

烟雾病的流行病学特征

  目前，烟雾病在世界各地、各种族人群中均有报道，但总体而言，其高发于亚洲国家的黄种人，尤其是以日本、韩国和中国为代表的东亚国家，而在西方相对少见。20世纪70年代初期，日本开始通过几次小范围的调查对烟雾病的流行病学特征进行初步研究。直至1977年，日本卫生福利部（简称厚生省）成立了烟雾病研究委员会，并先后于1984年、1990年、1994年和2003年针对烟雾病进行了4次全国范围的流行病学调查，此外日本北海道地区于2002—2006年进行了区域性的流行病学调查研究。韩国自2004年开始基于全民健康保险（National Health Insurance，NHI）的数据逐年对烟雾病进行流行病学研究。迄今为止，关于烟雾病大规模的流行病学数据主要来自于日本和韩国，而中国尚缺乏全国范围、大样本量的调查研究，目前仅有部分地区或单中心的报道。下面，我们通过回顾这些数据，在患病率和发病率、性别、年龄、临床表现及家族史等方面，对烟雾病的流行病学特征进行简要描述，并比较其在全世界各地区、各种族之间的差异。

1. 烟雾病并不是一种罕见病

烟雾病在全世界范围内的患病率和发病率如表1所示。根据日本1994年进行的全国范围流行病学调查结果，烟雾病患者的总数为3900例，患病率为3.16/10万，年发病率为0.35/10万。而2003年的调查结果显示患者的总数达7700例，较10年前增长了近1倍，患病率为6.03/10万，年发病率为0.54/10万。直至2012年报道的年发病率达到1.13/10万。此外，北海道地区2002—2006年的数据显示烟雾病的患病率为10.5/10万，年发病率为0.94/10万。

基于NHI的数据显示，韩国烟雾病患者的总数由2005年的3220例增加至2013年的9997例，患病率由6.5/10万增长至18.1/10万，平均每年增长22.3%，而年发病率由2.7/10万增长至4.3/10万。

中国目前尚缺乏关于烟雾病全国范围、大样本量的流行病学调查研究。台湾地区基于NHI的数据显示，2000—2011年共有422例烟雾病患者被确诊，患病率为1.61/10万，年发病率平均为0.15/10万。南京地区的流行病学研究显示，在620万人口中共有202例烟雾病患者，患病率为3.92/10万，均低于日本和韩国。此外，我科单中心报道了2002—2010年来自全国29个省级

表 1 全世界范围内烟雾病的流行病学调查研究及单中心报道结果

国家	地区/中心	发表时间	调查时间	患者数量	患病率(/10万)	发病率(/10万·年)	男/女	年龄分布	家族史
日本	日本	1997	1994	3900	3.16	0.35	1:1.8	男:10~14, 45~49 女:10~14, 40~50	10%
	北海道	2008	2003	7700	6.03	0.54	1:1.8	10~14, 20~24	12.1%
	日本	2008	2002—2006	267	10.5	0.94	1:2.18	5~9, 45~49	15.4%
	日本	2012	2003—2012	941	—	—	1:1.98	5~9, 40上下	14.9%
	日本	2013	2006	6671	5.22	1.13	—	—	—
韩国	韩国	2012	2004—2008	4517	9.1	1.0	1:1.94	10~19, 40~49	—
	韩国	2014	2007—2011	8154	16.1	2.3	1:1.9	5~14, 45~49	—
	韩国	2015	2005—2013	9997	18.1	4.3	1:1.8	10~19, 50~59	—
中国	台湾	2014	2000—2011	422	1.61	0.14	1:1.4	男:5~9, 40~44 女:10~14, 40~44	—

中国国医临床医学百家

续表

国家	地区/中心	发表时间	调查时间	患者数量	患病率(/10万)	发病率(/10万·年)	男/女	年龄分布	家族史
中国	南京	2010	2000—2007	202	3.92	—	1:1.5	5~9, 35~39	1.48%
	解放军307医院	2012	2002—2010	820	—	—	1:1	5~9, 35~39	5.2%
	北京天坛医院	2015	1984—2010	528	—	—	1:0.9	6~15, 36~40	1.7%
美国	华盛顿州和加利福尼亚州	2005	1987—1998	298	—	0.086	1:2.2	5~9, 55~59	—
	美国	2012	2002—2008	2280	—	—	1:2.57	平均:31.6±18.0	—
	美国	2013	2005—2008	7473	—	—	1:2.23	—	—
	欧洲	2008	1996—2007	21	—	—	1:4.25	—	—
欧洲	德国	2015	1997—2014	153(白种人)	—	—	1:2.9	单峰:40~49	1.3%

地区、直辖市（除海南省、西藏自治区、澳门特别行政区、台湾地区）的 802 例烟雾病患者，其主要分布于河南省、山东省和河北省（394/802），提示以上三省可能为我国烟雾病的高发地区（图1）。

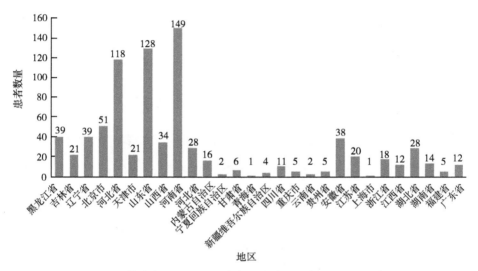

图 1　我科单中心 802 例烟雾病患者的地域分布（彩图见彩插 1）

从上述报道来看，日本北海道地区烟雾病的患病率和发病率高于日本全国，而韩国要明显高于日本，中国则低于日本和韩国。然而，以上地区的流行病学研究结果之间很难直接作对比，因为其调查方法、区域、人群、时间及经济状况等多方面因素存在差异。其中日本厚生劳动省的调查数据多来自大型医院，其回访率受到一定限制，韩国的数据则来自 NHI 中所有登记的烟雾病患者，而中国仅有区域性或单中心的报道，其数据难以代表全国地区。此外，韩国的报道较日本时间更近，而无论哪个地区，烟雾病的患病率和发病率均逐年升高，分析其原因可能为随着核磁共振等无创诊断技术的广泛应用，被检查出存在基底动脉环闭塞的无症状人群越来越多。如果包含此类人群，烟雾病的患病率可达 50.7/10 万。虽然，这些无症状性基底动脉环是否闭塞可诊断为烟雾病还有待商榷，但可以推测还有一部分患者可能因症状轻微而尚未被发现。

2. 烟雾病在中国的性别差异不显著

日本近几次流行病学调查结果均表明，烟雾病多发于女性，男女比例为 1∶（1.6～2.18）。韩国近年来男女比例保持在 1∶1.8，与日本相近。中国台湾地区的男女比例平均为 1∶1.4。而烟雾病在中国大陆未见上述明显的女性优势，在南京地区的男女比例为 1∶1.15，在我科单中心的报道中接近 1∶1，而北京天坛医院的报道为 1∶0.9。

3. 烟雾病的发病年龄呈特征性的"双峰"分布

在日本厚生省 2003—2012 年的数据库中，可观察到最高峰在 5～9 岁，另一高峰在 40 岁上下。然而，近 10 年儿童患者的比例较 10 年前有所减少，虽然此现象的原因尚未明确，但烟雾病仍是日本小儿最多见的脑血管病。此外，北海道的数据则显示发病年龄的最高峰在 45 ～ 49 岁，而第二高峰在 5 ～ 9 岁。

近年来，韩国烟雾病的发病年龄也逐渐成年化，平均年龄由 2005 年的 33.5 岁增长至 2013 年的 42.5 岁，发病年龄的最高峰在 50 ～ 59 岁，第二高峰在 10 ～ 19 岁。

中国台湾地区烟雾病发病年龄的最高峰为男性 5 ～ 9 岁，女性 10 ～ 14 岁，第二高峰为所有患者的 40 ～ 44 岁，但 2000—2011 年，成人患者的发病率有逐年上升的趋势。在南京地区和我科单中心的报道中，"双峰"均在 5 ～ 9 岁和 35 ～ 39 岁，但南京地区的最高峰在成人组，而我科报道的最高峰在儿童组，（图 2）。此外，在北京天坛医院的报道中，发病高峰在 6 ～ 15 岁和 36 ～ 40 岁。

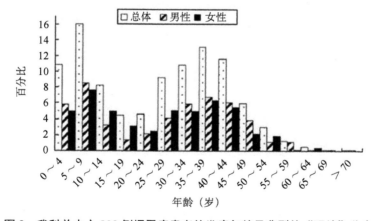

图 2　我科单中心 802 例烟雾病患者的发病年龄呈典型的"双峰"分布，
发病高峰位于 5 ～ 9 岁和 35 ～ 39 岁

4. 缺血症状是烟雾病最主要的临床表现，而出血多见于成年患者

日本的流行病学调查结果显示，烟雾病患者中表现为缺血症状（包括短暂性脑缺血发作和脑梗死）的约占 60%，且这部分患者的年龄分布也呈典型的"双峰"特征：最高峰在 5 ～ 9 岁，另一高峰在 40 岁上下；临床表现为出血的约占 20%，而这部分患者的发病年龄仅存在一个高峰，为 40 岁上下。而最近 10 年在成年患者中，出血型所占的比例正逐渐减少。此外，厚生劳动省的数据显示，表现为头痛、癫痫及无症状的患者分别占 6%、3% 和 3%，而北海道报道的无症状患者占 18%。韩国儿童患者中 61.2% 为缺血型，而成年患者中 62.4% 为出血型。

在中国台湾地区，无论是儿童还是成年烟雾病患者，脑梗死均是最常见的临床表现（在儿童中占 24.0%，在成年患者中占 56.2%），而出血主要集中在成年患者中（在儿童中占 4%，在成年中占 36%）。在南京地区，出血是最常见的临床表现（占 56%）。但在 < 10 岁的患儿中，86% 为缺血型，14% 为出血型；在 ≥ 10 岁的患者中，62% 为出血型，34% 为缺血型。北京天坛医院和我科单中心的报道均显示短暂性脑缺血发作（transientischemic attack，TIA）为最常见的首发症状，而出血在成年患者中的比例明显高于儿童（图 3）。此外，在出血型患者中，脑室出血最常见，其次为蛛网膜下腔出血及脑实质出血。

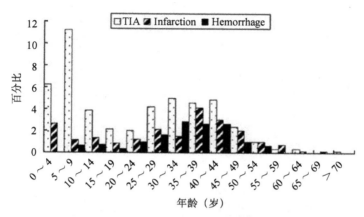

图3 我科单中心 802 例烟雾病患者各年龄段的首发症状分布，其中 TIA 是最常见的临床表现

5. 家族性烟雾病与遗传早现及女性优势高度相关

在日本烟雾病患者中，拥有家族史的占 10.0% ～ 15.4%。韩国报道的拥有家族史的烟雾病患者占 10% ～ 15%，与日本近似。而中国以往报道的家族性病例仅占 1.48% ～ 5.2%，但我们认为该数字可能是受到了当时经济条件和对烟雾病的认识水平所限制。近期，我科通过经颅多普勒（Transcranial Doppler，TCD）对 245 例散发患者的 285 个直系亲属进行筛查，新发现了 41 例烟雾病患者，自此，家族性病例从原先的 7% 增加至 15%，接近日本和韩国的数据。此外，新发现的病例中有 57% 先前无任何临床症状。因为我们利用 TCD 拥有与核磁共振血管成像（magnetic resonance angiography，MRA）较高的吻合度，再加之无创、廉价等优点，我们推荐将其广泛应用于烟雾病的筛查当中，以及时发现更多的家族性或无症状患者（图 4）。

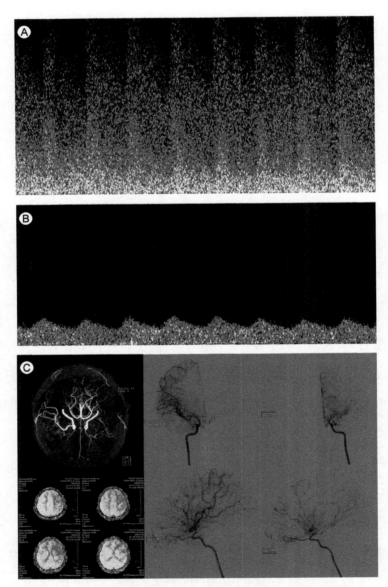

图 4 利用 TCD 筛查家族性无症状型烟雾病患者（彩图见彩插 2）

注：患者女性，32 岁，其母亲为烟雾病患者。于 2011 年陪护母亲在我院治疗期间行 TCD 筛查发现左侧大脑中动脉轻度狭窄（A），予以保守观察。于 2017 年复查 TCD 示左侧颈内动脉末端闭塞，右侧大脑中动脉起始段局限性轻度狭窄，右侧大脑前动脉闭塞（B）。进一步完善脑血管 MRA、DSA 及 MRI 灌注等检查，结果均与 TCD 一致（C）。在整个随访期间患者未表现出任何神经系统症状

与散发病例相比，家族性烟雾病有以下几个特征：①女性优势更明显，男女比例为 1：5；②发病年龄更早，平均为 11.8 岁；③在相邻两代直系血亲患者中，儿童的发病年龄较家长更早。上述结果提示家族性烟雾病与遗传早发现及女性优势高度相关。

6. 烟雾病在西方的流行病学特征与亚洲相比存在差异

起初认为烟雾病主要见于东亚国家的黄种人，而如今在全世界多个种族中均有报道。1972—1989 年世界范围内（除日本外）共报道了 1063 例烟雾病患者，其中亚洲 625 例，欧洲 201 例，美洲 176 例，非洲 52 例，大洋洲 9 例。

美国于 2005 年报道的烟雾病在华盛顿州和加利福尼亚州的年发病率为 0.086/10 万，虽然整体低于日本等东亚国家，但如果按种族划分，亚裔人群的发病率最高（0.28/10 万），其次为黑种人（0.13/10 万）、白种人（0.06/10 万）及西班牙裔（0.03/10 万）。以上数据表明，在移民到美国后，发病率的种族差异似乎没有变化，提示遗传因素在烟雾病中的作用要大于环境因素。然而近期几项全美国范围的流行病学研究结果显示，在烟雾病患者中白种人所占比例最高（49%），说明这种种族差异正在逐渐缩小，。

于 1997 年报道的烟雾病在欧洲发病率约为日本的 10%。在发病率和流行病学特征等方面，美国与欧洲的数据十分接近，与亚洲相比存在以下几点差异：①女性优势更显著；②发病年龄普遍较晚，并且部分地区缺少儿童的发病高峰；③无论成人还是儿童，出血型均少见，缺血症状为最主要的临床表现；④家族性病例较罕见；⑤血管重建术后卒中再发率较高。

烟雾病作为一种特殊类型的脑血管病，其高发于日本、韩国和中国等东亚国家，在西方相对少见，而中国烟雾病的发病率是否真的低于日本和韩国，仍需要全国范围、多中心、大样本量的流行病学调查研究去验证。烟雾病在全世界各个地区均高发于女性，而在中国这种性别差异并不显著。发病年龄普遍存在两个高峰，分别位于儿童和中年时期，而近年来有逐渐成年化的趋势。在临床主要表现为两大类型的症状，即缺血型（包括短暂性脑缺血发作和脑梗死）和出血型，其中儿童患者主要表现为缺血症状，而出血症状多见于成人。10%～15%的患者有家族病史，因此我们应重视对烟雾病患者直系亲属的筛查，以及时发现更多的家族性患者和无症状患者。种族差异及家族性患者的存在，提示遗传因素扮演着重要的角色，这为我们阐明烟雾病的病因和发病机制提供了有益的线索。

参考文献

1. Im SH, Cho CB, Joo WI, et al. Prevalence and epidemiological features of moyamoya disease in Korea. J Cerebrovasc Endovasc Neurosurg, 2012, 14 (2)：75-78.

2. Ahn IM, Park DH, Hann HJ, et al. Incidence, prevalence, and survival of

moyamoya disease in Korea: a nationwide, population-based study. Stroke, 2014, 45 (4):
1090-1095.

3. Kim T, Lee H, Bang JS, et al. Epidemiology of Moyamoya Disease in Korea:
Based on National Health Insurance Service Data. J Korean Neurosurg Soc, 2015, 57 (6):
390-395.

4. Chen PC, Yang SH, Chien KL, et al. Epidemiology of moyamoya disease in
Taiwan: a nationwide population-based study. Stroke, 2014, 45 (5): 1258-1263.

5. Miao W, Zhao PL, Zhang YS, et al. Epidemiological and clinical features of
moyamoya disease in Nanjing, China. Clin Neurol Neurosurg, 2010, 112 (3): 199-
203.

6. Duan L, Bao XY, Yang WZ, et al. Moyamoya disease in China: its clinical
features and outcomes. Stroke, 2012, 43 (1): 56-60.

7. Liu XJ, Zhang D, Wang S, et al. Clinical features and long-term outcomes of
moyamoya disease: a single-center experience with 528 cases in China. J Neurosurg,
2015, 122 (2): 392-399.

8. Hayashi K, Horie N, Suyama K, et al. An epidemiological survey of
moyamoya disease, unilateral moyamoya disease and quasi-moyamoya disease in Japan.
Clin Neurol Neurosurg, 2013, 115 (7): 930-933.

9. Yamada S, Oki K, Itoh Y, et al. Effects of Surgery and Antiplatelet Therapy
in Ten-Year Follow-Up from the Registry Study of Research Committee on Moyamoya
Disease in Japan. J Stroke Cerebrovasc Dis, 2016, 25 (2): 340-349.

10. Hoshino H, Izawa Y, Suzuki N. Epidemiological features of moyamoya

disease in Japan. Neurol Med Chir （Tokyo），2012，52（5）：295-298.

11. Yeon JY，Shin HJ，Kong DS，et al. The prediction of contralateral progression in children and adolescents with unilateral moyamoya disease. Stroke，2011，42（10）：2973-2976.

12. Cho WS，Kim JE，Kim CH，et al. Long-term outcomes after combined revascularization surgery in adult moyamoya disease. Stroke，2014，45（10）：3025-3031.

13. Jo KI，Yeon JY，Hong SC，et al. Clinical course of asymptomatic adult moyamoya disease. Cerebrovasc Dis，2014，37（2）：94-101.

14. Han C，Feng H，Han YQ，et al. Prospective screening of family members with moyamoya disease patients. PLoS One，2014，9（2）：e88765.

15. Starke RM，Crowley RW，Maltenfort M，et al. Moyamoya disorder in the United States. Neurosurgery，2012，71（1）：93-99.

16. Kainth D，Chaudhry SA，Kainth H，et al. Epidemiological and clinical features of moyamoya disease in the USA. Neuroepidemiology，2013，40（4）：282-287.

（汪 汇 整理）

烟雾病的病理学表现

颈内动脉及其主要分支大脑前动脉、大脑中动脉血管壁的基本组织学结构包括内膜、中膜及外膜。其中内膜主要由血管内皮细胞构成，中膜主要由血管平滑肌细胞（smooth muscle cells, SMCs）和弹性纤维构成，外膜主要由营养血管、成纤维细胞和弹性纤维构成。内膜和中膜由内弹性膜分隔，而中膜和外膜由外弹性膜分隔。

烟雾病最早于 1957 年由日本神经外科医师报道为双侧颈内动脉发育不全，其特征为双侧颈内动脉末端和（或）大脑前动脉、大脑中动脉起始段狭窄、闭塞，伴颅底异常血管网形成。尽管烟雾病的病因及发病机制尚未明确，但目前针对颅内主要受累血管和颞浅动脉的病理学研究已取得明显进展，在这里，我们简要回顾一下其病理学特征。

7. 颈内动脉及其主要分支的病理学表现

在光镜下，大多数烟雾病患者的颈内动脉末端及其邻近血管表现为局部内膜纤维细胞性增厚，导致管腔狭窄或闭塞，内膜平滑肌细胞增生，内弹性膜扭曲、分层、断裂，纤维增厚的内膜中无明显的炎性细胞浸润，而内膜增厚的区域中膜变薄，中膜平滑肌细胞变性、坏死；血管外膜无明显病理改变，且动脉壁内无明显脂质沉积。大脑中动脉和 Willis 环也表现为相似的内膜增厚、内弹性膜破坏和中膜变薄等病理学改变。此外，在烟雾病患者的颈动脉中可观察到血栓形成，多数为白色血栓，且大多数附着于颈内动脉末端的管腔内膜，考虑与内膜的病变有关。

电镜下的超微结构研究显示，烟雾病患者的 Willis 环内皮基板疏松、分层、增厚，分层的基板之间可见增生的细胞，部分细胞具有平滑肌细胞的特点；内弹性膜扭曲、分层、断裂，其间内膜与中膜的平滑肌细胞互相连接，并且可见肥大的平滑肌细胞；增生的平滑肌细胞表现为凝固性坏死或凋亡，细胞间质中有分解的细胞器、内弹性膜碎片、胶原纤维及颗粒状致密物质沉积。

8. 异常血管网的病理学表现

经尸体解剖证实烟雾病异常增生的侧支血管发自 Willis 环、脑膜前动脉、颈内动脉和后循环等，为中、小型肌性血管，其结构与豆纹动脉相似，但曲折度更大且存在扩张。这些侧支血管发出后经颅底进入大脑，构成异常血管网，在大脑前动脉、大脑中动脉供血区代偿供血。在光镜下表现为内膜增厚，内弹性膜扭曲；中膜纤维化，平滑肌细胞稀少或缺失；部分管壁破裂，并可形成微小动脉瘤。在电镜下，内膜增生的细胞位于分层的基板内，内弹性膜密度减低，中膜有坏死、萎缩的平滑肌细胞和细胞碎片，外膜呈透明样变性。

此外，缺血型和出血型患者 Willis 环主干血管的病理学改变无明显差异，但出血型患者异常增生的侧支血管明显多于缺血型患者。上述现象提示在烟雾病早期，主干血管狭窄或闭塞，代偿血管尚未大量形成时易出现缺血；而随着疾病的发展，异常血管网大量增生，腔大、壁薄的侧支血管及形成的微小动脉瘤可破裂导致出血。

9. 软脑膜血管和脑膜中动脉的病理学表现

烟雾病患者的软脑膜血管直径明显增大，而管壁变薄，其病理学特征显示了类似的内膜纤维性增厚和内弹性膜断裂，并且病程越长的患者上述现象越明显。此外，在这些软脑膜血管中未发现纤维素沉积及微小动脉瘤和血栓形成。

烟雾病患者的脑膜中动脉也表现出与颈内动脉、大脑中动脉相似的病理学改变，表现为血管腔偏心性狭窄或闭塞。在电镜下可见内膜平滑肌细胞增生，局部内皮、基板完全消失，平滑肌细胞直接暴露在血管腔；中膜可见平滑肌细胞线粒体肿胀，内质网呈囊泡状；部分平滑肌细胞坏死、分解，浓缩致密的线粒体、内质网小泡和溶酶体等细胞器散在分布于细胞间质和内弹性膜两侧。

10. 颞浅动脉表现为与颅内血管相似的病理学表现

在光镜下，烟雾病患者的颞浅动脉中膜平滑肌细胞形态及排列欠规则，部分细胞肥大；内弹性膜扭曲，部分增厚，部分变薄、断裂；而内膜在不同病例、不同节段之间的增厚程度不等。与正常对照相比，烟雾病患者的内膜呈纤维细胞性增厚，有多层强染的弹性纤维，但没有明显的脂质沉积。此外，颞浅动脉内膜的增厚程度与患者的脑血管造影分期之间没有明显的相关性。儿童烟雾病患者颞浅动脉的病理学改变与成年患者的颅内、颅外血管病变大体一致，但在儿童患者中可见大量平滑肌细胞变性、坏死、破裂，而内弹性膜破坏和内膜增生的程度较轻。因此，推测烟雾病的血管病变始于平滑肌细胞的变性、坏死，继而出现内弹性膜的改变，而内膜增生可能是对平滑肌和内弹力膜破坏产生的反应。

在电镜下，中膜变性的平滑肌细胞表现为线粒体肿胀，核周围内质网轻度扩张，而坏死的平滑肌细胞质膜和质膜下胞质破坏，有小泡状或小管状结构残留，线粒体固缩为致密团块；局部破坏、断裂的内弹性膜夹杂着坏死的平滑肌细胞和胶原纤维；内膜增生的细胞具有平滑肌细胞的特征。因此，烟雾病的血管病变不仅侵犯颅内血管，也可累及颈外动脉系统。

11. 全身其他部位的血管也可表现为与颅内血管相似的病理学表现

在烟雾病患者的肺动脉、肾动脉和胰腺动脉中也可观察到与颅内血管相似的内膜增厚，但内弹性膜无明显破坏。此外，部分患者的肺动脉内膜表现为与附壁血栓机化有关的纤维结节性增厚。部分患者表现为明显的肾动脉狭窄和肾动脉瘤，临床可出现肾血管性高血压，但肾动脉的狭窄程度与烟雾病的脑血管造影分期无明显的相关性。以上证据提示烟雾病可能是一种全身系统性的血管疾病。

12. 免疫组化提示烟雾病的血管病变可能与自身免疫和细胞凋亡有关

在烟雾病患者的颞浅动脉中可见 IgG、IgM 和 C3 阳性颗粒出现在内弹性膜外侧凹陷处，与平滑肌细胞破坏明显的位置一致。在颅内血管中，组织病理学显示纤维增厚的内膜中无明显的炎性细胞浸润，但免疫组化结果显示在平滑肌细胞中有 IgG 表达，尤其是位于内弹性膜的破坏处。以上结果提示烟雾病血管平滑肌细胞和内弹性膜的破坏可能与抗体－补体介导的自身免疫反应有关。此外，在大脑中动脉血管壁中可见半胱天冬酶-3 的表达，且多见于中膜平滑肌细胞，因此推测烟雾病的血管病变可能与平滑肌细胞凋亡有关。

小结

烟雾病作为一种慢性狭窄 / 闭塞性脑血管疾病，其基本病理学改变为：①颈内动脉末端和（或）邻近血管的内膜局部呈纤维细胞性增厚；②内弹性膜破坏；③中膜平滑肌层变薄；④外膜正常。随着研究的进展，在全身其他血管也可发现类似的血管病变。这些病理学发现，提示烟雾病可能是一种全身系统性的血管疾病，其病变可能起始于血管平滑肌细胞的变性、坏死、凋亡，以及异常的增殖、迁移，使血管壁结构破坏，从而导致管腔狭窄、闭塞，和脑底异常的侧支血管网形成。因此，通过这些病理学研究，有助于我们探索烟雾病的病理生理学机制。

表2 烟雾病患者不同部位血管的病理学表现

	光镜	电镜	免疫组化
颈内动脉及其主要分支 (Willis环)	1. 局部内膜呈纤维细胞性增厚，内膜平滑肌细胞增生； 2. 内弹性膜扭曲，分层，断裂； 3. 中膜变薄，中膜平滑肌细胞变性、坏死； 4. 外膜正常； 5. 动脉壁内无明显脂质沉积； 6. 无明显炎性细胞浸润； 7. 管腔内可有血栓形成。	1. 内皮基板疏松，分层，增厚，其间增生的细胞具有平滑肌细胞特征； 2. 内弹性膜扭曲，分层，断裂，其间夹杂着平滑肌细胞； 3. 增生的平滑肌细胞表现为凝固性坏死或凋亡； 4. 细胞间质中有分解的细胞器，内弹性膜碎片，胶原纤维及颗粒状致密物质沉积。	1. 平滑肌细胞中可见IgG表达，尤其是位于内弹性膜破坏处； 2. 大脑中动脉管壁中可见半胱天冬酶-3表达，多见于中膜平滑肌细胞。
异常血管网	1. 内膜增厚； 2. 内弹性膜扭曲； 3. 中膜纤维化，平滑肌细胞稀少或缺失； 4. 部分管壁破裂，可形成微动脉瘤。	1. 内皮基板分层，其间有细胞增生； 2. 内弹性膜密度减低； 3. 中膜有坏死、萎缩的平滑肌细胞和细胞碎片； 4. 外膜呈透明样变性。	
软脑膜血管和脑膜中动脉	软脑膜血管： 1. 内膜纤维性增厚； 2. 内弹性膜断裂； 3. 上述现象在病程较长的患者中更明显； 4. 无纤维素沉积，微小动脉瘤和血栓形成。	脑膜中动脉： 1. 局部内皮，基板完全消失，内膜平滑肌细胞增生； 2. 中膜平滑肌细胞可见线粒体肿胀，内质网呈囊泡状； 3. 部分平滑肌细胞坏死、分解，浓缩致密的细胞器散在分布于细胞间质和内弹性膜两侧。	

续表

	光镜	电镜	免疫组化
颞浅动脉	1. 内膜呈纤维细胞增厚，有多层强染的弹性纤维，无明显脂质沉积； 2. 内弹性膜扭曲，部分增厚，部分变薄、断裂； 3. 中膜平滑肌细胞形态及排列失规则，部分细胞肥大； 儿童患者： 1. 大量平滑肌细胞变性、坏死、破裂； 2. 内弹性膜破坏和内膜增生较轻。	1. 内膜增生的细胞具有平滑肌细胞的特征； 2. 内弹性膜局部破坏、断裂，其间夹杂着坏死的平滑肌细胞和胶原纤维； 3. 中膜变性的平滑肌细胞可见线粒体肿胀、内质网扩张； 4. 坏死的平滑肌细胞质膜、肌质膜破坏，细胞质分解、胞质器分解为致密团块。	内弹性膜外侧可见 IgG、IgM 和 C3 阳性颗粒沉积，尤其是在平滑肌细胞颗粒破坏明显处。
其他颅外血管	1. 肺动脉、肾动脉和胰腺动脉表现为与颅内动脉相似的内膜增厚； 2. 内弹性膜无明显破坏； 3. 肺动脉内膜呈纤维结节性增厚； 4. 部分患者表现为肾动脉狭窄和肾动脉瘤。		

参考文献

1. Takekawa Y, Umezawa T, Ueno Y, et al. Pathological and immunohistochemical findings of an autopsy case of adult Moyamoya disease. Neuropathology, 2004, 24 (3): 236-242.

2. Takagi Y, Kikuta K, Sadamasa N, et al. Caspase-3 dependent apoptosis in middle cerebral arteries in patients with Moyamoya disease. Neurosurgery, 2006, 59 (4): 894-900.

3. Takagi Y, Kikuta K, Nozaki K, et al. Histological features of middle cerebral arteries from patients treated for Moyamoya disease. Neurol Med Chir (Tokyo), 2007, 47 (1): 1-4.

4. Lin R, Xie Z, Zhang J, et al. Clinical and immunopathological features of Moyamoya disease. PLoS One, 2012, 7 (4): e36386.

5. 金洪，邹丽萍，段炼，等. 烟雾病颞浅动脉、脑膜中动脉的组织病理学研究. 临床神经病学杂志，2007，20（6）：404-406.

（汪 汇 整理）

烟雾病的遗传及分子生物学研究进展

遗传因素可能与烟雾病的发病相关，其在临床和流行病学特征等方面为此提供了有力的证据：①家族性病例的存在：烟雾病患者中有10%～15%拥有家族史，并且家族性病例的临床特征与散发病例之间存在一定的差异，表现为女性优势更为显著，发病年龄更早；②在同卵双胞胎中的一致性：同卵双胞胎中一人患烟雾病，另一人的患病率为80%，其一致性高于异卵双胞胎，但也有同卵双胞胎中仅一人患病，表明烟雾病可能是一种具有不完全外显率的遗传性疾病；③发病率具有种族差异：烟雾病高发于东亚国家黄种人，而西方白种人相对少发，其中日本的发病率约为西方国家的10倍，此外，亚裔美国人的发病率是非亚裔美国人的4倍，进一步证明了在烟雾病中遗传因素较环境因素更占主导地位；④伴有先天性疾病的烟雾综合征（moyamoya syndrome，MMs）：一些由染色体或基因突变引起的先天性疾病可伴有脑血管病变，表现为与烟雾病相似的血管影像特征，如唐氏综合征、威廉斯氏综合征和 I 型神经纤维瘤病等，其中唐氏综合征患者类似烟雾病血管病变的发病率比一般人群高 30 倍。

以上证据提示烟雾病可能是一种遗传性疾病。在烟雾病家系中，包括父－子遗传等所有遗传方式均可出现，近半数患者的后代受到烟雾病的影响或成为携带者，因此家族性烟雾病的遗传模式可能为常染色体显性遗传，并具有不完全外显率，或者为多基因遗传。

烟雾病的易感基因研究目前已有很多，根据研究方法共分为 3 种，即连锁分析、相关分析及联合分析。其中连锁分析是基于烟雾病家系的研究，主要是定位得到烟雾病的易感染色体区域，包括位于染色体 3p24.2-p26 的 D3S3050，6 号染色体的 D6S441，8q23.1 的 D8S546，12p12 的 D12S1690，17q25 的 D17S785-D17S836 等。相关分析是基于病例－对照的研究，联合分析则是联合多种分析方法的易感基因定位方法，可以定位得到烟雾病的易感基因。目前通过关联分析和突变分析最终定位得到的烟雾病易感基因可分为以下这 4 类：①免疫相关基因；②血管平滑肌功能相关基因；③血管新生/血管生成相关基因；④其他功能不明的基因，如 *RNF213* 等（图 5）。本章节就烟雾病的遗传学研究进展进行回顾。

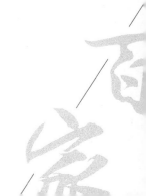

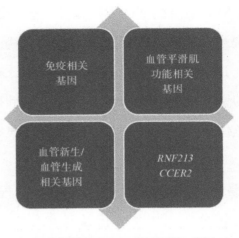

图 5　烟雾病易感基因分类（彩图见彩插 3）

注：目前通过相关分析和联合分析最终定位得到的烟雾病易感基因可分为以下这四大类：免疫相关基因、血管平滑肌功能相关基因、血管新生 / 血管生成相关基因及其他功能不明的基因如 *RNF213* 等

13. 烟雾病的基因连锁分析研究进展

基因连锁分析目前得到了 4 个比较确切的家族性烟雾病易感染色体区域，分别是染色体 3p24.2-p26、6q25、8q23、17q25（图 6）。随后，全基因组连锁分析将烟雾病的致病基因定位于染色体 17q25.3（表 3）。

（1）3p24.2-p26

位于染色体 3p24.2-p26 的 D3S3050 是烟雾病第一个基因连锁标记，非参数连锁分析的最大 NPL 值为 3.46。同时，染色体 3p24.2-p26 还包含马凡氏综合征和血管网状细胞瘤的致病基因。

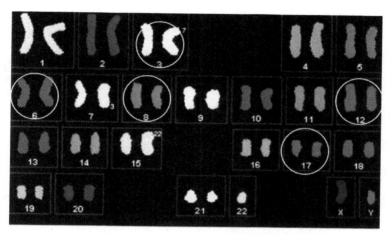

图 6　家族性烟雾病易感染色体区域（彩图见彩插 4）

注：目前通过基因连锁分析得到了 4 个比较确切的家族性烟雾易感染色体区域，分别是 3p24.2-p26、6q25（D6S441）、8q23、17q25，此外，12p12 可能与家族性烟雾病易感性连锁

表 3　基因连锁分析

作者（发表时间）	方法	染色体区域	位点	候选基因
Ikeda et al. (1999)	非参数连锁分析	3p24.2-p26	D3S3050	-
Inoue et al. (2000)	非参数连锁分析，患病同胞配对分析	6q25	D6S441	*HLA* 基因
Yamauchi et al. (2000)	结合参数和非参数连锁分析	17q25	D17S785-D17S836	-
Sakurai et al. (2004)	非参数连锁分析和传递不平衡检验（TDT）	8q23.1 12p12	D8S546 D12S1690	*TIEG*，*TGFB* 等
Mineharu et al. (2008)	全基因组参数连锁分析	17q25.3	D17S704，D17S1806	*BAIAP2*，*TIMP2*，*RAC3*，*RAB40B*
Liu et al. (2011)	全基因组连锁分析	17q25.3	D17S1806，rs2280147	*PCMTD1*，*RNF213*

（2）6q25

6 号染色体的 D6S441 曾被鉴定为烟雾病的遗传标记，该位点突变见于 82% 的烟雾病家族成员。人类白细胞抗原（human leukocyte antigen，*HLA*）基因也位于 6 号染色体，*HLA* 等位基因也被证明与烟雾病相关。

（3）8q21-23

在染色体 8q21-23 中测得 D8S546 的最大 LOD 值为 2.8，而 *TIEG* 被选为候选基因，其编码转化生长因子 -β_1（transforming growth factor-β_1，TGF-β_1），在烟雾病患者的血清中 TGF-β_1 水平显著升高。此外，位于染色体 12p12 的 D12S1690 也被筛选为与烟雾病相关的候选基因。

（4）17q25

由于 1 型神经纤维瘤病可伴有与烟雾病相似的脑血管病变，因此学者针对其致病基因所在的 17 号染色体进行连锁分析，发现位于染色体 17q25 的 D17S785-D17S836 之间 9-cM 区域与烟雾病相关，最大 LOD 值为 4.58。同时通过外显子测序在该区域选择了 9 个候选基因，其中包括 *TIMP2*，该基因突变可能促使血管平滑肌细胞异常增殖，导致内膜增厚。

（5）17q25.3

随后，全基因组参数连锁分析将烟雾病的致病基因定位于染色体 17q25.3 的 D17S1806 到端粒之间 3.5Mb 大小的区域，并在该区域选择了包括 *BAIAP2*、*TIMP2*、*RAC3* 和 *RAB40B* 等候选基

因。另一项全基因组连锁分析显示染色体 17q25.3 的 D17S1806
和 rs2280147 与烟雾病密切相关，其中 *PCMTD1* 和 *RNF213* 被选
为候选基因。但由于基因连锁分析具有异质性和局限性，识别与
烟雾病相关的特定位点仍将是一个挑战。

14. 免疫相关基因——人类白细胞抗原基因

人类白细胞抗原（human leucocyte antigen，*HLA*）基因位
于第 6 号染色体的短臂，为人类主要组织相容性复合体（major
histocompatibility complex，*MHC*）基因，其跨越大约 4Mb，
并包含 200 多个已被识别的基因位点（图 7）。*HLA* 按其分布
和功能分为 I 类、II 类和 III 类抗原。其中 *MHC* I 类抗原包括
HLA-A、HLA-B 和 HLA-C 等，*MHC* II 类抗原包括 HLA-DR、
HLA-DQ 和 HLA-DP 等。这些分子在免疫识别中扮演重要角色，
是构成移植排斥反应的重要抗原物质。*MHC* III 类抗原不在细胞
表面表达，而是以可溶性血浆蛋白存在于机体，包括补体（C2、
C4 和 Bf）、21- 羟化酶、热休克蛋白 70 和肿瘤坏死因子等。

HLA 基因与多种疾病密切相关，如自身免疫性疾病、
传染性疾病和病毒相关性肿瘤等。经过长时间的探索发现一
些 *HLA* 等位基因也与烟雾病相关（图 8）。*MHC* I 类基因中
HLA-AW24、*HLA-BW46*、*HLA-BW54* 和 *HLA-B51-DR4* 等 与 烟
雾病 31 相关。其中 *HLA-BW54* 为类风湿关节炎相关血管炎的
高危因素，而 *HLA-B51* 与儿童特发性卒中和链球菌核酸酶相

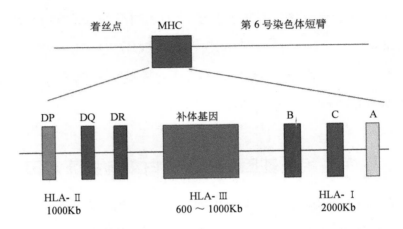

图7 人类白细胞抗原（human leucocyte antigen, *HLA*）基因（彩图彩插5）

注：*HLA* 基因主要表达 HLA I 类、II 类和III类抗原。其中 MHC I 类抗原包括 HLA-A、HLA-B 和 HLA-C 等，位于第 6 对染色体的短臂上，MHC II 类抗原包括 HLA-DR、HLA-DQ 和 HLA-DP 等。MHC III 类抗原不在细胞表面表达，而是以可溶性血浆蛋白存在于机体，包括补体（C2、C4 和 Bf）、21- 羟化酶、热休克蛋白 70 和肿瘤坏死因子等

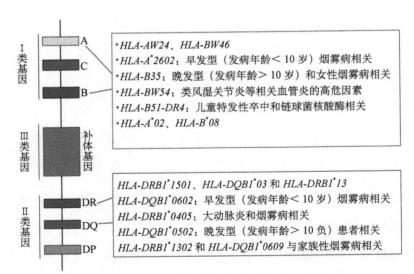

图8 在 HLA- I 类基因、II 类基因中均发现了一些可能与
烟雾病相关的基因（彩图见彩插6）

关。此外，*HLA-A***2602* 与早发型（发病年龄＜ 10 岁）烟雾病相关，而 *HLA-B35* 与晚发型（发病年龄＞ 10 岁）和女性患者相关。*MHC* Ⅱ 类基因中 *HLA-DRB1***1501* 和 *HLA-DQB1***0602* 与早发型患者相关，而 *HLA-DRB1***0405* 表现为保护作用；*HLA-DQB1***0502* 与晚发型患者相关；*HLA-DRB1***1302* 和 *HLA-DQB1***0609* 与家族性烟雾病相关。对 *HLA* 进行 DNA 分型后，发现 *DRBI***0405* 多发于大动脉炎（10.9%）和烟雾病（11%），而 *DRBI***1501-DQAI***01021-DQBI***0602* 单倍型多发于系统性红斑狼疮（32.1%）和烟雾病（25%）。此外，在白种人中发现 *HLA-A***02*、*HLA-B***08*、*HLA-DQB1***03*、*HLA-DRB1***03* 和 *HLA-DRB1***13* 与烟雾病相关。

然而，在上述 *HLA* 基因中，还没有找到一种与烟雾病起主要相关的作用，多数的相关性较弱，并且各自互不相关。因此，*HLA* 可能是烟雾病的一种生物标志物，但没有在发病机制中起主导作用。

15. 金属蛋白酶和金属蛋白酶组织抑制剂基因

MMPs 家族包括 25 种以上分泌酶和细胞表面酶，其主要作用是降解细胞外基质，如血管内皮基膜等，并在平滑肌细胞的增殖、迁移和血管重塑过程中发挥重要作用。在烟雾病患者中，*MMP-3* 基因第 1171 位点（位于 *MMP-3* 启动子区域）5A/6A 和 5A/5A 基因型的频率较低，而 6A/6A 基因型和 6A 等位基因的频率较高。此外，烟雾病患者 *MMP-9* Q279R GA+AA 基因型表现为保护作用，而 GA/CC *MMP-2*-1575/-1306 基因型的频率显著升高。

TIMPs 是金属蛋白酶（metalloproteinase，MMP）的特异性天然抑制剂，金属蛋白酶组织抑制剂（tissue inhibitor of metalloproteinase，*TIMP*）基因表达异常可使血管平滑肌细胞增殖失控，导致动脉内膜增厚，粥样硬化斑块形成。在烟雾病患者中，*TIMP-2* 基因第 418 位点（位于 *TIMP-2* 启动子区域中的 Sp1 结合位点）G ＞ C 杂合基因型的频率显著升高，尤其是在家族性患者中，表明该突变通过影响 Sp1 的结合和 *TIMP-2* 的转录，成了烟雾病的遗传易感因素。

进一步的研究发现，RNF213 缺陷小鼠在颈总动脉结扎后血管 *MMP-9* 的表达升高，而在烟雾病患者的血浆中可检测到 *TIMP-1* 和 *TIMP-2* 水平降低。烟雾病的基本病理学改变为动脉内膜纤维细胞性增厚，导致管腔进行性狭窄或闭塞。因此，烟雾病的发病机制可由 MMP 和 *TIMP* 基因表达的失衡来解释：由于 TIMPs 对 MMPs 的抑制减少，导致血管壁结构破坏，平滑肌细胞异常增殖、迁移，血管过度重塑，促进动脉闭塞性病变的进展。

16. GUCY1A3 基因

GUCY1A3 基因也是一种烟雾病少见的致病基因，其编码

NO 受体 sGC 的 α1 亚基，该亚基通过 cGMP 依赖性蛋白激酶途径使平滑肌细胞松弛。*GUCY1A3* 错义突变和单倍不足可使 NO 信号中断，导致烟雾病合并高血压或伴有贲门弛缓症。

17. 肌动蛋白 α2 基因

在美国烟雾病患者中可观察到肌动蛋白 α2（actin alpha 2, *ACTA2*）基因 R258 和 p.R212Q 等位点突变，而在欧洲烟雾病患者中仅一例发现了位于 *ACTA2* 基因第六外显子的 R179H 杂合突变。*ACTA2* 是血管平滑肌细胞的主要成分，位于染色体 10q23.3 的 *ACTA2* 基因突变可使动脉内膜平滑肌细胞增生，并导致早发型动脉闭塞性卒中。因此，*ACTA2* 与烟雾病的发生和病情进展相关。

18. *Raptor* 基因

Raptor 基因 ss161110142 突变在东亚烟雾病患者中普遍存在，但在白种人烟雾病患者中未检测到。烟雾病患者该突变的携带率在日本为 47%，韩国为 66%，中国为 9%；而健康人群该突变的携带率在日本仅为 2%，韩国为 2%，中国为 0。*Raptor* 基因位于染色体 17q25.3，是凋亡相关基因，其通过 mTOR 信号通路介导，并且与 *HLA* I 类抗体介导的血管平滑肌细胞和内皮细胞的增殖，以及干扰素 -C 介导的内膜扩张相关（图 9）。

中国医学临床百家

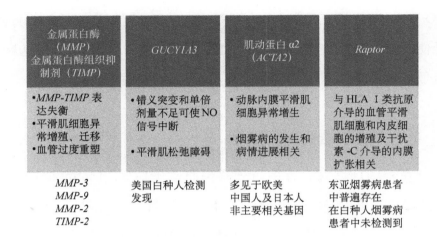

图 9　血管平滑肌功能相关基因

19. 血小板源性生长因子受体 β 和转化生长因子 -β₁

在欧洲人中，位于血小板源性生长因子受体 β（platelet-derived growth factor receptor beta，*PDGFRB*）基因启动子区域的 rs3828610 A/C，以及位于转化生长因子 -β₁（transforming growth factor-β₁，*TGFB₁*）基因第一外显子的 rs1800471 C/G 多态性均与烟雾病相关。这种相关性可以解释为烟雾病患者 *PDGFRB* 基因的转录活性较低，其受体数量较少，同时 *TGFB₁* 的表达增多。然而日本的一项研究表明，*TGFB₁* 基因的 rs1800470 和 rs1800471 多态性与烟雾病并不相关，在中国汉族烟雾病患者中也未观察到 *PDGFRB* 基因的 rs3828610 多态性。因此，*TGFB₁* 和 *PDGFRB* 基因与烟雾病的关系存在种族差异。

20. 血管内皮生长因子和激酶插入区受体

在韩国烟雾病患者中，血管内皮生长因子（vascular endothelial growth factor，*VEGF*）基因第 2634 位点 C/C 基因型的频率低于成人患者，而激酶插入区受体（kinase insert domain containing receptor，*KDR*）基因 2604C/1192A/1719T 单倍型在儿童患者中更频繁。此外，*VEGF* 2634C/C 比 *VEGF* 2634G 基因型的患者在术后能够获得更多的侧支血管代偿。在烟雾病血管重建术后，*VEGF* 作为重要的血管生长因子参与血管通透性的改变、内皮细胞的增殖和迁移及基质的降解等过程，而 *VEGF* 关键的受体——*KDR* 可诱导血管新生，并维持内皮细胞的存活和完整性。因此，*VEGF* 2634C/C 和 *KDR* 2604C/1192A/1719T 可用作儿童烟雾病患者血管重建术效果的预测因素（图 10）。

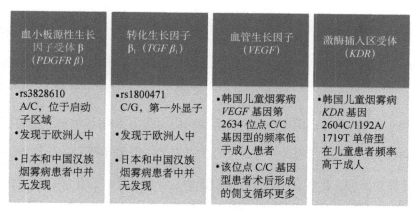

血小板源性生长因子受体 β（*PDGFR β*）	转化生长因子 β₁（*TGF β₁*）	血管生长因子（*VEGF*）	激酶插入区受体（*KDR*）
• rs3828610 A/C，位于启动子区域 • 发现于欧洲人中 • 日本和中国汉族烟雾病患者中并无发现	• rs1800471 C/G，第一外显子 • 发现于欧洲人中 • 日本和中国汉族烟雾病患者中并无发现	• 韩国儿童烟雾病 *VEGF* 基因第 2634 位点 C/C 基因型的频率低于成人患者 • 该位点 C/C 基因型患者术后形成的侧支循环更多	• 韩国儿童烟雾病 *KDR* 基因 2604C/1192A/1719T 单倍型在儿童患者频率高于成人

图 10 血管新生／血管生成相关基因

21. 环指蛋白213基因——烟雾病的第一个易感基因

位于染色体17q25的环指蛋白213（ring finger protein 213，*RNF213*）基因是目前唯一一个经全基因组关联研究及外显子测序研究双重确认的烟雾病易感基因，其p.R4810K位点突变与东亚国家的烟雾病患者密切相关。目前利用体外培养烟雾病患者的多能干细胞、人脐静脉内皮细胞及建立基因缺陷小鼠模型等技术，对*RNF213*功能的系列研究，取得一定的进展。

（1）*RNF213*的遗传流行病学特征

位于*RNF213*基因第60号外显子区域的p.R4810K（rs112735431，ss179362673，c.14429G ＞ A）位点突变是与烟雾病相关的最常见的单核苷酸突变，其使第4859位氨基酸密码第2位的鸟嘌呤（G）变为腺嘌呤（A），其相应的编码氨基酸由精氨酸（R）变成赖氨酸（H）（图11）。p.R4810K突变具有地域性和种族性，在东亚国家的健康人群中携带p.R4810K突变的约占2.4%，而在烟雾病患者中携带此突变的比例高达56.0% ～ 74.5%。其中，日本烟雾病患者p.R4810K突变的比例为60% ～ 90%，韩国为73% ～ 79%。中国烟雾病患者与该突变的相关性较日本和韩国低，为13.0% ～ 31.4%，10.6%的患者携带*RNF213*基因其他25种少见位点的突变，而其他可能的致病基因如*ACTA2*、*BRCC3*和*GUCY1A3*等则未在中国烟雾病患者中

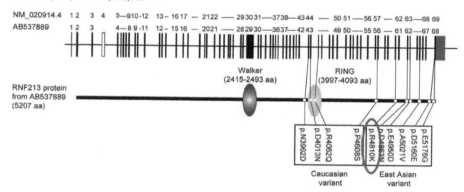

图 11 *RNF213* 基因结构及突变位点（彩图见彩插 7）

注：多项研究证实 RNF213 基因多态性与烟雾病发病风险相关，且 p.R4810K （c.14576G ＞ A）
位点的基因多态性是广泛存在于东亚人群中的基础性突变

[Liu W，Morito D，Takashima S，et al. Identification of RNF213 as a susceptibility gene for moyamoya
disease and its possible role in vascular development. PLoS One，2011，6（7）：e22542.]

发现。此外，在东南亚及非亚洲国家的健康人群和烟雾病患者中
均未发现 p.R4810K 突变，其中白种人烟雾病患者多携带 *ZXDC*
p.P562L（MHC Ⅱ类分子激活物相关基因）和 *OBSCN*（肌原纤
维生成相关基因）的突变。因此，*RNF213* 基因的 p.R4810K 位
点突变可显著增加烟雾病在东亚人群中的患病风险。然而该突变
在一般人群中也有一定的携带率，在东亚国家的携带者估计超过
1000 万，但大多数不会出现烟雾病症状，表现为较低的外显率。

　　RNF213 基因的 p.R4859K （c.14576G ＞ A） 位点突变是与
烟雾病相关的另一种常见的单核苷酸突变。该突变发生在约 95%
的家族性患者、72.0% ～ 79.2% 的散发患者及 1.4% ～ 1.8% 的健
康人群中。

在烟雾病患者中也经常发现 *RNF213* 基因其他位点的突变：在东亚人群中为 p.D4863N、p.E4950D、p.A5021V、p.D5160E 和 p.E5176G 等，在白种人中为 p.N3962D、p.D4013N、p.R4062Q 和 p.P4608S 等。此外，在亚洲人群中发现一些少见的突变位点，如 p.K4115del、p.D4013N 和 p.R3922Q 等。在中国汉族人群中，16.5% 的烟雾病患者（尤其是出血型患者）和 8.9% 的健康人群中发现了 *RNF213* 基因的 A4399T 位点突变，其他一些少见的突变，如 E4950D、A5021V、T4586P、M5136I、P4007R、Q4367L 和 L4631V 等仅在烟雾病患者中发现。在日本烟雾病患者中发现了 5 种少见的 *RNF213* 基因突变位点，包括 p.T3316I、p.R4062Qp、Q3020L、p.E4750K 和 p.R4927Q 等。在白种人烟雾病患者中也发现了一些少见的突变，如 p.V4146A、p.R4019C、p.E4042K 和 p.W4677L 等。以上这些突变仅在烟雾病患者中发现，而在健康人群中的检出率极低。

（2）*RNF213* 突变与临床表型的关系

携带 *RNF213* 基因 p.R4810K 位点突变的烟雾病患者，尤其是纯合子突变，多具有以下临床特征：①发病年龄早；②首发症状为缺血性症状；③病变累及大脑后动脉；④病情重、预后差；⑤伴有高血压病；⑥伴有家族史。p.R4859K 也与临床表型密切相关，携带该纯合子突变的烟雾病患者常表现为发病年龄早、疾病进展迅速、病情重和颅外血管受累等特征。而在中国汉族人群中，A4399T 位点突变可能与出血型烟雾病相关。

以上说明 *RNF213* 基因突变与烟雾病的临床表型之间存在一定的相关性。但由于其外显率较低，临床表现也可呈现异质性，如在同一家系中，同为该突变携带者可表现为不同的临床表型。因此，烟雾病的发生、发展很难完全由 *RNF213* 基因突变来解释，可能由遗传、环境等多种因素影响。

（3）*RNF213* 与烟雾综合征和非烟雾病性血管疾病的关系

烟雾综合征患者 *RNF213* 基因 p.R4810K 位点的突变率远远高于健康人群，该突变见于合并 I 型神经纤维瘤病、甲状腺功能亢进、唐氏综合征、动脉粥样硬化及自身免疫性疾病的烟雾综合征患者。此外，在未被确诊为烟雾病的颅内动脉狭窄 / 闭塞患者中 21.4% ～ 50.0% 携带 p.R4810K 突变，并且符合烟雾病的诊断标准越多，其突变率越高。

p.R4859K 位点的突变率在烟雾病中为 72.7% ～ 84.6%，在单侧烟雾病中为 50.0%，在非烟雾病的颅内动脉闭塞中为 23.8%，在颅外颈动脉粥样硬化中为 2.9%，在脑动脉瘤中为 0，在脑出血中为 0，在对健康对照组中为 1.8%。此外，p.R4859K 突变也被报道与 I 型神经纤维瘤病相关的烟雾综合征密切相关。

在携带 *RNF213* 基因 p.R4810K 及其他位点突变的家系中，同时发现了早发冠心病等其他血管相关疾病。据报道，在烟雾病患者中合并冠心病的占 4.6%，但均缺乏冠心病的相关危险因素。此外，在携带 p.R4810K 纯合子突变的儿童烟雾病患者中还发现了肺动脉狭窄，提示该突变可导致累及脑部和全身血管的病变。

(4) *RNF213* 的分子特征

RNF213 基因在多种组织和细胞中广泛表达，如骨骼肌、肝脏、胸腺、淋巴结、肺、血管等，其中在免疫组织中表达最高。其编码一个 591kDa（含 5256 个氨基酸）的蛋白质，该蛋白包含两个结构域：AAA+ATP 酶和 E3 连接酶结构域（图 12）。第一个结构域由两个 AAA+ 模块组成六聚体结构，它们各自包含 Walker A（核酸结合基序）和 Walker B（镁结合基序）两个基序。其中第一个 AAA+ 模块的 Walker A 基序通过结合 ATP，为形成寡聚体提供能量；而第二个 AAA+ 模块的 Walker B 基序通过羟基化 ATP 拆分寡聚体。结合 ATP 和水解 ATP 的不断循环，使 *RNF213*

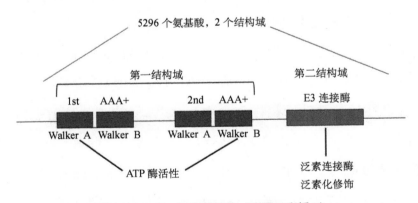

图 12 RNF213 蛋白的结构（彩图见彩插 8）

注：RNF213 蛋白长约 591kDa（含 5256 个氨基酸），包含 2 个结构域：AAA+ATP 酶和 E3 连接酶结构域。第一个结构域由两个 AAA+ 模块组成六聚体结构，它们各自包含 Walker A（核酸结合基序）和 Walker B（镁结合基序）两个基序。其中第一个 AAA+ 模块的 Walker A 基序通过结合 ATP，为形成寡聚体提供能量；而第二个 AAA+ 模块的 Walker B 基序通过羟基化 ATP 拆分寡聚体。结合 ATP 和水解 ATP 的不断循环，使 RNF213 蛋白维持正常的六聚体结构，并表达 ATP 酶活性。第二个结构域类似环指状结构，已经确定是一个泛素连接酶结构域，其通过对底物蛋白进行泛素化修饰而被蛋白酶体水解

蛋白维持正常的六聚体结构，并表达 ATP 酶活性，其参与多种细胞活动，如蛋白质解聚、蛋白质重折叠、膜融合、细胞运输及 DNA 解旋等。第二个结构域类似环指状结构，已经确定是一个泛素连接酶结构域，其通过对底物蛋白进行泛素化修饰而被蛋白酶体水解，在细胞周期调控、信号转导、DNA 修复和转录调节等过程中起重要作用。

已知部分疾病是由 AAA+ATP 酶功能障碍引起的，如 *PEX1/PEX6* 基因突变导致的脑肝肾综合征和 *CDC48* 基因突变导致的肌萎缩性脊髓侧索硬化征等，而烟雾病是唯一已知的与 AAA+ATP 酶有关的脑血管疾病。但目前尚缺乏关于 AAA+ATP 酶与 E3 连接酶协同作用的研究，因此 *RNF213* 完整的生理功能尚未清楚。

（5）*RNF213* 基因的功能学研究

p.R4810K 突变并没有影响 *RNF213* 基因的转录水平及 RNF213 蛋白的泛素化功能，并且在 p.R4810K 位点突变后 RNF213 蛋白仍呈正常的六聚体结构，但表现为 ATP 酶活性降低，说明该突变并没有影响 Walker A 基序结合 ATP 的功能，而 Walker B 基序羟基化 ATP 的作用可能受到影响，从而抑制了 ATP 酶的活性。同时，Walker B 突变的人脐静脉内皮细胞表现出与 p.R4810K 相似的血管生成活性降低。因此，推测由 p.R4810K 突变导致的血管生成活性降低可能与 ATP 酶的功能有一定的关系。

在携带 *RNF213* 基因 p.R4810K 位点突变的烟雾病患者中，

由多能干细胞分化而来的血管内皮细胞表现出血管生成活性明显降低，分离抑制蛋白的表达下调；在人脐静脉内皮细胞中，p.R4810K 的过表达也可导致分离抑制蛋白的表达下调，并抑制其血管生成活性和细胞增殖。在有丝分裂期间，p.R4810K 过表达可对 MAD2 和着丝点的结合产生不利影响，从而抑制了 Hela 细胞的增殖，并使其有丝分裂时间延长 4 倍，导致细胞分裂异常，增加了基因组的不稳定性。体外培养 *RNF213* 敲除的血管内皮细胞时发现，其细胞周期基因的表达水平降低，表现出细胞增殖和血管生成活动明显减少。此外，*RNF213* 的敲除上调了内皮细胞基质金属蛋白酶（matrix metalloproteinase，*MMP*）基因的表达，在携带 *RNF213* 突变患者的血浆中也发现金属蛋白酶组织抑制剂 2（tissue inhibitors of metalloproteinase，*TIMP2*）的水平明显降低（图 13）。*RNF213* 缺陷小鼠在颈总动脉结扎后血管

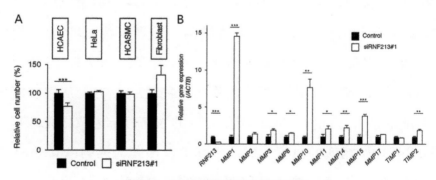

图 13 RNF213 的基因功能学研究

注：A：体外培养 RNF213 敲除的血管内皮细胞时发现，其细胞周期基因的表达水平降低，表现出细胞增殖和血管生成活动明显减少。B：RNF213 的敲除上调了内皮细胞基质金属蛋白酶基因的表达。在携带 RNF213 突变患者的血浆中也发现金属蛋白酶组织抑制剂 2 的水平明显降低
[Ohkubo K, Sakai Y, Inoue H, et al. Moyamoya disease susceptibility gene RNF213 links inflammatory and angiogenic signals in endothelial cells. Sci Rep, 2015, 5:13191.]

MMP-9 的表达升高，这与烟雾病的表现一致。

一些炎性细胞因子可上调 *RNF213* 的表达。INF-β 通过信号转导和转录激活上调了 *RNF213* 的表达，而作为 INF-β 信号通路的下游调节因子，*RNF213* 又调节了 INF-β 的抗血管生成活性。IFN-γ 和 TNF-α 在体内和体外均可激活 *RNF213* 基因的转录，并且其转录受 AKT 和 PKR 途径调节。此外，在低氧环境下，由于血管内皮细胞 p.R4810K 的过表达抑制了其血管新生活性，导致该突变携带者更易受到脑组织缺氧的影响。因此，炎症、低氧等环境因素在 *RNF213* 的表达中起重要的影响作用。

利用基因工程技术建立 *RNF213* 基因敲除小鼠后发现，在标准条件下，*RNF213* 敲除小鼠 Willis 环呈正常的形态和病理学表现，在颈总动脉结扎后，仅出现该区域血管内膜和中膜变薄（图 14）。携带 p.R4859K 突变的 *RNF213* 敲入小鼠也表现出相同的结果，甚至在颈总动脉结扎后其 Willis 环也未观察到异常表现，说明 *RNF213* 基因的缺失和 p.R4859K 突变的敲入均不会使小鼠自发地形成烟雾病。*RNF213* 基因在成人和胚胎脑组织中的表达水平很低，而将小鼠的大脑中动脉临时阻断 60 分钟后，发现 *RNF213* 在缺血脑区的表达增强，尤其是位于缺血半暗带，表明 *RNF213* 在缺血条件下调控着脑细胞的存活和坏死。此外，在结扎 *RNF213* 敲除小鼠的股动脉后，其下肢表现为新生血管明显增多，提示异常的 *RNF213* 基因可能在慢性缺血条件下起到促进异常血管网生成的作用（图 15）。以上结果表明 *RNF213* 基因突

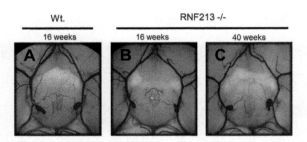

图14 利用基因工程技术，RNF213基因敲除小鼠在标准条件下16周（B）和40周（C）其Willis的形态与野生型小鼠（A）无明显差异

[Sonobe S, Temporal profile of the vascular anatomy evaluated by 9.4-T magnetic resonance angiography and histopathological analysis in mice lacking RNF213: a susceptibility gene for moyamoya disease. Brain Res, 2014, 1552:64-71.]

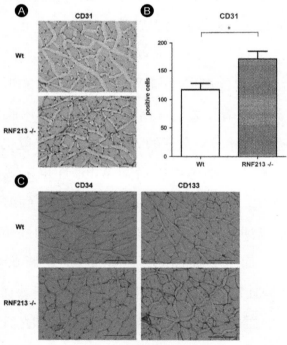

图15 股动脉结扎28天后小鼠腓肠肌血管密度分析（彩图见彩插9）

注：A，B：敲除RNF213的小鼠血管增生较野生型小鼠明显增强，免疫组化结果显示血管标志物CD31表达显著高于野生型小鼠；C：免疫组化结果显示RNF213敲除小鼠干细胞标志物CD34和CD133表达亦显著高于野生型小鼠

[Ito A, Fujimura M, Niizuma K, et al. Enhanced post-ischemic angiogenesis in mice lacking RNF213；a susceptibility gene for moyamoya disease. Brain Res, 2015, 1594:310-320.]

变是低外显性的，烟雾病的发病机制很难单纯用一种基因多态性来解释，可能是由多种遗传和环境因素共同作用下导致的。

22. 烟雾病相关的其他基因多态性

（1）内皮型 NO 合酶基因

内皮型 NO 合酶（endothelial nitric oxide synthase，*eNOS*）基因 4a4b 多态性在成人烟雾病患者中的频率较低，特别是 A-4b-G 单倍型。作为负责产生 NO 的关键酶，*eNOS* 可改善急性缺血性损伤，促进脑缺血的恢复。因此，携带 *eNOS* 突变的青少年患者往往出现短暂性脑缺血发作或脑梗死，而成年患者则更有可能出现脑出血。

（2）亚甲基四氢叶酸还原酶基因

在韩国人中，亚甲基四氢叶酸还原酶（methylenetetrahydrofolate reductase，*MTHFR*）基因第 677 位点 CT+TT 基因型在早发型（< 10 岁）烟雾病患者中的频率高于晚发型（> 10 岁）。此外，携带 *MTHFR* 基因 677C-1298C/677T-1298A 双倍型的烟雾病患者脑脊液中 NO 的水平较 677C-1298A/677C-1298A 双倍型要低。位于 1 号染色体的 *MTHFR* 基因是血栓形成倾向的一个重要风险因素，并且与 NO 缺乏和高同型半胱氨酸血症相关。

（3）*CCER2* 基因

此外，在烟雾病患者中还可发现 *CCER2* 基因的 p.T76_G80delinsPS、p.H218_H220del 和 p.E299del 等突变，而 CCER2

是一种在大脑中表达的功能不明的分泌蛋白。

23. 烟雾病的全基因组关联研究

中国人民解放军第五医学中心（原第 307 医院）神经外科与安徽医科大学神经内科合作，采用了全基因组关联研究对散发烟雾病患者的易感基因进行了研究，发现了一些的易感基因和单核苷酸多态性（single nucleotide polymorphism，SNP）位点，对烟雾病的疾病解释度可以达到 14.67%。该研究分两个阶段进行：第一阶段为全基因组关联研究，采用包含 900，015 个单核苷酸多态性位点的全基因组芯片对 768 个病例和 2041 个对照的 DNA 标本进行了初步筛选测试；第二阶段为验证阶段，研究者将第一阶段得到的候选 SNPs 在 724 个病例和 3043 个对照中做了验证研究。

我们的研究结果显示，在人类基因组上发现有 11 个染色体区域（包含 26 个 SNPs）与烟雾病强相关，其中 19 个 SNPs 是独立的 SNPs 位点，共涉及 13 个易感基因。其中 *RNF213* 上的一个 SNP 位点 rs9916351 与烟雾病的早发相关。rs9651118（MTHFR）和 rs117353193（TCN2）这两个位点与同型半胱氨酸代谢途径相关，与烟雾病患者中高同型半胱氨酸血症相关。此外，rs2107595（HDAC9）（Pcombined=$1.49 \times 10-29$，*OR*=1.64）之前已经报道与大血管疾病相关，与烟雾病也相关。组织富集分析显示烟雾病相关区域上的基因在免疫系统中密集表达。

因此，我们通过该研究发现并验证了 11 个烟雾病易感基因区域，烟雾病与同型半胱氨酸代谢和易感基因在免疫系统富集表达相关，这可能为将来烟雾病的药物治疗提供了有效的治疗靶点。

24. 烟雾病相关的 RNA

近期，学者利用高通量转录组测序（RNAseq）技术研究与烟雾病相关的 mRNA、MicroRNA（miRNA）和长链非编码 RNA（long non-coding RNA，lncRNA）。

（1）mRNA

日本的一项研究在青少年烟雾病患者的大脑中动脉组织中检测到 104 个差异表达的 mRNA。基因功能分析结果显示，36 个上调基因主要富集于细胞通讯、宿主－病原体相互作用、防御－免疫蛋白活性、蛋白酶活性、外部刺激及催化活性当中，而 68 个下调基因主要富集于细胞发育中。这些位于 RNF213 功能网络下游的基因，其功能网络和信号通路主要参与细胞发育、细胞运动、细胞间信号传导和相互作用及抗原呈递等过程。在涉及该网络的基因中，ETS2、HSPA1A、CD44、ICAM2、HDAC4、FCGR2B、GRB2、TRPV1、CD86、CCND1 和 CD24 等与抗原呈递细胞的迁移和白细胞的发育相关。

另外，一项中国的研究分析了烟雾病患者血液样品中的 mRNA 表达谱，其中检测到 2624 个差异表达的 mRNA。基因功能分析显示，上调基因主要富集于炎症反应、对机械伤害的反应和防御反应当中，而下调基因主要富集于神经系统、消化系统和RNA聚合酶Ⅱ启动子转录的正调控当中。信号通路分析结果显示，上调基因的核心通路是toll样受体信号通路、趋化因子信号通路和MAPK信号通路等，而下调基因的核心通路是药物代谢、维生素代谢和嗅觉转导等。

（2）miRNA

miRNA是一种非编码的小RNA（< 23个核苷酸），其通过转录后抑制或mRNA降解，对一些蛋白质的表达起负调节作用。miR-196a2C > T rs11614913突变是韩国烟雾病患者的遗传靶标。miRNA-196a的功能包括诱导凋亡和抑制细胞增殖，其主要靶点是膜联蛋白A1（lipocortin1，ANXA1），它是心肌和脑损伤模型中重要的内源性抗炎介质和缺血再灌注损伤的保护因子。

通过对烟雾病患者的血清进行筛选，发现了94个差异表达的miRNA（50个上调，44个下调）。应用实时荧光定量PCR发现血清中miR-106b、miR-130a和miR-126显著上调，而miR-125a-3p显著下调。基因功能分析显示这些miRNA富集于磷酸化、磷酸代谢、细胞大分子的代谢、转录调控、酶联受体蛋白信号通路、对肽类激素的反应及对胰岛素的反应当中。信号通路分析显示，这些miRNA富集于mTOR信号通路、T细胞受体信号通路、ErbB信号通路、TGF-β信号通路、神经营养因子信号通路、胰岛素信号通路、长期抑制通路、轴突导向信号转导、泛素介导的蛋白水解、细胞间的间隙连接、细胞间的黏着连接、黏着斑的形成、肌动蛋白细胞骨架的调节、胞吞作用、卵母细胞减数分裂、黄体酮介导的卵母细胞成熟化、醛固酮调节的钠离子重吸收以及不饱和脂肪酸的生物合成当中。

随后的研究发现，与健康对照、脑出血、脑梗死和自身免疫性神经系统疾病的患者作对比，烟雾病患者可检测出与 RNF213 3'UTR 相结合的 miRNA let-7c 频率升高。

（3）lncRNA

此外，与健康对照作对比，在烟雾病患者的血液标本中检测到 880 个差异表达的 lncRNA。综合分析这些 lncRNA-mRNA 共同表达的功能网络显示，其与炎症反应、toll 样信号通路、细胞因子及其受体的相互作用以及 MAPK 信号通路之间存在着联系。

综上所述，这些与烟雾病相关的 mRNA、miRNA 和 lncRNA 的发现表明免疫和炎症在烟雾病的发生、发展中起着重要作用。

小结

随着临床医生认识水平的逐渐提高和先进影像学技术的广泛应用，越来越多的烟雾病患者得到确诊和治疗，但是其确切的发病机制至今尚未阐明。近年来，针对烟雾病的遗传学研究为探索其病因和发病机制的热点，越来越多的基因多态性被发现与烟雾病密切相关，包括 *RNF213*、*HLA*、*MMP/TIMP* 及一些 RNA 等，并对上述基因的功能学方面开展了一系列研究，取得了一定的进展。但是目前仍然很难用一种或几种基因多态性来充分解释烟雾病的病理生理学机制，其中多数基因被认为与血管狭窄／闭塞性病变相关，但很少与异常侧支血管网的形成联系起来。烟雾病与烟雾综合征、其他伴随疾病、非烟雾病性血管闭塞性病变及全身其他血管病变之间的关系也很难在遗传学方面阐明。地域、种族之间临床和流行病学特征的差异与基因多态性的关系亦未得到充分解释。此外，目前尚无法建立合适的动物模型，这对烟雾病的病因学研究产生了阻碍。因此，烟雾病的发生、发展可能是由遗传、免疫、炎症及环境等多方面因素共同作用下导致的，并已得到国内外专家的广泛共识。随着对烟雾病易感基因的准确定位和深入研究，我们期待能够早日揭示其病因和发病机制，寻找基因诊断和判断预后的生物标志，并在外科手术的基础上结合靶向治疗，阻止疾病进展，实现个体化治疗。

参考文献

1. Ma J, You C. Association between matrix metalloproteinase-3 gene polymorphism and moyamoya disease. J Clin Neurosci, 2015, 22 (3)：479-482.

2. Park YS, Jeon YJ, Kim HS, et al. The GC+CC genotype at position -418 in TIMP-2 promoter and the -1575GA/-1306CC genotype in MMP-2 is genetic predisposing factors for prevalence of moyamoya disease. BMC Neurol, 2014, 14: 180.

3. Sonobe S, Fujimura M, Niizuma K, etal.Increased vascular MMP-9 in mice lacking RNF213: moyamoya disease susceptibility gene. Neuroreport, 2014, 25 (18)：1442-1446.

4. Lee M-J, Kuo M-F, Chen Y-F, et al. The Alterations of RNF213 Genotypes and Angiogenic Factors in Moyamoya Patients in Taiwan (P4.383). Neurology, 2016, 86 (16): P4.383.

5. Wallace S, Guo DC, Regalado E, et al. Disrupted nitric oxide signaling due to GUCY1A3 mutations increases risk for moyamoya disease, achalasia and hypertension. Clin Genet, 2016, 90 (4): 351-360.

6. Wang X, Zhang Z, Liu W, et al. Impacts and interactions of PDGFRB, MMP-3, TIMP-2, and RNF213 polymorphisms on the risk of Moyamoya disease in Han Chinese human subjects.Gene, 2013, 526 (2): 437-442.

7. Shoemaker LD, Clark MJ, Patwardhan A, et al. Disease Variant Landscape of a Large Multiethnic Population of Moyamoya Patients by Exome Sequencing.G3 (Bethesda), 2015, 6 (1): 41-49.

8. Kim EH, Yum MS, Ra YS, etal.Importance of RNF213 polymorphism on clinical features and long-term outcome in moyamoya disease. J Neurosurg, 2016, 124 (5): 1221-1227.

9. Zhang Q, Liu Y, Zhang D, et al. RNF213 as the major susceptibility gene for Chinese patients with moyamoya disease and its clinical relevance. J Neurosurg, 2017, 126 (4): 1106-1113.

10. Lee MJ, Chen YF, Fan PC, et al. Mutation genotypes of RNF213 gene from moyamoya patients in Taiwan. J NeurolSci, 2015, 353 (1-2): 161-165.

11. Cecchi AC, Guo D, Ren Z, et al. RNF213 rare variants in an ethnically diverse population with Moyamoya disease. Stroke, 2014, 45 (11): 3200-3207.

中国医学临床百家

12. Moteki Y, Onda H, Kasuya H, et al. Systematic Validation of RNF213 Coding Variants in Japanese Patients With Moyamoya Disease. J Am Heart Assoc, 2015, 4 (5): e001862.

13. Kobayashi H, Brozman M, Kyselova K, et al. RNF213 Rare Variants in Slovakian and Czech Moyamoya Disease Patients. PLoS One, 2016, 11 (10): e0164759.

14. Koizumi A, Kobayashi H, Liu W, et al. P.R4810K, a polymorphism of RNF213, the susceptibility gene for moyamoya disease, is associated with blood pressure. Environ Health Prev Med, 2013, 18 (2): 121-129.

15. Park MG, Shin JH, Lee SW, et al. RNF213 rs112735431 polymorphism in intracranial artery steno-occlusive disease and moyamoya disease in Koreans. J NeurolSci, 2017, 375: 331-334.

16. Inoue T, Murakami N, Sakadume S, et al. Differing phenotypes of Moyamoya disease in a familial case involving heterozygous c.14429G > A variant in RNF213.Pediatr Int, 2015, 57 (4): 798-801.

17. Chong PF, Ogata R, Kobayashi H, et al. Early onset of moyamoya syndrome in a Down syndrome patient with the genetic variant RNF213 p.R4810K.Brain Dev, 2015, 37 (8): 822-824.

18. Aoki J, Shibazaki K, Ito M, et al. Unilateral moyamoya phenomenon with a string-of-beads appearance in an elderly patient with the c.14576G>A heterozygous variant of RNF213.Intern Med, 2015, 54 (8): 971-974.

19. Morimoto T, Mineharu Y, Kobayashi H, et al. Significant Association of the

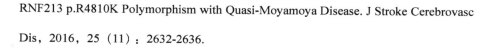

RNF213 p.R4810K Polymorphism with Quasi-Moyamoya Disease. J Stroke Cerebrovasc Dis，2016，25（11）：2632-2636.

20. Zhang Q，Liu Y，Yu L，et al. The Association of the RNF213 p.R4810K Polymorphism with Quasi-Moyamoya Disease and a Review of the Pertinent Literature. World Neurosurg，2017，99: 701-708.

21. Bang OY，Ryoo S，Kim SJ，et al. Adult Moyamoya Disease: A Burden of Intracranial Stenosis in East Asians?PLoS One，2015，10（6）：e0130663.

22. Bang OY，Chung JW，Cha J，et al. A Polymorphism in RNF213 Is a Susceptibility Gene for Intracranial Atherosclerosis.PLoS One，2016，11（6）：e0156607.

23. Miyawaki S，Imai H，Shimizu M，et al. Genetic variant RNF213 c.14576G>A in various phenotypes of intracranial major artery stenosis/occlusion. Stroke，2013，44（10）：2894-2897.

24. Miyawaki S, Imai H, Shimizu M, et al. Genetic Analysis of RNF213 c.14576G>A Variant in Nonatherosclerotic Quasi-Moyamoya Disease. J Stroke Cerebrovasc Dis，2015，24（5）：1075-1079.

25. Phi JH，Choi JW，Seong MW，et al. Association between moyamoya syndrome and the RNF213 c.14576G>A variant in patients with neurofibromatosis Type 1. J NeurosurgPediatr，2016，17（6）：717-722.

26. Nam TM，Jo KI，Yeon JY，et al. Coronary heart disease in moyamoya disease: are they concomitant or coincidence?J Korean Med Sci，2015，30（4）：470-474.

27. Fukushima H, Takenouchi T, Kosaki K. Homozygosity for moyamoya disease risk allele leads to moyamoya disease with extracranial systemic and pulmonary vasculopathy.Am J Med Genet A, 2016, 170 (9): 2453-2456.

28. Morito D, Nishikawa K, Hoseki J, et al. Moyamoya disease-associated protein mysterin/RNF213 is a novel AAA+ ATPase, which dynamically changes its oligomeric state. Sci Rep, 2014, 4:4442.

29. Kobayashi H, Matsuda Y, Hitomi T, et al. Biochemical and Functional Characterization of RNF213 (Mysterin) R4810K, a Susceptibility Mutation of Moyamoya Disease, in Angiogenesis In Vitro and In Vivo. J Am Heart Assoc, 2015, 4 (7): e002146.

30. Hitomi T, Habu T, Kobayashi H, et al. Downregulation of Securin by the variant RNF213 R4810K (rs112735431, G>A) reduces angiogenic activity of induced pluripotent stem cell-derived vascular endothelial cells from moyamoyapatients. BiochemBiophys Res Commun, 2013, 438 (1): 13-19.

31. Hitomi T, Habu T, Kobayashi H, et al. The moyamoya disease susceptibility variant RNF213 R4810K (rs112735431) induces genomic instability by mitotic abnormality.BiochemBiophys Res Commun, 2013, 439 (4): 419-426.

32. Ohkubo K, Sakai Y, Inoue H, et al. Moyamoya disease susceptibility gene RNF213 links inflammatory and angiogenic signals in endothelial cells.Sci Rep, 2015, 5:13191.

33. Sonobe S, Fujimura M, Niizuma K, et al. Temporal profile of the vascular anatomy evaluated by 9.4-T magnetic resonance angiography and histopathological

analysis in mice lacking RNF213: a susceptibility gene for moyamoyadisease.Brain Res, 2014, 1552:64-71.

34. Kanoke A, Fujimura M, Niizuma K, et al. Temporal profile of the vascular anatomy evaluated by 9.4-tesla magnetic resonance angiography and histological analysis in mice with the R4859K mutation of RNF213, the susceptibility gene for moyamoyadisease.Brain Res, 2015, 1624:497-505.

35. Sato-Maeda M, Fujimura M, Kanoke A, et al. Transient middle cerebral artery occlusion in mice induces neuronal expression of RNF213, a susceptibility gene for moyamoyadisease.Brain Res, 2016, 1630:50-55.

36. Ito A, Fujimura M, Niizuma K, et al. Enhanced post-ischemic angiogenesis in mice lacking RNF213；a susceptibility gene for moyamoyadisease.Brain Res, 2015, 1594:310-320.

37. Park YS, Jeon YJ, Kim HS, et al. The roles of methylenetetrahydrofolate reductase 677C>T and 1298A>C polymorphisms in moyamoya disease patients. ChildsNervSyst, 2014, 30（10）：1687-1695.

38. Mukawa M, Nariai T, Onda H, et al. Exome Sequencing Identified CCER2 as a Novel Candidate Gene for Moyamoya Disease. J Stroke Cerebrovasc Dis,2017,26(1): 150-161.

39. Duan L, Wei L, Tian Y, et al. Novel Susceptibility Loci for Moyamoya Disease Revealed by a Genome-Wide Association Study.Stroke, 2018, 49（1）：11- 18.

40. Okami N, Aihara Y, Akagawa H, et al. Network-based gene expression

analysis of vascular wall of juvenile Moyamoya disease. Childs NervSyst, 2015, 31 (3):

399-404.

41. Wang W, Gao F, Zhao Z, et al. Integrated Analysis of LncRNA-mRNA Co-

Expression Profiles in Patients with Moyamoya Disease. Sci Rep, 2017, 7: 42421.

42. Dai D, Lu Q, Huang Q, et al. Serum miRNA signature in Moyamoya disease.

PLoS One, 2014, 9 (8): e102382.

43. Zhao S, Gong Z, Zhang J, et al. Elevated Serum MicroRNA Let-7c in

Moyamoya Disease. J Stroke Cerebrovasc Dis, 2015, 24 (8): 1709-1714.

（汪　汇　张正善　整理）

烟雾病相关的分子及其研究进展

烟雾病的发病机制尚未完全阐明，病理学研究的局限性和动物模型的缺乏限制了烟雾病的基础研究。因为这些限制，分析患者的外周血和脑脊液标本成为目前探索烟雾病发病机制的重要手段。许多研究已经证明细胞因子参与了烟雾病的发生、发展过程，包括一些生长因子、炎症因子和黏附分子等。此外，一些酶类和其他蛋白质也参与到烟雾病的发病机制当中。本章节我们将介绍一些与烟雾病相关的蛋白质，并阐述它们在烟雾病发病过程中所扮演的角色。

25. 烟雾病相关的生长因子

（1）血管内皮生长因子（vascular endothelial growth factor，VEGF）

VEGF 是血管新生过程中的一种重要的生长因子，其可诱导内皮细胞增殖和迁移，并在内皮细胞中通过调节一氧化氮合酶的活性而促使血管舒张、通透性增强。尸检可发现烟雾病脑血管周围组织（硬脑膜、胶质细胞、外囊和屏状核等）中的 VEGF 水平升高。此外，烟雾病患者的血清、脑脊液中也可检测到 VEGF 水平升高，并且与患者循环内皮祖细胞的数量相关。

（2）碱性成纤维细胞生长因子（basic fibroblast growth factor，bFGF）

bFGF 是一种较强的有丝分裂原，其可促进血管内皮细胞增殖、迁移、血管芽生和管腔形成，并可抑制内皮细胞和平滑肌细胞凋亡。免疫组化显示烟雾病患者的硬脑膜及颞浅动脉的内皮细胞、平滑肌细胞中 bFGF 染色增强。伴随着 bFGF 分泌的增多，其受体 FGFR-1 在内皮细胞的表达上调，并广泛分布于来自增厚的内膜和中膜的平滑肌细胞。bFGF 也在烟雾病患者血清和脑脊液样本中的水平升高，尤其是典型的双侧烟雾病患者，并在间接血管重建术后形成良好侧支代偿的患者中更高，提示 bFGF 表达水平可能是间接血管重建术手术效果的预测因素。

（3）肝细胞生长因子（hepatocyte growth factor，HGF）

HGF 是一种间质来源的多功能细胞因子，由血管内皮细胞、平滑肌细胞分泌，其参与调节内皮细胞生长、平滑肌细胞迁移、血管新生、血管再生、维持血管结构和细胞形态发生等。HGF 及其受体广泛分布于烟雾病患者颈内动脉分叉处增厚的内膜和中膜，并且在脑脊液中的水平显著升高，尤其是在间接血管重建术后形成良好侧支代偿的患者中更高。因此，与 bFGF 相似，

HGF 的水平也是预测间接血管重建术手术效果的可靠指标。

（4）血管生成素 -2（angiopoietin-2，Ang-2）

Ang-2 是血管新生过程中的协同刺激因子，其在 VEGF 存在时刺激内皮细胞增殖、迁移，促进血管新生，而在 VEGF 缺乏时诱导内皮细胞凋亡，抑制血管新生。此外，Ang-2 与一些蛋白酶共同作用下使血管的稳定性降低、基质降解。Ang-2 在烟雾病患者大脑中动脉病变区域的表达显著上调。进一步利用烟雾病患者的血清体外培养脑血管内皮细胞，发现内皮细胞 Ang-2 的自分泌增强，并且细胞的完整性缺失。以上结果提示 Ang-2 可能在烟雾病"易破裂"的异常侧枝血管网形成的过程中起重要作用。

（5）转化生长因子 -β（transforming growth factor，TGF-β）

与 Ang-2 类似，TGF-β 以剂量依赖性的方式刺激或抑制血管内皮细胞增殖和管腔形成，并参与内皮细胞和平滑肌细胞的分化。TGF-β_1 在烟雾病患者血清中的含量增高，并且在体外培养的颞浅动脉平滑肌细胞中表达增加。此外，对培养的平滑肌细胞给予外源性 TGF-β_1 可上调弹性蛋白基因的表达，使弹性蛋白堆积在细胞间质中，导致血管内膜纤维性增厚，并停止平滑肌细胞增殖，因此推测 TGF-β_1 水平升高可能与烟雾病动脉内膜的增厚有关。

（6）血小板源性生长因子（platelet-derived growth factor，PDGF）

PDGF 是血管平滑肌主要的有丝分裂原，其可启动和维持细胞的增殖，并且还可以刺激内皮细胞诱导血管生成。体外培养时发现，烟雾病患者头皮动脉中的平滑肌细胞对 PDGF 的反应减弱，进一步研究发现其反应减弱是由于平滑肌细胞 PDGF 受体的数量减少所导致，这可能延迟了受损血管壁的修复，使平滑肌细胞在其他血清有丝分裂原中的暴露时间过长，进而缓慢、持续地增殖和迁移。这些结果表明 PDGF 与烟雾病动脉内膜增厚有关。

（7）其他血管生长因子

粒细胞集落刺激因子（granulocyte colony-stimulating factor，G-CSF）可使血液中的粒细胞和干细胞增多，其在儿童烟雾病患者血清中的含量明显增多。

表皮生长因子（epidermal growth factor，EGF）作为血管内皮细胞的有丝分裂原，在烟雾病患者脑脊液中的水平降低。

26. 烟雾病相关的炎症因子和黏附分子

烟雾病患者血清中一些免疫和炎症因子的水平升高，包括 MCP-1、IL-1β、IL-6、IL-10、IL-12、IL-17、TNF-α 等。此外，在儿童烟雾病患者的脑脊液中，一些内皮黏附分子的水平显著升高，包括 E- 选择素、细胞间黏附分子 -1（intercellular adhesion molecule type 1，ICAM-1）和血管细胞黏附分子 -1（vascular cell adhesion molecule type 1，VCAM-1）等。以上结果提示烟雾病患者的中枢神经系统存在持续的炎症，其血脑屏障受到破坏。

27. 烟雾病相关的酶类

（1）基质金属蛋白酶（matrix metalloproteinase，MMP）

MMPs 家族包括 25 种以上分泌酶和细胞表面酶，其主要作用是降解细胞外基质，如血管内皮基膜等，并在平滑肌细胞的增殖、迁移和血管重塑过程中发挥重要作用。烟雾病患者的血清中可检测出 MMP-9 水平升高，同时免疫组化分析显示烟雾病患者的蛛网膜内 MMP-9 的表达增加，因此推测烟雾病 MMP-9 水平的升高影响了血管壁结构的稳定性，促使出血的发生。

（2）环氧化酶 -2（cyclooxygenase-2，COX-2）、前列腺素 E2 合酶 -1（prostaglandin E2 synthase-1，mPGES-1）

花生四烯酸（arachidonic acid，AA）在 COX-2 作用下转变为前列腺素 H2（prostaglandin H2，PGH2），再经 mPGES-1 转变为前列腺素 E2（prostaglandin E2，PGE2）。PGE2 刺激平滑肌舒张，并抑制交感神经末梢释放去甲肾上腺素，进而使血管的通透性增高，张力减低。在烟雾病患者的大脑中动脉标本中可检测到 COX-2 和 mPGES-1 的水平升高，尤其是在出血型患者中，以上结果也支持出血型烟雾病是由于血管结构失衡导致。

（3）半胱氨酸天冬氨酸蛋白酶 -3（caspase-3）

在烟雾病患者大脑中动脉中膜层的平滑肌细胞中可检测到 caspase-3 和单链 DSA（single-stranded，ssDNA）的水平明显升高，而内膜层内膜增生的平滑肌细胞和内皮细胞中亦可检测到 ssDNA

的水平升高，以上是细胞凋亡的标志。结合病理学特征推测，细胞坏死和凋亡在烟雾病中同时存在。

（4）α1- 抗胰蛋白酶（alpha-1-antitrypsin，α1-AT）

α1-AT 是一种弹性蛋白酶和胶原蛋白酶（丝氨酸蛋白酶）的抑制剂，其在烟雾病患者的血清中含量升高，并可导致血管的间质成分增多，包括弹性蛋白、胶原蛋白以及过度增生的平滑肌细胞等，被认为与烟雾病的动脉内膜纤维细胞性增厚有关。

28. 烟雾病相关的其他分子

（1）细胞视黄酸结合蛋白 -1（cellular retinoic acid binding protein-1，CRABP-1）

视黄酸可抑制生长因子刺激下血管平滑肌细胞的增殖和迁移，而 CRABP-1 可负性调节视黄酸的活性。CRABP-1 在儿童烟雾病患者的脑脊液中显著表达，并且在成人典型的双侧烟雾病的脑脊液中水平升高，推测 CRABP-1 高表达减弱了视黄酸对生长因子的抑制作用，诱导血管平滑肌细胞增殖和迁移，导致烟雾病动脉内膜增厚。因此，类视黄醇途径可能成为烟雾病治疗的新靶点。

（2）缺氧诱导因子（hypoxia-inducible factor-1α，HIF-1α）

HIF-1α 是一种低氧状态的特异性标志，其通过低氧信号反应激活基因转录并参与到铁代谢、能量产生、血管调节、基质代谢及细胞存活等。烟雾病患者的大脑中动脉标本显示 HIF-1α 在增厚的内膜中呈高表达，内皮糖蛋白在内皮细胞中高呈表达，并且 $TGF-\beta_3$ 与 $HIF-1\alpha$ 和内皮糖蛋白共表达，提示 $HIF-1\alpha$ 参与调节 $TGF-\beta_3$ 的转录。作为 $TGF-\beta$ 受体的组成部分，内皮糖蛋白主要表达于内皮细胞，并与 $TGF-\beta$ 的家族成员绑定，包括 $TGF-\beta_3$、$TGF-\beta_1$、成骨蛋白 -2、活化素 A 和成骨蛋白 7 等，促进结缔组织基因表达和血管新生。因此，低氧 - $HIF-1\alpha$-$TGF-\beta3$-内皮糖蛋白轴可能与烟雾病的发病机制相关。

（3）微囊蛋白 -1（caveolin-1，CAV-1）

CAV-1 是细胞膜微囊结构的支架蛋白，其普遍存在于内皮细胞，并参与毛细血管的管腔形成、血管新生、内皮细胞合成 NO、VEGF 诱导的血管新生及从骨髓募集内皮祖细胞等过程。烟雾病患者血浆中 CAV-1 的水平降低，尤其是在 *RNF213*（p.R4810K）突变基因携带者中更低。CAV-1 在血管新生的早期（内皮细胞增殖）起负调节作用，而在血管新生的晚期（管腔形成）起正调节作用。因此推测 CAV-1 水平降低可能使烟雾病患者固有的血管出现内皮增生，导致狭窄 / 闭塞性病变，并抑制了新生血管正常结构的形成，导致异常侧支血管网的出现。

（4）S100A4

S100A4 蛋白作为平滑肌细胞表型的调节器，其在烟雾病血管中膜和增厚的内膜中异常表达，其中包括成群迁移的平滑肌细胞，以及伴有大量 IgG 沉积的内弹力膜。根据上述结果可推测 IgG 诱导内弹力膜破坏，内弹力膜的破坏进一步激活了 S100A4

蛋白，导致中膜层平滑肌细胞增殖和迁移。

29. 烟雾病的蛋白质组学研究进展

利用蛋白质组学分析在烟雾病患者的血清中识别出 22 种差异表达的蛋白质，其中 2 种表达上调，20 种表达下调。在这些蛋白质中，最显著的变化为载脂蛋白 C-III（apolipoprotein C-III，ApoC-III）呈 0.066 倍表达，补体 C1 抑制物呈 7.23 倍表达。ApoC-III 的表达水平降低可使黏附分子 VCAM-1、ICAM-1 的表达水平降低，而补体 C1 抑制物的表达水平升高可使黏附分子 P- 选择素、ICAM-1，以及炎症因子 TNF-α 和 IL-18 的表达水平降低，并可使保护性细胞因子 IL-6、IL-10 的表达水平升高。

三种多肽（4473 Da，4475 Da 和 6253 Da）在烟雾病患者脑脊液中的水平升高，其中 4473 Da 被认为是烟雾病可靠的生物标志物，尤其是在年轻患者中。蛋白质组学分析显示烟雾病患者的脑脊液中有 34 种差异表达的蛋白质，其中胃泌素调节激素、尿皮质激素 -2、β- 防御素 133、抗菌蛋白 LL-37、抗菌多肽 2 和前脑啡肽 -A 被识别为烟雾病的候选标志物。此外，在烟雾病患者的脑脊液中还发现载脂蛋白 -E（apolipoprotein-E，Apo-E）和载脂蛋白 -J（apolipoprotein-J，Apo-J）表达下调，而结合珠蛋白（haptoglobin，HP）和 α-1-B- 糖蛋白（alpha-1-B-glycoprotein，A1BG）表达上调。既往报道炎症反应和（或）血管新生可导致 HP 和 A1BG 表达上调，而内皮细胞凋亡的串联反应和脂质运输则受 Apo-E 和 Apo-J 影响，上述过程导致了烟雾病患者的血管病变和神经元损伤（表 4）。

表 4   与烟雾病相关的蛋白质

分类	蛋白名称及表达水平	检测部位	功能
生长因子	血管内皮生长因子（$VEGF$）↑	硬脑膜，大脑中动脉，血清	血管生成，内皮细胞增殖和迁移，增加血管的通透性，基质降解
	碱性成纤维细胞生长因子（$bFGF$）↑	颞浅动脉，硬脑膜，脑脊液，颅内动脉	血管新生，有丝分裂原，调节血管内皮细胞和平滑肌细胞的增殖、迁移，抑制平滑肌细胞凋亡
	肝细胞生长因子（HGF）↑	脑脊液，颅内动脉	调节多种细胞的生长、运动和形态发生，刺激内皮细胞的生长和血管平滑肌细胞的迁移，诱导血管新生，调节生理条件下的自分泌和旁分泌
	血管生成素 -2（Ang-2）↑	大脑中动脉，血清，血清培养的大脑内皮细胞	脉管系统的发育
	转化生长因子 -β_1（$TGF\text{-}\beta_1$）↑	颞浅动脉，血清	调节结缔组织基因的表达和血管新生
	血小板源性生长因子（$PDGF$）↑	头皮动脉的平滑肌细胞	平滑肌细胞主要的有丝分裂原，增强包括 $c\text{-}myc$ 和 $c\text{-}fos$ 等原癌基因家族的表达
	粒细胞集落刺激因子（$G\text{-}CSF$）↑	血清（儿童）	刺激骨髓制造粒细胞和造血干细胞并释放入血液
	表皮生长因子（EGF）↓	脑脊液	血管内皮细胞的有丝分裂原

续表

分类	蛋白名称及表达水平	检测部位	功能
免疫和炎症因子	MCP-1 ↑、IL-1β ↑、IL-6 ↑、IL-10 ↑、IL-12 ↑、IL-17 ↑、TNF-α ↑等	血清	参与免疫和炎症反应
黏附分子	E-选择素 ↑、细胞间黏附分子-1（ICAM-1）↑、血管细胞黏附分子-1（VCAM-1）↑等	脑脊液，血清	在卒中后大量表达，通过白细胞的激活和血管外迁移介导炎症反应
酶类	基质金属蛋白酶-9（MMP-9）↑	血清，蛛网膜	水解细胞外基质的所有成分并促进病理性血管新生，使血管结构不稳定，维持血脑屏障的不渗透性，促进血管出血
	环氧化酶-2（COX-2）↑	大脑中动脉，颞浅动脉（尤其在出血型烟雾病患者中）	增加血管的通透性并降低血管张力，将花生四烯酸转变为前列腺素 H2
	前列腺素 E2 合酶-1（mPGES-1）↑	大脑中动脉，颞浅动脉（尤其在出血型烟雾病患者中）	将前列腺素 H2 转变为前列腺素 E2
	半胱氨酸天冬氨酸蛋白酶-3（caspase-3）↑	大脑中动脉	参与细胞凋亡信号通路
	α1-抗胰蛋白酶（α1-AT）↑	血清	抑制弹性蛋白酶和胶原酶，与平滑肌细胞的过度增殖和血管基质成分的过度增生相关
其他蛋白质	细胞视黄酸结合蛋白-1（CRABP-1）↑	脑脊液	视黄酸信号通路可调节与平滑肌细胞增殖、迁移相关的细胞因子

续表

分类	蛋白名称及表达水平	检测部位	功能
其他蛋白质	缺氧诱导因子（HIF-1α）↑	大脑中动脉	通过与缺氧反应原件结合，激活与铁代谢、能量产生、基质代谢、血管调节及细胞存活等相关的基因转录
	内皮糖蛋白↑	大脑中动脉	TGF-β受体复合物的组成部分，主要表达于内皮细胞的表面
	微囊蛋白-1（CAV-1）↓	血浆，血清	涉及VEGF诱导的血管新生及内皮祖细胞的募集等
	S100A4↑	Willis环及其主要分支	上调平滑肌细胞的增殖和迁移

↑表明表达上调，↓表明表达下调

小结

上述已发现的细胞因子、酶类和其他蛋白质的表达、调节异常，在分子水平阐述了烟雾病的发病机制。由此可见，多种因素包括生长因子、炎症和免疫因子及低氧信号反应等在烟雾病的发生、发展中起重要作用。除这些因素外，一些在血管平滑肌细胞损伤、凋亡、异常增生、生长抑制等过程中起调节作用的分子，还有待进一步研究。这些分子包括血管紧张素 II、心房钠尿肽、儿茶酚胺类、降钙素基因相关多肽类、上皮调节蛋白、肝素结合生长因子2、生长停滞特异性基因产物6（growth arrest-specific gene 6，Gas6）、氧自由基、热休克蛋白、胆固醇酯、亲环素类及血小板反应蛋白等。应将高敏感性、高通量的蛋白质组学技术应用于识别和分析烟雾病的生物标志物，以进一步阐明其发病机制。

中国医学临床百家

参考文献

1. Blecharz KG, Frey D, Schenkel T, et al. Autocrine release of angiopoietin-2 mediates cerebrovascular disintegration in Moyamoya disease. J Cereb Blood Flow Metab, 2017, 37 (4): 1527-1539.

2. Weng L, Cao X, Han L, et al. Association of increased Treg and Th17 with pathogenesis of moyamoya disease. Sci Rep, 2017, 7 (1): 3071.

3. Koh EJ, Kim HN, Ma TZ, et al. Comparative analysis 43 of serum proteomes of moyamoya disease and normal controls. J Korean Neurosurg Soc, 2010, 48 (1): 8-13.

4. Zhang JJ, Xiong ZW, Wang S, et al. Significance of cyclooxygenase-2elevation in middle cerebral artery for patients with hemorrhagic moyamoya disease. J Huazhong Univ Sci Technolog Med Sci, 2016, 36 (2): 181-185.

5. Zhang J, Xiong Z, Wang S, et al. Cyclooxygenase-2 and Prostaglandin E2 are Associated with Middle Cerebral Artery Occlusion and Hemorrhage in Patients with Moyamoya Disease. Curr Neurovasc Res, 2016, 13 (1): 68-74.

6. Jeon JS, Ahn JH, Moon YJ, et al.Expression of cellular retinoic acid-binding protein-I (CRABP-I) in the cerebrospinal fluid of adult onset moyamoya disease and its association with clinical presentation andpostoperative haemodynamic change. J Neurol Neurosurg Psychiatry, 2014, 85 (7): 726-731.

7. Lin R, Xie Z, Zhang J, et al. Clinical and immunopathological features of Moyamoya disease. PLoS One, 2012, 7 (4): e36386.

8. Maruwaka M, Yoshikawa K, Okamoto S, et al. Biomarker research for

moyamoya disease in cerebrospinal fluid using surface-enhanced laser desorption/ionization time-of-flight mass spectrometry. J Stroke Cerebrovasc Dis, 2015, 24 (1): 104-111.

9. Araki Y, Yoshikawa K, Okamoto S, et al. Identification of novel biomarker candidates by proteomic analysis of cerebrospinal fluid from patients with moyamoya disease using SELDI-TOF-MS. BMC Neurol, 2010, 10: 112.

（汪 汇 整理）

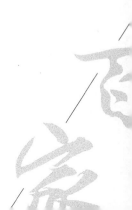

烟雾病的细胞学研究进展

　　烟雾病的基本病理学改变为颈内动脉末端及其相邻血管内膜呈纤维细胞性增厚性，内弹性膜破坏，中膜变薄，并伴有颅底异常侧支血管网形成。其中，平滑肌细胞（smooth muscle cells，SMCs）的增殖和迁移是烟雾病血管闭塞的主要原因。此外，与内皮祖细胞（endothelial progenitor cells，EPCs）相关的血管新生是目前烟雾病发病机制的研究热点。本章节我们回顾一下与烟雾病相关的细胞学研究进展。

30. 平滑肌细胞和平滑肌祖细胞

　　SMCs 的增殖和迁移是烟雾病血管闭塞的主要原因。体外培养烟雾病患者的平滑肌细胞，发现 bFGF 和 IL-1β 可激发平滑肌细胞 DNA 的合成，而 PDGF-BB、PDGF-AA、HGF 及 IL-1β 可促进平滑肌细胞的迁移。此外，在受到外源性 TGF-β 刺激后，烟雾病患者血管平滑肌细胞弹性蛋白的基因表达明显增强，而弹性蛋白堆积于细胞外基质也是烟雾病动脉内膜增厚的重要原因。

平滑肌祖细胞（smooth muscle progenitor cells，SPCs）在血管的修复和重塑过程中发挥关键作用。烟雾病患者外周血中的平滑肌祖细胞经体外培养后在镜下呈"山峰和山谷"的形态，并出现肌球蛋白重链、肌动蛋白、钙调节蛋白的高表达，CD31 的低表达，以及肌小管增厚、排列不规则等现象。因此烟雾病的平滑肌祖细胞功能紊乱可使平滑肌细胞的修复出现障碍。

综上所述，平滑肌细胞在烟雾病血管闭塞中起核心作用。未来还需进一步的研究去阐明烟雾病平滑肌细胞在表型变异、增殖和迁移、坏死和凋亡及炎症反应等过程中的机制，抑制这些过程有可能会控制烟雾病的进展。平滑肌祖细胞为修复和重塑血管平滑肌细胞的要素，而烟雾病的平滑肌祖细胞出现功能紊乱，这将会是烟雾病治疗潜在的新靶点。

31. 循环内皮细胞和内皮祖细胞

（1）循环内皮细胞

血管内皮细胞不仅是一个半透膜屏障，还具有很多复杂的代谢和内分泌功能，而内皮细胞的损伤及功能障碍与包括动脉粥样硬化等多种血管性疾病的发生密切相关。烟雾病作为缺血性脑血管疾病，其发病机制是否也与内皮细胞的损伤有关目前尚不明确。

循环内皮细胞（circulating endothelial cells，CECs）是指外

周血中测得的血管内皮细胞，其数量的变化可反映血管内皮受损的程度。正常状态下，内皮细胞每天的更新率为 0～1%，因此正常人体内循环内皮细胞的数量非常少，然而在炎症、免疫应答、缺氧、创伤、应激、肿瘤形成及心血管疾病等内皮受损的病理状态下，循环内皮细胞会发生数量和形态学的变化，其可作为活体组织中反映血管内皮损伤的直接而特异的标志物，尤其是被应用于血管炎的判定中。我们的研究显示，烟雾病患者外周血CEC 水平明显高于健康对照组，说明烟雾病患者中存在血管内皮损伤，是一种内皮损伤性疾病，这也是国内外首次研究证实烟雾病的内皮损伤，对研究烟雾病的发病机制及病理发展提供了理论依据（图 16）。

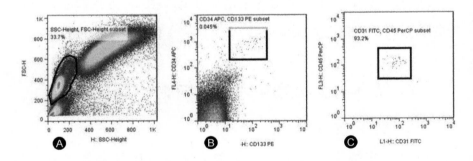

图 16　流式细胞术分析烟雾病患者外周血中的内皮细胞（彩图见彩插 10）
注：A：划门外周血单个核细胞（PBMC，主要为单核细胞及淋巴细胞）；B：在 PBMC 中划门：CD34brightCD133+ 细胞；C：在 B 中进一步划出：CD34brightCD133+CD31+CD45dim 细胞

（2）内皮祖细胞

①内皮祖细胞的生物学特性

长期以来，关于循环内皮细胞的来源一直有两种观点：一

种观点认为内皮细胞是通过邻近损伤部位的内皮细胞通过局部的迁徙和增殖来进行修复的；另一观点认为循环内皮细胞来源于 EPCs。内皮祖细胞是一类具有游走特性的且能定向增殖分化为成熟血管内皮细胞的前体细胞。内皮祖细胞不仅具造血干细胞的表型，同时具有内皮细胞的表型。随着内皮祖细胞的分化，其造血干细胞的表型逐渐丢失，而内皮细胞的表型则逐渐显现。早期的内皮祖细胞表达 3 种特征性的表面抗原，即 CD34、CD133 和血管内皮生长因子受体 -2（vascular endothelial growth factor receptors-2，VEGFR-2），而成熟的内皮祖细胞 CD133 的表达开始丢失，仅保留有 CD34 和 VEGFR-2。因此，表面抗原的表达可以被用来跟踪 EPCs 的分化、增殖、成熟状态。

内皮祖细胞主要起源于骨髓，而在成人的外周血中少量存在，在生理条件下仅占血液中单核细胞的 0.01%。当机体受到缺血、缺氧、外伤、应激、药物等各种内源性或外源性因素刺激时，可促进内皮祖细胞从骨髓向外周血迁移，增加循环内皮祖细胞的数量和活性，即"动员"；再迁移到缺血组织和血管内皮损伤部位，黏附并结合到受损血管的过程，即"归巢"。一些信号通路调控内皮祖细胞的增殖、分化、迁移等过程，如 MAPKs、SDF-1/CXCR4 和 Notch 信号通路等；而一些细胞因子也在血管生成过程中起关键作用，如 VEGF、bFGF、HGF、Ang-1、G-CSF、EPO、IL-18 和 HIF-1 等。

内皮祖细胞既参与了对胚胎时期血管的发生、发育和形成，也在出生后成体血管的再生和修复等过程中起重要作用。在缺血的肢体、损伤的组织、动脉粥样硬化样的斑块及梗死的心肌中均有内皮祖细胞融合形成的新生血管。因此，利用内皮祖细胞的这一生物学特性，为烟雾病的基础和临床研究提供了新思路。

②内皮祖细胞的培养方法

自内皮祖细胞被发现以来，因其有内皮损伤修复的能力及潜在的治疗价值，有关内皮祖细胞的分离、纯化、扩增技术及其功能和应用已成为近年来研究的热点。目前从外周血中分离内皮祖细胞主要有两种方法：一种为流式细胞计数法，即预先用免疫荧光标记抗体结合内皮祖细胞表面的特异性抗原，再通过流式细胞仪对标记的细胞进行定量分析。另一种方法是先培养内皮祖细胞，后进行定量分析，即先将外周血单核细胞（peripheral blood mononuclear cells，PBMCs）从外周血中分离出来，于含有内皮生长因子的内皮细胞培养基中培养 7 ～ 28 天后，通过荧光素标记的乙酰化低密度脂蛋白和荆豆凝集素染色典型的集落单位，并用荧光显微镜进行定量分析。PBMCs 在体外培养可形成早期内皮祖细胞和晚期内皮祖细胞。早期内皮祖细胞可分泌大量趋化因子如 VEGF、HGF 等；晚期内皮祖细胞增殖速度快，明胶培养可形成大量毛细血管结构。虽然两者在形态、增殖速度和生存特点上有差异，但均可通过不同机制参与缺血组织血管的新生。

③内皮祖细胞在烟雾病中的作用

颅底异常血管网是烟雾病的标志性特征之一，这些异常血管网也被称作烟雾样血管，一般认为这些异常血管网由新生血管和代偿扩张的动脉构成，但具体的形成及发展机制不明。内皮祖细胞主要功能是参与血管的新生，二者可能存在密切关系。目前少量几个研究探索 EPC 在烟雾病中的表达情况，得出了的结果不一（表 5）。

表 5　烟雾病患者体内 EPC 的检测

作者，发表时间	研究对象	EPC 鉴定方法	表面标志 / 体外培养方法	结果
Yoshihara, 2008	50 例颈内动脉 C1 段或大脑中动脉 M1 段重度狭窄或闭塞患者（4 例有烟雾状血管），26 例健康对照	免疫磁珠法	CD34	有烟雾血管形成的患者 CD34+ 细胞数量明显升高
Jung，2008	24 例烟雾病患者，48 例健康对照	体外培养法	CFU-EC 模型	烟雾病患者中 EPC 数量减少，功能减退
Rafat，2009	20 例烟雾病患者，8 例健康对照	流式细胞法	CD34\CD133\VEGR-2	烟雾病患者中 EPC 数量升高
Kim，2010	28 例儿童烟雾病患者，12 例健康对照	流式细胞法 \体外培养法	CD34\CD133\VEGR-2，CFU-EC 模型	烟雾病患者中 EPC 数量减少，功能减退
Ni，2011	18 例烟雾病患者，12 例健康对照	流式细胞法	CD34\CXCR4	烟雾病患者中 EPC 数量升高

续表

作者，发表 时间	研究对象	EPC 鉴定 方法	表面标志 / 体外培 养方法	结果
Sugiyama， 2011	2 例烟雾病患者 的颈内动脉尸检 标本	免疫组化	CD34\CD133\ VEGFR-2	烟雾病患者 VEGFR-2 和 CD34 双阳性 细胞密度较 高
Bao，2016	66 例烟雾病患 者，81 例健康对 照	采用流式细 胞术微球阵 列法	CD31\CD45\CD34\ CD133	烟雾病患者 中 EPC 数量 升高

大多数研究表明烟雾病患者体内的内皮祖细胞数量是增加的。应用流式细胞仪检测颅内动脉狭窄患者的外周血，发现伴有烟雾状血管的患者 CD34+ 内皮祖细胞数量显著增多，而不伴有烟雾状血管的患者 CD34+ 内皮祖细胞数量则轻度增多。另一项研究发现烟雾病患者外周血中 CD34+、CD133+ 内皮祖细胞的数量显著增多，而动脉粥样硬化患者内皮祖细胞的数量则轻度增多。此外，烟雾病患者外周血中 CD34+/CXCR4+ 细胞的数量明显增多，同时基质细胞衍生因子 -1α（stromalcell-derived factor-1α，SDF-1α）的水平明显升高。我们采用流式细胞术微球阵列法也检测出烟雾病患者外周血中内皮祖细胞的数量增多，并且与年龄呈显著的负相关性（图 17）。一项免疫组化研究显示，烟雾病患者的颈内动脉标本中 VEGFR-2 和 CD34 双阳性细胞密度较高，并且多聚集于增厚的内膜表面。因此，内皮祖细胞在烟雾病的病理生理过程中扮演了重要角色。

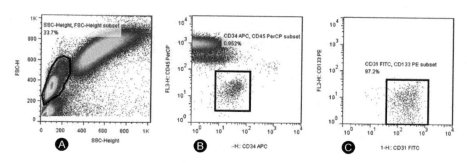

图 17 流式细胞术分析烟雾病患者外周血中的内皮祖细胞（彩图见彩插 11）

注：A：划门外周血单个核细胞（PBMC，主要为单核细胞及淋巴细胞；B：在 PBMC 中划门：CD34+CD45- 细胞；C：在 B 中进一步划出：CD34+CD133-CD31brightCD45- 细胞

　　然而另一些研究显示，烟雾病患者体内的内皮祖细胞数量有所减少，如通过外周血分离培养内皮祖细胞，发现烟雾病患者内皮祖细胞的集落形成单位减少，但与铃木分期（即 Suzuki 分期）晚期的患者相比，早期烟雾病患者内皮祖细胞的集落形成、血管状结构及生长细胞的数量均较多，表明铃木分期早期的患者血管新生能力明显强于晚期的患者，并且提示内皮祖细胞的水平和功能可以间接反映烟雾病患者的疾病进程。此外，在儿童烟雾病患者的外周血中检测到 CD34+/CDl33+/KDR+ 细胞数量显著减少，并发现衰老细胞数量增多，血管样结构减少，表明儿童烟雾病患者的外周血中内皮祖细胞数量减少并存在功能缺陷，可能与其发病机制相关。利用基因表达谱，发现儿童烟雾病患者视黄醛脱氢酶 -2 基因的异常表达，使内皮祖细胞的功能出现缺陷，该缺陷可被全反式维 A 酸所修复，因此推测这可能是烟雾病患者内皮祖细胞出现功能缺陷的重要原因，并可能成为今后治疗的一个新

靶点。

上述研究结果之间存在差异，但仔细比较各个研究可以发现，结果显示内皮祖细胞增多的研究均是通过流式细胞的方法直接检测烟雾病患者的外周血，而内皮祖细胞减少的研究则是通过对外周血细胞进行培养后测其数量，发现内皮祖细胞的集落形成单位和 CD34+CDl33+KDR+ 降低。因此，不同的鉴定方法导致了各个研究之间的结果互相矛盾，流式细胞检测和体外培养的可能是不同来源不同时期的内皮祖细胞，因此比较起来难免出现差异。

尽管上述结果不一，但所有研究均认为内皮祖细胞与烟雾病有着十分密切的关系，因此内皮祖细胞在烟雾病发生、发展过程中的作用值得进一步去探索。我们的研究也为烟雾病发病机制提出了新学说，即在某种致病因素（异常血流动力学改变、遗传、感染、缺氧、中毒等）作用下，Willis 环附近的血管出现内皮损伤，内皮损伤后内皮祖细胞和相关细胞因子介导的自身修复出现失衡或紊乱，导致血管内膜增厚，最终形成管腔狭窄，甚至闭塞。

目前内皮祖细胞在临床治疗方面较多的是应用于心血管疾病，其主要利用培养骨髓或外周血来源的细胞进行冠状动脉或心肌灌注治疗，而这些治疗可能也将逐渐应用于缺血性脑血管病中。随着将来内皮祖细胞研究的进展，期待可以为烟雾病患者带来除手术之外的综合、个体化治疗。

参考文献

1. Kang HS, Moon YJ, Kim YY, et al. Smooth-muscle progenitor cells isolated from patients with moyamoya disease: novel experimental cell model. J Neurosurg, 2014, 120 (2): 415-425.

2. Bao XY, Fan YN, Liu Y, et al. Circulating endothelial progenitor cells and endothelial cells in moyamoya disease. Brain Behav, 2018, 8 (9): e01035.

3. Chong MS, Ng WK, Chan JK. oncise Review: Endothelial Progenitor Cells in Regenerative Medicine: Applications and Challenges. Stem Cells Transl Med, 2016, 5 (4): 530-538.

4. Yoshihara T, TaguchiA, MatsuyamaT, etal.Increase in circulating CD34-positive cells in patients with angiographic evidence of moyamoya-like vessels.JCereb Blood Flow Metab, 2008, 28 (6): 1086-1089.

5. RafatN, BeckGCh, Peña-TapiaPG, etal.Increased levels of circulating endothelial progenitor cells in patients with moyamoya disease.Stroke, 2009, 40 (2): 432-438.

6. Ni G, Liu W, Huang X, et al.Increased levels of circulating SDF-1α and CD34+ CXCR4+ cells in patients with moyamoyadisease.Eur J Neurol, 2011, 18 (11): 1304-1309.

7. Sugiyama T, Kuroda S, Nakayama N, et al. Bone marrow-derived endothelial progenitor cells participate in the initiation of moyamoya disease.Neurol Med Chir (Tokyo), 2011, 51 (11): 767-773.

8. Jung KH, Chu K, Lee ST, et al. Circulating endothelial progenitor cells as a

pathogenetie marker of moyamoya disease. J Cereb Blood Flow Metab, 2008, 28 (11):

1795-1803.

9. Kim JH, Jung JH, Phi JH, et al. Decreased level and defective function of circulating endothelial progenitor cells in children with moyamoyadisease.J Neurosci Res, 2010, 88 (3): 510-518.

10. Lee JY, Moon YJ, Lee HO, et al. Deregulation of Retinaldehyde Dehydrogenase 2 Leads to Defective Angiogenic Function of Endothelial Colony-Forming Cells in Pediatric Moyamoya Disease.ArteriosclerThrombVascBiol, 2015, 35 (7): 1670-1677.

（汪 汇 整理）

中国医学临床百家

烟雾病的免疫学研究进展

人体的许多生理和病理过程普遍涉及免疫系统，但正由于这种普遍性，通常很难分辨所观察到的免疫反应是否真的是一个过程的基础，还是仅仅是一个伴随现象。对于烟雾病的病因研究，国内外学者已经提出了多种学说，包括遗传和环境因素等，但是目前还没有证实哪一种因素起主导作用。免疫因素在烟雾病中的作用存在争议，有很多证据表明烟雾病患者的免疫系统存在异常，但大部分证据都是间接的，缺乏牢固的因果关系。尽管如此，免疫至少在烟雾病的发生、发展中起着重要作用。本章节我们回顾一下烟雾病在免疫学方面的研究进展。

32. 与免疫相关的病理学和细胞学

动脉粥样硬化可被视为是一种血管壁炎症性病变，表现为 C 反应蛋白升高的慢性全身性炎症是动脉粥样硬化性心脑血管疾病的危险因素之一。在动脉粥样硬化的血管壁中可发现较多的巨噬细胞、树突状细胞、T细胞和其他炎性细胞，尤其是吞噬了脂质的泡沫细胞是其特征性的病理细胞。在烟雾病增厚的血管内膜中可发现巨噬细胞和T细胞沉积，但数量相对较少，分散在内皮表层和近内弹性膜处，并且多集中在血栓形成处，而泡沫细胞缺乏，该特征可与动脉粥样硬化相鉴别。上述结果提示烟雾病颅内动脉进行性狭窄可能与巨噬细胞和T细胞介导的炎症反应有一定的关系，但证据相对不充分。

与健康对照相比，烟雾病患者外周血中辅助T细胞17(helper T cell 17，Th17)和调节T细胞（regulatory T cell，Treg）在淋巴细胞中所占的比例明显升高，并且铃木分期晚期的烟雾病患者Treg/Th17比值明显高于中期的患者。此外 *RNF213* 敲除小鼠的Treg/Th17比值明显降低。Th17细胞的主要功能包括分泌IL-17、IL-17F和IL-22等，上述通过IL-17/ IL-17R和IL-22/ IL-22R信号通路诱导自身免疫和促炎反应；而Treg细胞的主要功能包括控制自身免疫性淋巴细胞，并维持机体对其的耐受性。自身免疫性疾病的预后取决于自身免疫性炎症（Th17细胞）和自身免疫耐受（Treg细胞）之间的平衡，当平衡指向Th17细胞时，疾病将会加重。在烟雾病中，自身免疫性炎症（Th17细胞）和自身免疫耐受（Treg细胞）同时增强，而在晚期烟雾病中自身免疫耐受（Treg细胞）则更强。因此，由Th17细胞和Treg细胞介导的自身免疫性炎症参与了烟雾病的发展，但其分子机制仍有待进一步研究。

33. 烟雾病相关的炎症因子和黏附分子

炎症因子 IL-1 可诱导烟雾病患者的平滑肌细胞释放转化生长因子 -β_1（transforming growth factor，TGF-β_1），而 TGF-β_1 可调节平滑肌细胞中弹性蛋白基因的表达和弹性蛋白的堆积。此外，烟雾病患者的平滑肌细胞在 IL-1β 刺激下通过激活 COX-2 释放更多的 PGE2，而过量的 PGE2 可增加血管的通透性，并降低血管张力，促使血液中的生长因子和细胞因子等成分充分作用于血管壁，导致内膜增厚。同时，IL-1 还可诱导平滑肌细胞 NO 合酶的表达并释放 NO，而 NO 是调节血管张力并抑制平滑肌细胞迁移的内皮舒张因子。

在烟雾病患者的脑脊液中还可发现一些内皮黏附分子的水平升高，包括 E- 选择素、ICAM-1 和 VCAM-1 等，提示烟雾病患者的中枢神经系统可能存在持续的炎症。然而内皮黏附分子不仅与炎症相关，还可在组织缺血和血管新生中被激活，因此不能排除烟雾病患者因持续的脑缺血而导致这些黏附分子水平升高。

34. 烟雾病相关的自身抗体和抗原

自身抗体作为自身免疫性疾病特有的抗体，其也可在烟雾病患者中发现。最早发现烟雾病与自然 T 淋巴细胞病毒自身抗体（natural T-lymphocytotoxic autoantibodies，NTA）和抗双链 DNA（double-stranded DNA，dsDNA）抗体之间的关系较健康人群更为密切。而烟雾病患者中抗核抗体（antinuclear antibodies，ANA）的阳性率也高于健康对照组。ANA 的检测用于诊断系统性红斑狼疮，系统性硬化症，干燥综合征，混合性结缔组织病及自身免疫性炎性肌病（多发性肌炎、皮肌炎、坏死性肌病）等。在烟雾病患者的血清中还可检测到抗内皮细胞抗体（anti-endothelial cell antibodies，AECAs）的水平升高。AECAs 可在多种合并有血管炎的疾病中被检测到，如系统性红斑狼疮、抗磷脂抗体综合征、系统性血管炎、类风湿关节炎、系统性硬化症及器官移植等。此外，多项研究报道了烟雾病患者甲状腺自身抗体的阳性率高于非烟雾病卒中患者和健康对照组，而甲状腺自身抗体参与了甲状腺功能减退的发病过程。

应用重组 cDNA 表达文库（SEREX）技术在烟雾病患者的脑脊液中发现了针对 PC362、过氧化物酶 D3、D2- 烯酰 - 辅酶 A 异构酶以及性别决定区 Y（sex determining region Y，SRY）的抗体。近期通过高密度蛋白质阵列分析在烟雾病患者的血清中发现了 165 种自身抗体，包括 β 淀粉样蛋白 /A4 蛋白（amyloid beta A4 protein，APP），G 蛋白通路抑止因子 1（G protein pathway suppressor 1，GPS1），13- 维甲酸刺激因子（stimulated by retinoic acid 13，STRA13），β 连环蛋白 1（caten in beta 1，CTNNB1），受体酪氨酸激酶样孤立受体 1（receptor tyrosine kinase-like orphan receptor 1，ROR1）及 EDIL3（EGF-like repeats and discoidin I-like domains 3）等。

烟雾病患者有多种人类白细胞抗原（human leukocyte antigen，HLA）分型，其中 HLA-AW24、HLA-BW46 和 HLA-BW54 的相关风险分别为 3.83、6.50 和 3.58，而 HLA-B51-DR4 在烟雾病患者中明显升高。HLA 具有遗传性，部分与自身免疫性疾病有关，例如 1 型糖尿病、系统性红斑狼疮及干燥综合征等。综上所述，多种类型的自身抗体和抗原已经被报道与烟雾病相关，提示自身免疫性炎症参与了烟雾病的发病机制。

35. 合并自身免疫性疾病的烟雾综合征

一些具有类似烟雾病样脑血管改变的患者（部分患者可归类为烟雾综合征）与其他器官的自身免疫性疾病或自身免疫现象具有明显的关联。Graves 病（Graves'disease，GD）是一种以高代谢综合征、弥漫性甲状腺肿为主要表现的全身多系统自身免疫性疾病，而部分 GD 患者可伴有烟雾样脑血管病变，在这些患者中，急性甲状腺毒症可影响脑血流动力学的稳定，加剧缺血性损伤。有趣的是，一例合并有 GD 的烟雾综合征患者在接受类固醇激素治疗和血浆置换后，在影像学检查上其烟雾样脑血管病变得到逆转。因此，有人提出 GD 与烟雾样脑血管病变之间具有自身免疫性疾病的共性。然而，没有直接的证据表明这些患者的血管改变是由免疫所介导的，也有可能是由甲状腺毒症所引起的血流动力学应激反应。

抗磷抗体脂综合征（antiphospholipid syndrome，APS）是指

由抗磷脂（antiphospholipid，APL）抗体引起的一组临床征象的总称，包括反复动、静脉血栓形成，习惯性流产，血小板减少和神经精神症状等。既往报道了几例合并有 APS 或 APL 抗体呈阳性的烟雾综合征患者，但是在原发性烟雾病患者中 APL 抗体的阳性率及其意义尚不清楚。此外，伴有烟雾样脑血管病变的唐氏综合征患者已被多次报道。唐氏综合征患者的恶性肿瘤和自身免疫性疾病的发病率显著增加，如自身免疫性甲状腺炎和 1 型糖尿病，表明该疾病的患者存在免疫调节异常。因此，自身免疫可能是上述合并有自身免疫性疾病患者脑血管病变的基础，但这种机制仅可阐明一部分患者的病因，而大多数烟雾病或烟雾综合征患者缺乏自身免疫的证据。

36. 烟雾病与传染病的关系

传染病可直接累及颅内动脉并引起血管炎症。此外，一些病原体还可诱发自身免疫反应。曾经有学者怀疑烟雾病的病因是传染性疾病，如在一项研究中发现烟雾病患者的痤疮丙酸杆菌抗体效价高于健康人群，而痤疮丙酸杆菌是头颈部微生物群落的主要种类之一。另一项关于巨细胞病毒和 EB 病毒的研究也出现相似的结果，与正常对照相比，烟雾病患者的血清抗 EB 病毒抗体效价更高，EB 病毒的 DNA 水平更高。然而，这些研究的统计学相关性较弱，揭示的因果关系不明显。此外，一些研究报道了儿童卒中与肺炎支原体感染相关，但几乎全部患儿均表现为单侧颅内血管闭塞，仅一名具有烟雾病典型的影像学特征。因此，烟雾病的传染性病因这一假说尚缺乏有力的证据。

37. 烟雾病与血管炎的关系

系统性血管炎是一组以血管炎症、坏死为主要病理改变的炎症性疾病，其可导致血管狭窄、闭塞、动脉瘤形成和血管破裂。其中川崎病是一种儿童自限性血管炎，主要累及中型血管，特别是冠状动脉。而大动脉炎（Takayasu 动脉炎）则是常见于青少年和青壮年的一种血管炎，主要涉及大型血管，如主动脉及其分支。这些疾病可能是由感染和自身免疫引起的。

烟雾病与这些血管炎之间有几个共同的特征。首先，这些疾病发病率在亚洲最高，特别是在日本和韩国。其次，这些血管疾病往往偏好于累及特定的部位，如烟雾病的颅内动脉、川崎病的冠状动脉和大动脉炎的主动脉及其分支。再次，除了累及偏好的部位，烟雾病也像其他血管炎一样，在全身其他部位也可发现血管病变，如肾动脉等。

尽管如此，烟雾病与系统性血管炎之间存在着一些实质性差异。首先，川崎病和大动脉炎具有明显的急性期，在急性期阶段患者可伴有发热和其他全身症状，实验室检查显示红细胞沉降率、C反应蛋白和免疫细胞因子升高，表明机体存在活动性炎症。而在烟雾病中，无论是临床症状还是实验室检查几乎没有活动性炎症的表现。其次，相比起烟雾病，川崎病和大动脉炎的病理特征均表现为大量炎症细胞浸润，并且与受累血管病变的进展相关。再次，尽管病因尚未确定，但有大量证据支持川崎病和大动脉炎的传染性病因，而烟雾病的传染性病因学假说较为无力。最后，应用免疫球蛋白、类固醇激素和免疫抑制剂对川崎病和大动脉炎的治疗很有效，但对烟雾病的作用并没有被证实。因此，烟雾病是否是一种特殊类型的血管炎，以及免疫在发病机制中的作用，还有待进一步研究。

小结

在烟雾病患者的血管壁、外周血和脑脊液中已经发现了一些与免疫相关的细胞和细胞因子，它们可能促使血管壁结构破坏、平滑肌细胞增殖和迁移、内膜增厚，构成烟雾病的基本病理学改变。一些自身抗体和抗原在烟雾病患者中被发现，以及一些伴有烟雾样血管改变的自身免疫性疾病，均表明自身免疫在烟雾病和烟雾综合征发病机制中的作用。此外，血清学证据提示某些病原体可能与烟雾病之间存在一些关联。至少在目前，烟雾病还不能被视为是一种系统性血管炎，需要进一步的研究来阐明免疫系统在烟雾病中所扮演的角色。

参考文献

1. Weng L，Cao X，Han L，et al. Association of increased Treg and Th17 with pathogenesis of moyamoya disease.Sci Rep，2017，7（1）：3071.

2. Kanoke A, Fujimura M, Niizuma K, et al. Temporal profile of magnetic resonance angiography and decreased ratio of regulatory T cells after immunological adjuvant administration to mice lacking RNF213, a susceptibility gene for moyamoya disease.Brain Res, 2016, 1642: 1-9.

3. Kim SJ, Heo KG, Shin HY, et al. Association of thyroid autoantibodies with moyamoya-type cerebrovascular disease: a prospective study. Stroke, 2010, 41 (1): 173-176.

4. Li H, Zhang ZS, Dong ZN, et al. Increased thyroid function and elevated thyroid autoantibodies in pediatric patients with moyamoya disease: a case-control study. Stroke, 2011, 42 (3): 1138-1139.

5. Lei C, Wu B, Ma Z, et al. Association of moyamoya disease with thyroid autoantibodies and thyroid function: a case-control study and meta-analysis. Eur J Neurol, 2014, 21 (7): 996-1001.

6. Sigdel TK, Shoemaker LD, Chen R, et al. Immune response profiling identifies autoantibodies specific to Moyamoya patients. Orphanet J Rare Dis, 2013, 8: 45.

（汪 汇 整理）

烟雾病的临床表现

　　烟雾病可以在从儿童到成年期的任何年龄段发病，临床表现多种多样，症状的严重程度也不同，如短暂性脑缺血发作及导致永久性神经功能缺损的脑梗死等。日本厚生劳动省烟雾病研究委员会起初将首发症状分为 6 种类型：出血型、癫痫型、梗死型、短暂性脑缺血发作（TIA）型、频发 TIA 型（每月发作 2 次或以上）及其他型（表 6）。随着 MRI 的广泛应用，许多处于无症状期或仅表现为头痛的患者被偶然确诊为烟雾病，因此烟雾病的症状类型随后增加了无症状型和头痛型。

表 6　根据首发症状进行的烟雾病分型

疾病分型所占比例	
TIA	37%
频发性 TIA	7%
脑梗死	17%
脑出血	19%

续表

	疾病分型所占比例
头痛	6%
癫痫	3%
无症状	3%
其他	1%
详细情况未明	7%

在缺血型（梗死型、TIA 型和频发 TIA 型）和出血型两种烟雾病最主要的类型中，首发症状表现为肌力减退、意识障碍、头痛、言语障碍和感觉障碍均最为常见，但出血型烟雾病的意识障碍和头痛发生率要高于缺血型烟雾病，而肌力减退发生率要低于缺血型烟雾病（表 7）。

表 7　各类首发症状在缺血型和出血型烟雾病中的比例

首发症状出血型（%）	缺血型（%）
肌力减退 58.6	79.8
意识障碍 70.4	14.1
头痛 64.6	18.8
癫痫发作 8.5	8.0
精神症状 8.7	2.5
言语障碍 24.5	20.1
感觉异常 18.4	19.3
不自主运动 3.3	3.0
智力下降 5.3	6.2
视力下降 2.0	3.2
视野缺损 3.9	5.0

烟雾病的症状和病程因首发年龄和疾病分型而异。儿童烟雾病患者以缺血症状，尤其是 TIA 占主导地位。此外，智力下降、癫痫和不自主运动也更常见于儿童。相比之下，成年患者颅内出血多于儿童。尽管在欧美成人烟雾病患者相对占优势，但总体出血性卒中的发生率远远低于亚洲人群，其原因尚不明确。

38. 缺血性症状是烟雾病最重要的临床表现

缺血性症状是烟雾病最重要的临床表现，约占总体患者的 60%。由于颅内动脉进行性狭窄或闭塞导致的脑血流灌注不足使患者反复出现 TIA 或脑梗死。因此，烟雾病是因血流动力学障碍导致卒中的典型案例。

（1）短暂性脑缺血发作

TIA 是烟雾病最常见的临床表现，特别是在儿童患者中，表现为反复发作的局灶性神经系统症状，包括偏身运动障碍、感觉障碍、感觉运动障碍、视力改变和言语障碍等，可在数小时内缓解。上述症状可出现在同侧，也可左右侧交替出现。烟雾病 TIA 的一个特征性的诱因是过度通气或屏气，我们经常遇到患者在剧烈运动、哭泣、吃面条或热辣食物、吹口琴或管乐器时发作 TIA。过度通气引起 TIA 的机制可能是动脉 $PaCO_2$ 降低导致正常的血管舒张，并通过"盗血"现象使血管病变的区域出现灌注不足，而与血栓形成机制无关。此外，精神紧张、劳累、感染和脱水等诱因也可使烟雾病患者出现缺血症状。

（2）脑梗死

烟雾病脑梗死主要累及前循环，最常见的缺血症状为偏瘫，其次是言语障碍和偏身感觉异常，许多患者会遗留永久性神经功能缺损。在儿童烟雾病患者中，缺血症状最常定位于大脑中动脉供血区，其次为大脑前动脉供血区，而大脑后动脉供血区最少见。既往认为后循环脑梗死较少见，常发生于烟雾病的后期，表现为视力下降或视野缺损症状。但近期的一项报道显示29%的患者存在大脑后动脉病变，17%的患者存在该区域脑梗死，并且儿童和成人患者大脑后动脉受累的比例差异并不大（26%和33%）。传统观念认为大脑后动脉受累是烟雾病的自然发展过程，但鉴于在前循环血管重建术后经常出现大脑后动脉病变进展这一现象，一些学者认为由于前循环的血运得到改善，可能继发大脑后动脉出现退化和狭窄。近期发现 *RNF213* 基因 c.14576G ＞ A 纯合子突变与疾病早发和大脑后动脉受累相关。无论原因如何，大脑后动脉受累是烟雾病预后不良的因素之一。

与其他类型的卒中不同，烟雾病脑梗死很少因栓塞或血栓形成而引起，并且脑梗死灶的形态往往不是典型的血管分布形态，其原因可能是由于主要血管的长期闭塞和各种侧支循环的形成，导致脑血流动力学紊乱。通过磁共振弥散加权像将脑梗死灶分为非典型（脑回型、非典型供血区型和蜂窝型）和典型（供血区型、多点型、边缘区型和深部腔隙型）两大类，而烟雾病脑梗死更常见的是非典型脑梗死。其中脑回型和边缘区型多见于儿童（＜20

岁）烟雾病患者，而蜂窝型在成人患者中随着脑血管分期的进展而增多。

39. 出血型烟雾病——一种特殊类型的脑出血

出血型烟雾病多见于成人，日本流行病学调查研究显示出血型烟雾病占所有病例的 19% ～ 21%，并且 10 岁以上的病例中出血型烟雾病所占比例稍高，为 24.3%。韩国的数据显示总体病例中出血型烟雾病所占比例为 42.4%，在成人患者中所占比例高达 69%。中国南京地区的流行病学调查研究显示出血型烟雾病所占比例为 56%，主要发生于 30 ～ 40 岁的成人。但我科单中心的报道显示出血型烟雾病所占比例为 14%，其中成人出血型烟雾病所占比例为 20.4%，儿童为 8.02%。

根据出血位置（脑室出血、蛛网膜下腔出血、脑实质出血）和出血量的不同，出血型烟雾病患者临床可表现为意识障碍、头痛、肢体无力和言语障碍等，症状程度由轻微至神经功能缺损，甚至导致死亡。烟雾病出现颅内出血的年龄普遍低于其他类型的颅内出血，并且女性多于男性。此外，烟雾病患者再出血的风险很高，约半数患者会死于再次出血。

烟雾病颅内出血通常发生在前循环区域，并且脑室出血的发生率高于高血压脑出血。在原发性脑出血中，出血部位的频率依次为壳核（46.2%）、丘脑（19.4%）、脑桥（14%）、脑叶（9.7%）、小脑（4.3%）、尾状核（4.3%）和脑室（2.2%），而烟雾病的出血部位频率依次为脑室（37.6%）、脑叶（23.7%）和壳核（22.6%）。脑桥和小脑出血仅发生于原发性脑出血，而胼胝体出血（4.3%）仅发生于烟雾病。我科回顾了单中心 349 例出血型烟雾病患者，发现 139 例（39.8%）为脑室出血，127 例（36.4%）为脑实质出血，49 例（14.1%）为脑实质出血破入脑室，34 例（9.7%）为蛛网膜下腔出血。因此，当年轻患者不伴有心脑血管危险因素，出现不典型部位的脑出血时，应当怀疑是烟雾病。

通常认为烟雾病颅内出血的机制与脉络膜前动脉（anterior choroidal artery，AChA）和后交通动脉（posterior communicating artery，PComA）及其分支的扩张，以及微动脉瘤或假性动脉瘤的形成有关。研究发现 89.2% 的出血型烟雾病患者的 AChA 及其分支扩张，约 1/5 的出血型烟雾病患者的 PComA 及其分支扩张，其比例显著高于缺血型烟雾病患者和无症状型烟雾病患者，并且 AChA 扩张及分支代偿供血或 PComA 增粗及异常分支扩张可作为预测出血事件的良好指标。自身对照研究发现，出血侧大脑半球 AChA 和 PComA 扩张的比例显著高于非出血侧大脑半球。但蛛网膜下腔出血与 AChA 和 PComA 的异常扩张无明显相关性，但与硬脑膜吻合支等颅外代偿血管的存在显著相关。烟雾病患者发生脑出血的另一个重要原因是颅内动脉瘤破裂，成人烟雾病患者合并动脉瘤的发病率为 5%～14%，高于一般人群，其形成可能是由于烟雾病血管壁破坏所致，但部分合并颅内动脉瘤的烟雾病患者在病程中并未发生颅内出血。磁共振梯度回波 T_2^* 加权像或磁敏感加权像显示 28% ～ 46% 的烟雾病患者中存在脑微出血灶（cerebral microbleeds，CMBs），CMBs 常出现在大脑深部和脑室周围区域，与扩张的脉络膜前动脉或后交通动脉有关，因此推测 CMBs 可能是从这些扩张的脆弱血管中泄漏出的红细胞成分，并且脑室周围 CMBs 是预测脑室出血的危险因素。此外，遗传学研究显示 RNF213 基因的 A4399T 位点突变与出血型烟雾病相关，第一次提出了与出血型烟雾病相关的易感基因，表明出血型烟雾病在遗传学方面的发病机制可能与缺血型烟雾病不同。

40. 烟雾病其他多种多样的临床表现

（1）头痛

日本厚生劳动省烟雾病研究委员会于 2003 年将头痛列为烟雾病的症状类型之一，约占总体患者的 6%，我科单中心的报道显示以头痛为首发症状的患者约占总体的 12%。在儿童烟雾病患者中经历头痛的可达 21.6% ～ 38.0%，而一些被归为"无症状"的成人烟雾病患者也常诉头痛发作。

头痛可作为烟雾病的原发症状出现，也可在血管重建术后新发出现，并且头痛在脑缺血事件发生前、后均可出现。烟雾病患者头痛的发生可无先兆症状，大多数于晨起出现，也有部分患者在剧烈运动、哭泣、进食过快后出现。常见的部位有额部、颞部和顶部等，部分患者头痛无法定位。头痛可表现为偏头痛、丛集样头痛、紧张性头痛等，性质可表现为胀痛、刺痛、钝痛、跳痛等。部分患者头痛程度严重，影响日常生活。发作时可伴有恶心、呕吐或眼痛等伴随症状。大多数烟雾病患者的头痛症状可在3～4小时内自行缓解。

烟雾病头痛的原因尚未阐明，可能与以下几种潜在的机制有关：①由于缺血引起侧枝动脉血管扩张，触发动脉感受器，产生恶心、头痛等临床症状；②由于缺血引起病变血管周围神经释放炎性介质，导致头痛的发生并且持续存在；③缺血引起的偏头痛阈值下降；④缺血引起颅内外血管、硬脑膜、鼻腔等疼痛敏感部位的兴奋，刺激三叉神经；⑤颈内动脉壁上的交感神经丛、副交感神经丛及感觉神经神经丛的功能紊乱可以导致丛集性头痛，而烟雾病颈内动脉内膜的增厚可使交感神经功能紊乱进一步加重，从而更易引起头痛；⑥烟雾病患者的畸形血管可形成动脉瘤或动静脉畸形，这也会导致头痛的发生；⑦脑膜代偿血管的扩张刺激硬脑膜感受器；⑧脑血流动力学的重新分布。

上述机制的共同点是，烟雾病头痛普遍认为与脑血流灌注不足有关。脑血流灌注检查发现烟雾病患者脑血流量（cerebral blood flow，CBF）和脑血容量（cerebral blood volume，CBV）下降明显的区域与头痛的部位相吻合，还有研究发现烟雾病前后循环同时受累的患者，颅内缺血程度相对较重，头痛的发生率也明显升高。在血管重建术后，部分患者头痛会有所改善，提示至少在这些患者中，脑血流灌注不足与头痛密切相关。然而部分烟雾病患者在行双侧颞部血管重建术后可出现新发头痛症状，推测与侧支循环血管扩张及脑血流动力学的重新分布有关。

（2）癫痫

癫痫是烟雾病的第三大常见的临床表现。既往报道有
20%～30%的烟雾病患者曾出现癫痫发作，但是只有3%～4%
的患者仅表现为癫痫，无其他血管事件发生。因此，多数烟雾病
癫痫发作为卒中后癫痫，并不是特异性的症状。通常认为烟雾病
患者反复发作的癫痫症状与颅内局灶性缺血相关，其临床特征与
缺血型烟雾病相似，以儿童患者多见。与癫痫有关的缺血、梗死
灶多位于幕上大脑皮层或皮层下区域。此外，弥漫性脑萎缩、皮
层区域的脑出血及术后高灌注等也可能诱发癫痫发作。

烟雾病癫痫多数表现为部分性发作，也可表现为全身性发作
或大发作，其脑电图表现呈多样化。多数针对部分性发作的药物
对控制烟雾病癫痫发作均有效，目前的一线用药包括丙戊酸钠、
卡马西平、拉莫三嗪、左乙拉西坦等，但也有与烟雾病相关的药
物难治性癫痫被报道。此外，脑－硬膜－血管融通术（encepha
loduroarteriosynangiosis，EDAS）已经被证实对癫痫型烟雾病患
者的治疗安全、有效。

（3）不自主运动

不自主运动是烟雾病相对少见的症状，其发生率估计为
3%～6%。不自主运动症状包括舞蹈症、舞蹈手足徐动症、运
动障碍、肌张力障碍、肢体抖动和部分性癫痫持续状态。在表
现为不自主运动的烟雾病患者中，女性患者多见（男女比例为

1：1.8），而表现为舞蹈症的患者中，女性更多（男女比例为1：4），妊娠可能是这种症状的相关危险因素。发病年龄与缺血型烟雾病相似，以儿童患者多见，发作时可累及单侧或双侧肢体。这些症状可阵发性出现，也可继发于某些特定的运动，或继发于过度换气。持续时间从数秒至几个月不等，但很少持续存在。

不自主运动与症状相关侧的基底节区和大脑皮层区域的血流灌注不足相关。任何过度换气的行为，如唱歌、哭泣及情绪激动等都可能诱导不自主运动的出现，而血管重建术可使这种症状发作的频率降低或消失。表现为偏身舞蹈症的烟雾病患者，其受累肢体对侧的大脑半球在 SPECT 或 PET 上表现为灌注减低。以上证据佐证了由于颈内动脉狭窄、闭塞导致颅内缺血而引起不自主运动症状发作这一假说。另一种可能的机制是性激素紊乱，据报道性激素变化与舞蹈症的发病机制有关，即妊娠舞蹈症或雌激素诱导的舞蹈症。口服避孕药也可能是舞蹈症发作的危险因素。第三种可能的机制是甲状腺功能亢进，可能是通过增加多巴胺能受体的敏感性来改变基底节的功能。此外，甲状腺激素还可以控制调节中枢神经系统运动功能的基因的表达。

同其他疾病相关的不自主运动一样，氟哌啶醇对控制与烟雾病相关的舞蹈症非常有效，也有报道显示类固醇激素治疗对舞蹈症的患者有效。对于大脑处于低灌注状态的患者，血管重建术已经证实对不自主运动症状有益。

41. 关注烟雾病的认知功能损害

随着脑血流灌注的降低，烟雾病患者可出现认知功能损害，主要包括智力、记忆力和行为功能等方面，这尤其是对于学龄儿童来说是一个严重问题。同时由认知功能损害所导致的生活质量的降低也受到广泛关注。

（1）智力

智力受损是儿童烟雾病患者认知功能损害最重要的表现。智力测试是评估烟雾病患儿认知功能改变最常用的方法，主要包括韦氏儿童智力量表（Wechsler Intelligence Scale for Children，WISC）及其分支测量表。利用韦氏智力量表进行智力评估，最终分数概括为全量表智商（full scale intelligence quotient，FSIQ），包括两部分：语言智商（verbal intelligence quotient，VIQ）和操作智商（performance intelligence quotient，PIQ）。VIQ主要测量语言理解力以及记忆力，而PIQ则注重测量行为配合能力。

采用韦氏儿童智力量表进行智力测评，发现儿童烟雾病患者智力损害高达15.4%，是健康儿童的7倍，并且年龄较大的患儿（13～16岁）FSIQ分数低于低龄患儿（5～8岁）。经过长期随访发现患儿出现烟雾病症状后时间越长，其智力减低越明显，但发病时间超过10年以上的患儿智力水平下降的情况逐渐趋于稳定，该结果可能与烟雾病脑血管狭窄或闭塞的进展程度有关，烟雾病血管病变通常在进入青春期或 20 岁以后达到稳定状态。在儿童烟雾病患者中，存在显著脑梗死的患儿 FSIQ、VIQ 和 PIQ 评分均低于无梗死组，而存在分水岭区梗死的患儿认知功能较其他两组（非梗死组和显著梗死组）均降低。此外，双侧病变及发生过卒中的烟雾病患儿智力和语言理解能力显著低于单侧病变患儿。

烟雾病对成人智力的影响明显小于儿童。分别对成人及儿童烟雾病患者进行智力评估，发现成人烟雾病患者平均 IQ 为 95 分，与健康成人之间智力的差距远远小于儿童烟雾病患者，同时评分 ≤ 80 分的比例（11%）也低于儿童组（38%）。而另一项研究发现成人烟雾病患者的 IQ 平均为（98.7±17.2）分，与健康成人的平均智力水平并无明显差异。采用第三版韦氏成人智力量表（Wechsler Adult Intelligence Scale-third edition，WAIS- Ⅲ）对成人非卒中烟雾病患者的认知功能进行测评，发现患者的智力水平并未出现明显下降，由此认为儿童和成人烟雾病患者智力损伤程度的差异可能与神经系统发育的成熟度相关，发育越成熟，其受烟雾病的影响越小。

（2）记忆力

记忆力的评估主要包括广度评估和学习能力测试（图形记忆力、故事记忆力、设计记忆、句子记忆力等）。采用部分学习记忆力广度评估发现烟雾病对儿童记忆的影响较小。采用标准化神经心理测验对成人烟雾病患者进行记忆力评估发现，

31% 的患者出现单词记忆受损，同时工作记忆力的广度评估发现 21% 的患者低于平均值 1.5 倍标准差，提示烟雾病对成年患者记忆力有影响。但采用加州视觉再现测试 - Ⅱ（California Visual Reproduction Subtestsecond edition，CVRS-Ⅱ）和韦氏记忆测试 - 修订版视觉再现测试（Wechsler Memory Test-Revised Visual Reproduction Subtest，WMT-RVRS）发现成人患者记忆力和触觉感知分数最高，记忆力保持相对完整，并未受到明显损伤。因此，对于成人烟雾病患者是否存在记忆力损伤仍有争议。

（3）执行功能

执行功能主要包括思维灵活性、处理问题能力、动机、情绪控制力及概念形成能力等。通过执行功能行为评定量表（Behavior Rating Index of Executive Function，BRIFF）对具有烟雾状血管病变的患儿进行执行功能评估，发现严格符合烟雾病诊断标准的患儿（双侧病变），其执行功能分级低于其他患儿。执行功能的损害是成人烟雾病患者认知损害最重要的方面，表现为执行功能障碍综合征（dysexecutive cognitive syndrome，DCS），其与皮质梗死和白质病变密切相关，其中脑白质病变对认知功能损害的预测作用可能更有优于皮质梗死。

（4）生活质量

认知功能损害可对患者远期生活质量产生显著影响，包括心理、生理及社会健康。健康调查简表（modical outcome s study 36-Item Short Form Health Survey，SF-36）可以较好地对卒中后患者的长期生活质量进行评估，不仅限于改良 Rankin 量表（modified Rankin Scale，mRS）对卒中后残障的评估。通过健康调查简表比较烟雾病患儿、慢性病患儿及非烟雾病卒中患儿的生活质量（体格、情感、社交及学习等方面），结果显示，尽管没有经历过卒中，但是儿童烟雾病患者生活质量依然低于健康对照，接近于慢性病的患儿和非烟雾病卒中患儿。成人烟雾病患者生活质量的评估主要集中在 mRS 和抑郁两个方面。通过贝克抑郁量表测试发现仅 5.6% 的成人烟雾病患者出现了中等程度的抑郁，明显小于急性卒中造成 20% ～ 40% 的抑郁概率，但经分析后研究者认为患者未意识到抑郁对生活质量产生影响，从而低估了抑郁对生活质量的损害。

（5）认知功能损害的机制

烟雾病认知功能损害与脑卒中定位具有一致性，定位于皮层下白质及额叶。①智力：脑血流灌注检查发现儿童烟雾病患者的额叶 CBF 与智力评分具有相关性，提示烟雾病患者的智力损害与额叶 CBF 的变化有关。就梗死灶与认知功能损害的定位，有学者推测左侧大脑半球梗死损害言语智商，右侧大脑半球梗死损害操作智商。但研究结果发现，左侧大脑半球梗死影响所有智商评估指标包括言语智商和操作智商，而右侧大脑半球梗死几乎对此无影响，这一现象有待于进一步研究；②记忆力：烟雾病患者的记忆力损害考虑为慢性低灌注伴急性缺血灶，或颞叶中部受损所致；③执行功能：通过磁共振弥散加权像发现烟雾病患者的执行功能障碍可能主要与前额叶有关。

烟雾病认知功能损害不仅与缺血灶有关，还与大脑长期处于低灌注状态有关。脑血流灌注检查发现基线脑血流量（baseline cerebral blood flow，bCBF）与成人执行功能具有良好的相关性，并随着血管重建术后 bCBF 增加，患者的认知功能也得到改善。此外，在 MRI 上无明显缺血、梗死灶的烟雾病患者中，也发生了不同程度的认知功能损害。上述结果证实了慢性低灌注也是烟雾病认知功能损害的重要原因。

（6）认知功能损害的转归

血管重建术可干预烟雾病患者的认知功能损害已得到广泛认同。对儿童烟雾病患者尽早进行有效的手术可以预防智力降低，维持或改善患儿术前的智力水平。存在认知功能损害的成人烟雾病患者在血管重建术后生活质量可得到明显改善。有报道指出亚急性执行功能障碍综合征的患者行血管重建术可以增加脑血流灌注且明显改善认知功能，尤其是与右侧额叶背外侧皮层有关的执行控制力。因此，早期诊断、早期治疗对改善烟雾病患者的认知功能预后十分重要。

42. **无症状型烟雾病并不是一种"静息"的疾病**

无症状型烟雾病的定义为符合烟雾病诊断标准，但此前未发生任何缺血性或出血性症状的患者，包括 TIA、脑梗死、颅内出血、癫痫和不自主运动等，神经系统功能保持完整，并且应进行仔细的临床观察将烟雾病相关的头痛和非特异性头痛区分开来，如紧张性头痛等。

日本厚生劳动省报道的无症状型烟雾病的发病率较低，约为3%，但北海道地区的流行病学调查结果显示无症状患者的比例为18%。随着无创性诊断技术的不断发展，在健康体检或烟雾病亲属筛查的过程中会有越来越多的烟雾病患者被确诊，因此，无症状型烟雾病的发病率可能比以往认为的要高。

日本学者于2003年报道了单中心10例无症状型烟雾病患者的临床特征。而第一个多中心的报道于2007年，共有来自12家医院的40例患者，他们的平均年龄为41.4岁，男女比例为1：2.1，其中14例表现为紧张性头痛，5例表现为头晕，4例为头部外伤，5例在烟雾病亲属筛查中被发现，其余7例因其他器官的无关疾病而被诊断。上述报道中，几乎所有患者脑血管造影表现为双侧颈内动脉系统病变，多数大脑半球处于铃木分期的Ⅲ期和Ⅳ期；虽然没有脑血管事件发生，但在20.8%～30.0%的无症状型烟雾病患者中可发现脑梗死，多位于分水岭区；在脑血流动力学方面，部分患者具有正常的CBF，但脑血管反应性（又称脑血管储备，cerebrovascular reactivity，CVR）降低，而部分患者CBF和CVR均降低。此外，在无症状型烟雾病患者中甚至可以发现脑微出血灶。因此，无症状型烟雾病患者同样存在发生缺血性和出血性卒中的风险。

在上述多中心的报道中，40例无症状型烟雾病患者中6例行血管重建术治疗，另外 34 例行保守治疗。在平均 43.7 个月的随访期内，6 例行手术治疗的患者未发生脑血管事件，而行保守治疗的患者中有 3 例出现 TIA，1 例出现脑梗死，3 例出现颅内出血，并且随访期内的疾病进展是卒中事件的高危因素。因此，无症状可能是烟雾病的一种早期表现，对于此类患者应密切保持随访，定期复查 MRI/MRA 可及时发现烟雾病的疾病变化，有利于预测卒中风险及改善长期预后。

小结

烟雾病是一种慢性闭塞性脑血管病，由于其病变类型的特殊性，几乎所有脑血管疾病所致神经系统的症状、体征均可在烟雾病患者中表现出来。烟雾病的症状和病程因患者的首发年龄、地域等因素的不同而存在差异，其中儿童患者以缺血性症状为主，而出血性症状更多见于成人。与其他疾病相比，烟雾病引起的脑血管事件具有鲜明的特征，如表现为反复 TIA 的儿童患者，尤其是易在典型的过度换气动作后诱发，应高度怀疑为烟雾病血管病变。与其他类型的卒中不同，烟雾病脑梗死很少因栓塞或血栓形成而引起，因此其脑梗死灶的形态往往不是典型的血管分布形态，同时后循环受累往往预示着预后不良。此外，对于既往无高血压病史，发生脑室出血的年轻成年患者，尤其是女性或反复出现脑室出血的患者，在病情允许的情况下应行脑血管相关检查以排除烟雾病血管病变。

烟雾病其他少见的临床表现包括头痛、癫痫及不自主运动等，多数认为脑缺血是上述症状的根本原因，当患者伴有脑血流动力学损害时，行血管重建术可能会促进上述症状的缓解。近年来，烟雾病引起的认知功能障碍逐渐引起人们的关注，早期诊断、早期治疗对改善烟雾病患者的认知功能和生活质量十分重要。

无症状型烟雾病并不是一种"沉默"的疾病，尽管其标准化治疗方案尚未建立，但至少对于脑血流动力学受损的患者，血管重建术可以有效预防卒中事件的发生。此外，无症状型烟雾病的发病率可能比想象中要高，因此在健康体检中，尤其是对于烟雾病患者亲属及反复发作头痛的人群，增加无创性脑血管筛查可对烟雾病的早期发现、早期治疗提供有力的帮助。

参考文献

1. Bao XY，Duan L，Yang WZ，et al. Clinical features，surgical treatment，and long-term outcome in pediatric patients with moyamoya disease in China. Cerebrovasc Dis，2015，39（2）：75-81.

2. Bao XY，Duan L，Li DS，et al. Clinical features，surgical treatment and long-term outcome in adult patients with Moyamoya disease in China. Cerebrovasc Dis，2012，34（4）：305-313.

3. Acker G，Goerdes S，Schneider UC，et al. Distinct clinical and radiographic characteristics of moyamoya disease amongst European Caucasians. Eur J Neurol，2015，22（6）：1012-1017.

4. Hishikawa T，Tokunaga K，Sugiu K，et al. Assessment of the difference in posterior circulation involvement between pediatric and adult patients with moyamoya disease. J Neurosurg，2013，119（4）：961-965.

5. Lee JY，Kim SK，Phi JH，et al. Posterior cerebral artery insufficiency in pediatric moyamoya disease. J Korean Neurosurg Soc，2015，57（6）：436-439.

6. Duan L，Bao XY，Yang WZ，et al. Moyamoya disease in China: its clinical features and outcomes. Stroke，2012，43（1）：56-60.

7. Liu P，Han C，Li DS，et al. Hemorrhagic Moyamoya Disease in Children: Clinical，Angiographic features，and Long-Term Surgical Outcome. Stroke，2016，47（1）：240-243.

8. Wan M，Han C，Xian P，et al. Moyamoya disease presenting with subarachnoid hemorrhage: Clinical features and neuroimaging of a case series. Br J Neurosurg，2015，29（6）：804-810.

9. Liu P，Liu AH，Han C，et al. Difference in Angiographic Characteristics Between Hemorrhagic And Nonhemorrhagic Hemispheres Associated with Hemorrhage Risk of Moyamoya Disease in Adults: A Self-Controlled Study. World Neurosurg，2016，95: 348-356.

10. Sun W，Yuan C，Liu W，et al. Asymptomatic cerebral microbleeds in adult patients with moyamoya disease: A prospective cohort study with 2 years of follow-up. Cerebrovasc Dis，2013，35（5）：469-475.

11. Kawabori M，Kuroda S，Nakayama N，et al. Effective Surgical Revascularization Improves Cerebral Hemodynamics and Resolves. World Neurosurg，

2013, 80 (5)：612-619.

12. Kraemer M，Lee SI，Ayzenberg I，et al. Headache in Caucasian patients with Moyamoya angiopathy - a systematic cohort study. Cephalalgia，2017，37 (5)：496-500.

13. Lee JY，Choi YH，Cheon JE，et al. Delayed posterior circulation insufficiency in pediatric moyamoya disease. J Neurol，2014，261 (12)：2305-2313.

14. Mikami T，Ochi S，Houkin K，et al. J Stroke Cerebrovasc Dis, 2015, 24 (1)：17-23.

15. Ball AJ，Steinberg GK，Elbers J. Quality of Life in Pediatric Moyamoya Disease. Pediatr Neurol，2016，63: 60-65.

16. Mai LM，Oczkowski W，Mackenzie G，et al. Screening for cognitive impairment in a stroke prevention clinic using the MoCA. Can J Neurol Sci, 2013, 40 (2)：192-197.

17. Lei Y，Li YJ，Guo QH，et al. Postoperative executive function in adult moyamoya disease: a preliminary study of its functional anatomy and behavioral correlates. J Neurosurg，2017，126 (2)：527-536.

18. Kuroda S，Kashiwazaki D，Ishikawa T，et al. Incidence，locations，and longitudinal course of silent microbleeds in moyamoya disease: a prospective T2*-weighted MRI study. Stroke，2013，44 (2)：516–518.

（汪 汇 任 斌 整理）

烟雾病的影像学表现及研究进展

烟雾病因其病因不明，发病机制不清，其诊断十分依赖于影像学检查。近年来，由于影像学检查技术的发展和普及，以及临床医生认识水平的提高，该疾病的诊出率逐渐升高。目前尚没有一种肯定有效的药物来控制或者逆转烟雾病颈内动脉的狭窄／闭塞性病变，颅内外血管重建术是目前保持烟雾病的脑血流、改善患者的临床症状及预防发生脑卒中的有效方法。然而，由于烟雾病患者疾病的严重程度不一，针对每名患者手术指征的把控、个体化治疗方案的制定，也很大程度上依赖于多样性的影像学检查。本章将阐述烟雾病的影像学特征，各类影像学检查技术的应用价值和优缺点，以及其研究进展。

烟雾病的形态学成像

形态学成像主要评估脑组织及脑血管的形态学改变。烟雾病的诊断是以脑血管改变为基础的，因此对于脑血管形态的评估尤为重要；而脑组织的成像有助于判断脑血管改变所引起脑组织缺血或出血的部位及范围。脑血管的成像方法包括目前公认的"金标准"数字减影血管造影（digital subtraction angiography，DSA）、计算机断层血管成像（computer tomography angiography，CTA）、磁共振血管造影（magnetic resonance angiography，MRA）及经颅多普勒超声；脑组织的成像方法则主要为计算机断层扫描（computer tomography, CT）、磁共振成像（magnetic resonance imaging, MRI）的头颅平扫及增强。此外，近年来评估脑血管壁改变的高分辨磁共振成像（high-resolution magnetic resonance imaging, HRMRI）应用使得烟雾病的形态学评估更加细微与精确。

43. 数字减影血管造影为烟雾病诊断的"金标准"

作为诊断烟雾病的"金标准"，DSA 最直观、最精确地呈现了该疾病的病变程度及代偿情况。烟雾病在 DSA 表现为双侧或单侧颈内动脉（internal carotid artery, ICA）末段及大脑前动脉（anterior cerebral artery, ACA）、大脑中动脉（middle cerebral artery, MCA）起始段不同程度的狭窄或闭塞，伴颅底异常血管网形成。该狭窄 / 闭塞性病变还可累及大脑后动脉（posterior cerebral artery, PCA）或基底动脉。由于脑循环时间的延长，静脉及静脉窦显影延迟（图 18）。

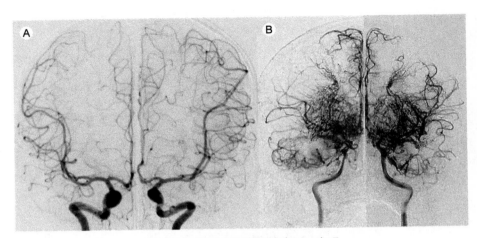

图 18 正常脑血管及烟雾病 DSA 表现

注：A：正常脑血管 DSA 表现；B：烟雾病 DSA 表现

众所周知，烟雾病是一种动态变化的疾病，这样的变化可以在 DSA 上观察到——从最早的 ICA 末端轻微狭窄不伴有烟雾状血管形成，到 ICA 分叉处闭塞伴侧支循环的明显发展。于 1969 年提出的铃木分期（即 Suzuki 分期）则是基于血管造影而描述这一动态过程的（表 8）（图 19）。

表 8 烟雾病颈内动脉铃木分期

铃木分期	DSA 表现
Ⅰ期 ICA 分叉狭窄期	ICA 末端分叉部狭窄，无其他异常表现
Ⅱ期 烟雾出现期	ICA 末端分叉狭窄，颅底烟雾血管出现。脑血管造影上能分辨每一条管径增粗的烟雾血管，没有颅外至颅内的侧支循环形成
Ⅲ期 烟雾旺盛期	ACA、MCA 有缺失，烟雾血管非常明显，形成烟雾血管团，无法在血管造影上识别具体的每一条烟雾血管。一般无颅外颅内侧支循环出现

续表

铃木分期		DSA 表现
IV期	烟雾衰减期	ICA 闭塞已经发展到与后交通动脉联合处，可以顺着烟雾血管追溯到部分 ACA 和 MCA 分支，烟雾血管变得粗糙，组成烟雾团的血管变细且形成的烟雾血管网已经不太好。可以出现经眶动脉的烟雾血管，颅外 - 颅内侧支循环逐渐增加
V期	烟雾减少期	ICA 发出的全部主要动脉完全消失，ICA 闭塞进一步向下发展，发生在 C2 段或 C3 段以上。烟雾比IV期更少，形成的血管网更差，且局限于虹吸部。从颅外来的侧支循环进一步加强
VI期	烟雾消失期	ICA 虹吸段完全消失，颅底烟雾血管网也消失，脑循环供应完全依赖颈外动脉或椎动脉

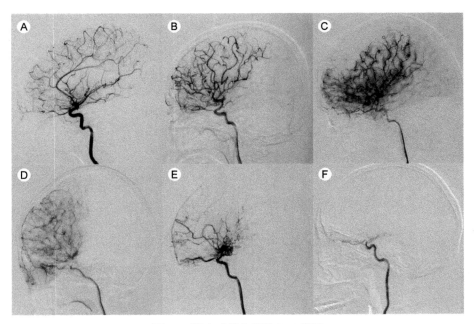

图 19　颈内动脉各期的 DSA 表现

注：A-F：铃木分期 I ～VI期

烟雾病不仅累及前循环，还有 30% ～ 58% 的患者合并后循环病变。Mugikura 等于 1999 年提出了烟雾病的后循环 DSA 分期（表 9）（图 20）。

表 9 烟雾大脑后动脉分期

PCA 分期	DSA 表现
1 期	PCA 无狭窄表现
2 期	PCA 起始部可见狭窄表现，伴或不伴有少量烟雾血管形成
3 期	PCA 严重狭窄或完全闭塞，远端皮层分支显影减少，伴大量烟雾血管形成
4 期	PCA 完全闭塞，看不到其皮层分支，烟雾状血管极少或完全消失

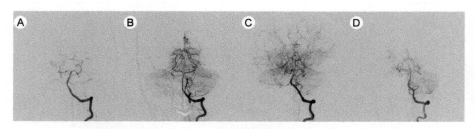

图 20 大脑后动脉各期的 DSA 表现

注：A-D：烟雾病大脑后动脉 1 ～ 4 期

此外，在 Suzuki 分期的基础上，Strother 等提出了改良 Suzuki 分期，较传统的分期系统，改良 Suzuki 分级系统更易实施，且能够在一定程度上预测患者的临床预后（表 10）。

表 10 改良 Suzuki 分期

改良 Suzuki 分期	DSA 表现
0 期	正常 DSA 表现
I 期	ICA 分叉处附近轻 - 中度狭窄，不伴或少量烟雾状血管形成

续表

改良 Suzuki 分期	DSA 表现
Ⅱ期	ICA 分叉处附近重度狭窄，或着 ACA、MCA 其中一支闭塞，伴大量烟雾状血管形成
Ⅲ期	ACA 和 MCA 均闭塞，伴大量烟雾状血管形成
Ⅳ期	ACA 和 MCA 均完全闭塞，不伴或少量烟雾状血管形成

　　基于导管的血管造影可选择性地成像颈内动脉、椎动脉及颈外动脉系统，这使得烟雾病多种自发性颅内外代偿方式可以在 DSA 上分别地呈现出来，如大脑后动脉通过后胼周动脉、脉络膜后动脉或皮层软脑膜吻合向前循环代偿，颈内动脉通过后交通动脉向大脑后动脉代偿，大脑前动脉通过前交通动脉或皮层分支向对侧的代偿，颅外动脉如脑膜中动脉、上颌动脉向颅内代偿等。一些烟雾病的非典型表现，如微小动脉瘤、动静脉畸形等，亦可在 DSA 上直观地呈现出来（图 21）。上述血管造影表现可结合 CT 初步推断出可能导致烟雾病颅内出血的责任血管。

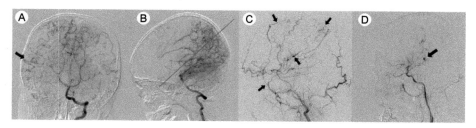

图 21　烟雾病的多种自发性颅内外代偿方式及动脉瘤（彩图见彩插 12）
注：A：箭头所指为大脑后动脉通过皮层软脑膜吻合支向同侧大脑中动脉区域代偿供血；B：红线以前为大脑后动脉通过后胼周动脉、脉络膜后动脉等向前循环代偿；C：脑膜中动脉向颅内代偿；D：箭头所指为脉络膜前动脉瘤

　　DSA 亦是评价烟雾病血管重建术效果最直观的方式。Matsushim 等基于 DSA 上桥血管形成的侧支循环覆盖大脑中动脉供血区的范围，来评价脑硬膜 – 动脉融通术（encephaloduroarteriosynangiosis, EDAS）手术效果，并被后来的研究者们广泛应用（表 11）（图 22）。

表 11　EDAS 术血管重建效果分级

血管重建效果分级	DSA 表现
Ⅰ级	颞浅动脉（superficial temporal artery, STA）增粗或少量向颅内生长，灌注范围小于大脑中动脉供血区的 1/3
Ⅱ级	STA 向颅内建立大量代偿，灌注范围在大脑中动脉供血区的 1/3 ～ 2/3
Ⅲ级	STA 向颅内建立大量代偿，灌注范围超过大脑中动脉供血区的 2/3

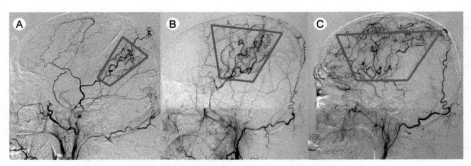

图 22　EDAS 术血管重建（彩图见彩插 13）

注：A-C：EDAS 术血管重建 Ⅰ～Ⅲ级

　　传统 DSA 可为烟雾病患者的颅内动脉狭窄 / 闭塞性病变、烟雾状血管及侧支代偿等提供准确的形态学、解剖学信息，但其主观性较强，无法提供客观的数据，并且，上述各类分期并不总是与临床症状的严重程度相关，如 Suzuki 分期的晚期表现为无症状的患者并不少见，其与烟雾病复杂的颅内外代偿机制有关。因此，DSA 的表现不一定能真实反映患者的脑血流动力学情况。近年应用于临床的用彩色编码后处理软件可对烟雾病患者的 DSA 影像进行定量分析，获得达峰时间（time-to-peak，TTP）与曲线下面积（area under the curve，AUC）等血流动力学参数，从而预测疾病的严重程度及评估手术效果。

44. 烟雾病可靠的非侵入性诊断技术

（1）磁共振血管造影（magnetic resonance angiography, MRA）

随着磁共振技术的不断发展，MRA 逐渐成为早期诊断烟雾病的可靠手段，具有高度敏感性和特异性。结合其无创性和可行性等优点，烟雾病诊断指南已经将其列入了可以确诊烟雾病的影像学方式之一（图 23）。烟雾病诊断指南中提到，如果 MRI/MRA 表现满足以下条件，患者可以不必行 DSA 即可确诊烟雾病：① MRA 显示颈内动脉末段或大脑前、中动脉起始段狭窄或闭塞；② MRA 显示基底节区异常血管网，MRI 发现超过两个血管流空信号；③以上表现为双侧。有学者甚至基于 MRA 描述了一个新的烟雾病分期——Houkin's 评分，其在评估颈内动脉狭窄程度的基础上进一步评估了大脑前、中、后动脉及其远端分支的血流信号，并且这种分期与传统的脑血管造影分期具有良好的相关性（表 12）。

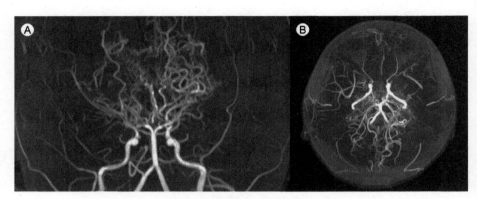

图 23　烟雾病典型 MRA 表现

表 12　Houkin's MRA 评分

颈内动脉（internal carotid artery, ICA）	评分
正常	0
C1 段狭窄	1
C1 段信号中断	2
消失	3
大脑中动脉（middle cerebral artery, MCA）	
正常	0
M1 段狭窄	1
M1 段信号中断	2
消失	3
大脑前动脉（anterior cerebral artery, ACA）	
A2 段及其分支正常	0
A2 段及其分支信号减弱或消失	1
消失	2
大脑后动脉（posterior cerebral artery, PCA）	

续表

颈内动脉 （internal carotid artery, ICA）	评分
P2 段及其分支正常	0
P2 段及其分支信号减弱或消失	1
消失	2
总计	0 ～ 10

注：MRA 1 级：0 ～ 1 分；2 级：2 ～ 4 分；3 级：5 ～ 7 分；4 级：8 ～ 10 分

　　既往 MRA 对烟雾病主干血管狭窄 / 闭塞性病变的评估具有较高的敏感性和特异性，但对于侧支循环的分辨能力不足。随着磁共振场强的增强，这一缺点得到弥补。利用 3.0-T MRA 可清晰地观察到烟雾病患者异常的侧脑室周围吻合支，并且这些吻合支与颅内出血密切相关，是烟雾病出血的独立危险因素。近年来，7.0-T MRI/MRA 技术显著发展并已应用于临床。比较 7.0-T 和 3.0-T MRI/MRA 的图像质量及诊断烟雾病的敏感性、特异性，发现在 Houkin's MRA 评分方面，7.0-T 与 3.0-T MRA 之间无明显差异，但在观察烟雾状血管方面，7.0-T MRA 明显优于 3.0-T MRA，诊断烟雾病的敏感性和特异性也更高，并且 7.0-T MRA 能够更清楚地观察到颞浅动脉的细小分支。此外，通过 7.0-T MRA 还可清楚地观察到烟雾病患者的侧脑室旁微动脉瘤，并可测两载瘤动脉及动脉瘤的直径。

　　MRA 也是一种无创的、可靠的术后随访工具，典型的术后 MRA 表现包括烟雾状血管减少或消失，颞浅动脉信号强度增高，颈内动脉狭窄 / 闭塞性病变出现进展等。

（2）CT 血管造影（CT Angiography, CTA）

CTA 为主干动脉提供了良好的三维影像，因此烟雾病患者颈内动脉的狭窄 / 闭塞性病变可在 CTA 上较为直观地呈现出来。在铃木分期的 II 期，扩张的软脑膜侧支开始在 CTA 上出现，在基底节区和大脑皮质有时可见明显的烟雾状血管；在铃木分期的晚期（V 期和 VI 期），CTA 可显示明显的颈外动脉的侧支循环，并出现颈内动脉主干的部分缺失。此外，CTA 亦可显示如小动脉瘤或假性动脉瘤等非典型的烟雾病表现。然而 CTA 的时间分辨率不足这一缺陷可导致颅内动脉和静脉的成像出现偏差，其图像的质量高度依赖于仪器的规格和技师采集数据的手段，其导致的结果是，颈内动脉狭窄 / 闭塞性病变的程度经常被高估，相反，烟雾状血管的形成往往被低估，这也是 CTA 没有被列入烟雾病诊断指南的原因之一。但近年来随着 CT 硬件及软件的不断发展，动态容积 CTA（或称为 4DCTA）因较高的密度及时间分辨率被逐渐应用于临床，其可以清晰地显示血管狭窄或闭塞的部位、形态、范围及程度。

45. 烟雾病特殊的脑实质影像学表现

（1）电子计算机断层扫描（Computed Tomography, CT）

当烟雾病患者出现神经系统症状时，往往首先接受 CT 检查。据报道，出血型烟雾病占烟雾病的比例达 21% ～ 56%。脑实质出血、脑室内出血及蛛网膜下腔出血等烟雾病常见的颅内出血类型可在 CT 上最直观地呈现出来，并以此指导对患者的急诊处理（图 24）。除此之外，CT 还可以显示烟雾病患者大脑的慢性缺血性改变，表现为皮层、皮层下和分水岭区散在的低密度影，脑组织的异常萎缩，以及既往发生的陈旧性梗死灶。然而，烟雾病的早期 CT 多无明显阳性表现，CT 并不能确诊及排除烟雾病。因此，对于头颅 CT 无明显异常但拥有烟雾病家族史的患者，以及表现为反复发作头痛或哭闹后出现短暂性脑缺血发作的儿童患者应引起重视，推荐其接受 TCD 或 MRI/MRA 等进一步的检查，以防对烟雾病的漏诊。

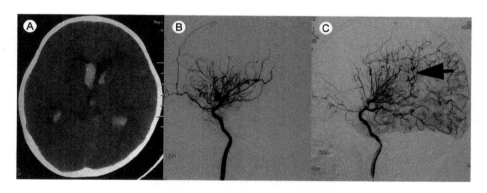

图 24　出血型烟雾病的影像学表现

注：A：患儿男性，10 岁，表现为烟雾病典型的脑室出血；B-C：分别为左侧和右侧颈内动脉 DSA 表现；C：右侧脉络膜前动脉和后交通动脉异常扩张，结合 CT 初步推断其可能为出血的责任血管

（2）磁共振成像（Magnetic Resonance Imaging, MRI）

烟雾病急、慢性脑缺血改变均能在 MRI 上良好地显示。在卒中的急性期，梗死区域在弥散加权像（diffusion weighted imaging, DWI）表现为高信号；在亚急性期注射对比剂，梗死区域可出现强化；陈旧性梗死灶则表现为局部脑组织萎缩和脑室扩张。尽管有些烟雾病患者表现为无症状或仅表现为 TIA，但由于大脑长期处于低灌注状态，进而白质的缺血损害导致轴索破坏和胶质增生，在 T_2 加权像或液体衰减反转恢复序列（fluid attenuated in version recovery, FLAIR）可表现为高信号，其常见于前、后分水岭区，表现为双侧分布，并可在术后减少（图 25）。此外，烟雾病患者的大脑长期处于缺血状态会导致脑萎缩，这往往早期在额叶出现，并随着疾病的进展范围逐渐扩大。有效的颈外动脉 – 大脑中动脉吻合可增加皮质厚度，这一特征可能成为评价烟雾病手术治疗效果的影像学标志之一。

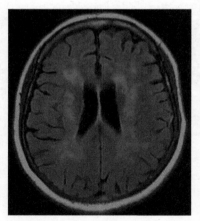

图 25　烟雾病在 FLAIR 像表现为典型的分布于双侧前、后分水岭区的散在高信号影

脑微出血灶（cerebral microbleeds, CMBs）是脑内微小血管病变引起红细胞渗漏导致的含铁血黄素沉积，是一种亚临床性脑

实质损害，为各种类型的出血型脑血管疾病血管易损性的通用标记。MRI 的梯度回波 T_2^* 加权像和磁敏感加权像（susceptibility-weighted image, SWI）是检测脑微出血灶的特异性技术。有研究表明烟雾病患者脑微出血灶的发生率高于正常人群，为 15% ～ 56%，其主要分布在侧脑室旁（71%）、基底节区，与烟雾病出血的好发部位相吻合，并且多发脑微出血灶是烟雾病患者出血倾向的独立危险因素。

　　烟雾病的颈内动脉及其分支狭窄 / 闭塞性病变可在 MRI 的 T_2 加权像表现为血管流空信号直径的变小甚至缺失，而大脑后动脉的直径则可能增粗。烟雾状血管可发现在鞍上池和基底节区，表现为多发细小的流空信号（图 26）。随着磁共振场强的增强，T_2 加权像可识别出烟雾病和烟雾综合征患者 94.59% 的大脑中动脉 M1 段狭窄 / 闭塞性病变，以及 100% 的烟雾状血管，这对于烟雾病 / 烟雾综合征患者的早期诊断起到重要的帮助作用。

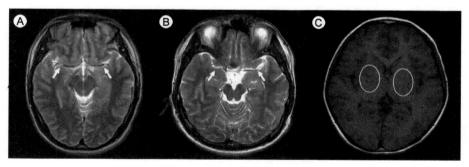

图 26　烟雾病典型 MRI 表现

注：A：箭头所指为正常的大脑中动脉流空信号；B：烟雾病表现为大脑中动脉流空信号变窄或消失；C：烟雾病典型的分布于双侧基底节区多发、细小的流空信号

烟雾病患者在增强 T1 像及 FLAIR 像可观察到软脑膜点状、线状强化信号，即"常春藤征（ivy sign）"（图 27），其形成的原因可能是 ICA 或 ACA、MCA 主干狭窄 / 闭塞后，后循环及颈外动脉系统参与代偿大脑皮质的软脑膜血管，也有学者认为是皮质的软脑膜血管充血、水肿、增厚、扩张所致。文献报道 ivy sign 对烟雾病的诊断具有较高的特异性，其出现在 70% 的烟雾病中，也有报道其出现率高达 97.1%。经研究证实，ivy sign 的出现表明烟雾病局部脑血管反应性的降低，在血管重建术后，ivy sign 会随着新的侧支血管的形成而消失。此外，在行颞浅动脉 – 大脑中动脉吻合术后，58.8% 的烟雾病患者术后 2 天出现 ivy sign 增多，并在 30 天后消失，并且 ivy sign 与灌注图像和临床症状表现的高灌注综合征一致，因此 ivy sign 还可作为搭桥术后高灌注更为简便的评估方法。

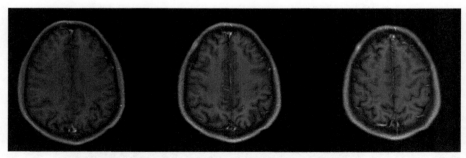

图 27　烟雾病在 FLAIR 像可观察到软脑膜点状、线状强化信号，
即"常春藤征（ivy sign）"

46. 高分辨磁共振成像——可用于烟雾病鉴别诊断的技术

传统的脑血管成像方法如 DSA、CTA 和 MRA 等只能显示血管管腔的狭窄，不能显示血管管壁的形态和成分，因此对于早期或者不典型的烟雾病，尤其是合并动脉粥样硬化危险因素的烟雾病常规影像学诊断往往较为困难，需要与其他颅内血管疾病尤其是颅内动脉粥样硬化进行鉴别。高分辨磁共振成像（High-Resolution Magnetic Resonance Imaging, HRMRI）技术的发展使观察患者的血管壁病变成为可能，并被广泛应用于评估颈动脉、大脑中动脉、椎动脉等颅内动脉粥样硬化狭窄斑块的形态、重塑及强化率。

近年来利用 HRMRI 观察烟雾病、动脉粥样硬化和血管炎患者的颅内血管病变，发现烟雾病患者的血管外径、血管壁厚度均小于动脉粥样硬化患者，多表现为同心性狭窄，血管壁信号较均匀，增强后呈均匀轻度强化，其周围常见侧支血管结构；动脉粥样硬化患者的颅内动脉则多表现为偏心性狭窄和外向重构，血管壁表现为不均匀混杂信号，增强后呈均匀或不均匀的轻度或中度强化；而血管炎患者的血管壁则表现为同心性、均匀一致的中度强化等现象（表 13）。因此，利用 HRMRI 观察患者的血管壁病变情况有助于烟雾病和烟雾综合征的鉴别诊断。

表 13 烟雾病、动脉粥样硬化和动脉炎的 HRMRI 表现

	烟雾病	动脉粥样硬化	动脉炎
血管外径	小	正常	—
狭窄类型	向心性狭窄常见 偏心性狭窄少见	偏心性狭窄	向心性狭窄
侧支血管	常见	少见	无
血管壁厚度	薄	厚	—
血管壁面积	小	大	—
血管壁信号	均匀信号	混杂信号	均匀信号
增强	均匀轻度强化	均匀或不均匀强化 的轻度或中度强化	中度强化
外向重构	少见	多见	无

我们对具有烟雾病 DSA 特征的成年患者进行 HRMRI 检查，发现合并有动脉粥样硬化危险因素（年龄、性别、高血压、糖尿病、高脂血症、高同型半胱氨酸血症及颈动脉斑块等）的患者中偏心性斑块较常见，而无动脉粥样硬化危险因素的患者中偏心性斑块较少见；存在偏心性斑块的患者多年龄偏大、男性居多，并且较少表现为出血型及疾病进展（图 28）。因此，同样具有烟雾病 DSA 特征的患者有着不同的 HRMRI 表现，其发病机制及治疗措施均存在差异。

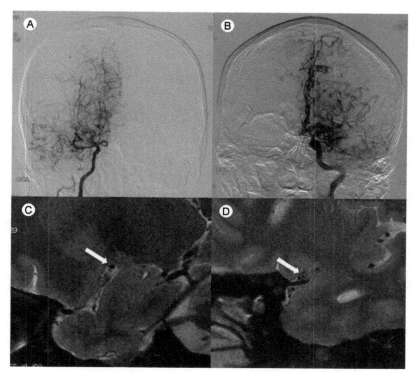

图 28　烟雾病血管病变患者的 HRMRI 表现（彩图见彩插 14）

注：A-B：两名均表现为同一铃木分期的患者；C：其中一例在 HRMRI 上表现为大脑中动脉同心性狭窄，无斑块形成；D：而另一例则发现斑块形成

47. 经颅多普勒超声——一种重要的无创性检查手段

经颅多普勒超声（Transcranial Doppler Sonography, TCD）是烟雾病的一种重要的无创性检查手段。高山等通过比较 TCD 与 DSA 表现，提出了烟雾病的 TCD 分期：1 期：颅内大血管（颈内动脉末段，大脑前、大脑中动脉起始段）血流速度增快，大脑中动脉起始部和颈内动脉终末段深度检测不到 2 条以上血流速度

不一、频谱形态不同的血流信号。此期相当于铃木分期的Ⅰ～Ⅱ期；2 期：双侧颈内动脉终末段、大脑中动脉起始部血流速度增快，并伴有两条以上血流速度、频谱形态和方向不同的血流信号。此期相当于铃木分期的Ⅲ期；3 期：双侧颈内动脉终末段血流速度增快或减慢，一侧或两侧大脑中动脉有数条血流速度和频谱形态各不相同的不稳定血流信号，并且眼动脉和颈外动脉可检测到颅内化血流频谱。此期相当于铃木分期的Ⅳ～Ⅴ期；4 期：颈内动脉、大脑中动脉深度检测到低血流频谱或完全检测不到血流信号，伴有 2 条以下血流速度和频谱形态各不相同的血流信号或完全没有血流信号，眼动脉和颈外动脉可检测到颅内化血流频谱。此期相当于铃木分期的Ⅵ期。

我们通过 TCD 对 245 例散发患者的 285 例直系亲属进行筛查，新发现了 41 例烟雾病患者，自此，家族性病例从筛查前的 7% 增加至 15%，并且新发现的病例中有 57% 无任何临床症状。因为 TCD 拥有与 MRA 较高的吻合度，再加之无创、廉价等优点，我们推荐将其广泛应用于烟雾病的筛查当中，以及时发现更多的家族性或无症状患者。此外，通过 TCD 可发现约 20.4% 的烟雾病患者存在微血栓，并且微血栓的形成与近期发作的脑缺血症状相关，据此推断微血栓可作为未来卒中事件的独立预测因子。TCD 还能够有效地监测脑血流变化，动态观察手术疗效。烟雾病患者行直接吻合术后，颞浅动脉的收缩期峰值速度（peak systolic velocity, PSV）和舒张末期血流速度（end-diastolic velocity, EDV）均低于术前，并可检测到大脑中动脉血流速度较术前增快，方向与颞浅动脉一致。我们利用 TCD 对间接血管重建术后的患者进行复查，结果显示新生侧支循环后，颞浅动脉的搏动指数（Pulsatility Index, PI）、阻力指数（Resistance Index, RI）较术前降低，平均血流速度（Mean Flow Velocity, MFV）较术前升高，其变化率与新生侧支循环的 DSA 分级结果具有良好的相关性。结合 TCD 的无创、廉价及安全性，其在我们对烟雾病患者术后长期随访中具有较高的应用价值。但 TCD 的结果受探测手法的影响很大，需要经过系统学习，因此在操作人员未经规范培训的情况下，对于烟雾病的筛查、随访还是推荐使用 MRA。

功能神经影像学检查

无论是 CT、MRI/MRA 还是 DSA，形态学检查并不能直接反映患者的脑缺血状态，如表现为无症状的烟雾病患者，抑或出血型烟雾病患者，他们是否应该接受手术治疗，往往不能单纯从形态学检查来判断。传统的功能成像主要用于评估脑组织的微循环及血流动力学状态，目前应用的影像学方法主要为各种灌注成像方法，如正电子发射断层成像（positron emission tomography, PET）、单光子发射计算机断层成像（single photon emission computerized tomography, SPECT）、氙 C T（Xenon CT, Xe CT）、CT 灌注成像及磁共振灌注成像。其通过直接或间接地测定脑血流（cerebral blood flow，CBF）、脑血管储备（cerebrovascular reserve，CVR）以及氧代谢水平等参数来评估烟雾病患者的脑血流动力学改变的严重程度。

　　当颅内动脉出现狭窄或闭塞时，其远端循环中如果侧支循环不足，可导致脑灌注压（cerebral perfusion pressure, CPP）下降。当 CCP 下降时，脑血管系统可通过两种代偿机制做出反应以维持血液中氧和营养物质的正常输送。首先是血管的自身调节，其通过小动脉的扩张以降低血管阻力，增加局部的脑血容量（cerebral blood volume, CBV），并在 CPP 较大的波动范围内将 CBF 维持在接近正常水平。第二种代偿机制是增加摄氧分数（oxygen extraction fraction, OEF），当血液中的氧输送随着 CBF 而下降时，机体可通过增加有效摄氧量以维持大脑正常的氧代谢率（cerebral metabolic rate of oxygen，$CMRO_2$），而 OEF 可以从基线的 30% 升高至 80%。在血管的自身调节范围内（A 点和 B 点之间的区域，图 29），CBF 可维持不变或略有下降，而 OEF 可保持不变或略上升以维持正常的 $CMRO_2$ 水平。当 CPP 持续下降并超过血管的自身调节能力时（B 点），CBF 急剧下降，导致 OEF 急剧上升，这种情况定义为"灌注贫乏"。此外，血流的平均通过时间（mean transmit time, MTT）为 CBV 和 CBF 的比值，MTT 可反映血管的自身调节情况，为较敏感的脑血流动力学参数。

　　这些脑血流动力学参数的测定有助于明确烟雾病患者行血管重建术的手术指征，评价血管重建术前后的脑血流动力学变化，以及预测卒中风险。如果，无症状型或出血型烟雾病患者在功能神经影像学检查上表现为"灌注贫乏"时，则他们通常被认为适合行血管重建术治疗。

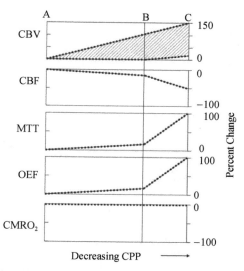

图29 脑灌注压降低（CCP；从左到右）时血流动力学变化示意图

注：A到B是血管的自身调节范围，在此期间脑血容量（CBV）增加或保持稳定，脑血流量（CBF）略下降，平均通过时间（MTT）和摄氧分数（OEF）略增加，大脑氧代谢率（CMRO$_2$）保持不变。当CPP持续下降并超过血管的自身调节能力时（B到C），CBV进一步增加，MTT和OEF显著增加，CMRO$_2$得以维持。如果CCP进一步降低将超过OEF代偿的能力，并导致缺血事件的发生

除灌注成像外，目前用于评估烟雾病的功能成像方法还包括血氧水平依赖功能性磁共振成像（blood oxygenation level dependent functional magnetic resonance imaging, BOLD fMRI）、弥散张量成像（diffusion tensor imaging, DTI）及计算机流体力学（computational fluid dynamics, CFD）分析等。

48. 评估烟雾病脑血流动力学状态古老的"金标准"

（1）正电子发射断层成像（Positron Emission Tomograghy，PET）

PET 是评估烟雾病患者脑血流动力学状态的"金标准"。通过持续静脉滴注 $H_2^{15}O$ 或吸入 $C^{15}O_2$ 和 $^{15}O_2$，测得局部脑血流（regional cerebral blood flow，rCBF），局部摄氧分数（regional oxygen extraction fraction，rOEF），以及局部氧代谢率（regional cerebral metabolic rate of oxygen，$rCMRO_2$）。PET 脑灌注成像主要从分子水平反映组织的生理、生化及代谢改变，在血流灌注异常之前，即出现"代谢异常"，因此这些脑血流动力学及脑代谢参数的精确定量分析有助于烟雾病的早期诊断。

与其他脑血管疾病一样，烟雾病在 PET 上主要表现为血管分布区呈放射状减低或缺损，不具有特异性，但 PET 在烟雾病手术治疗效果的预测方面具有很好的应用价值。当 PET 显示局部脑组织放射性分布减低时，积极行手术治疗可明显改善该部位的缺血状态；当 PET 显示放射性缺损时，则提示该部位脑组织已坏死，即使行血管重建术也无法恢复血供及改善神经功能（图 30）。与脑代谢正常的大脑半球相比，代谢减低或缺损的半球血管重建有效率更高，提示 PET 显示的脑代谢指标是手术效果判断的独立因素。利用 PET 评估儿童和成人烟雾病患者血管重建术前后的脑组织灌注情况，发现术前约 80% 的大脑半球存在氧代谢水平降低，而术后无实质性病变的大脑半球氧代谢水平得到改善，说明受脑缺血影响的脑组织氧代谢水平可通过血管重建术得到逆转。

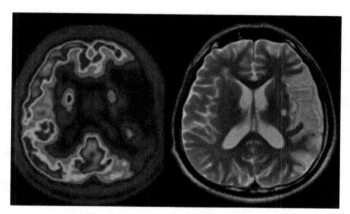

图30　烟雾病患者的PET及MRI表现（彩图见彩插15）

注：患者男性，21岁，PET显示左侧半球局部放射性缺损，行血管重建术后仍无法改善神经功能

　　虽然PET在评估烟雾病的病情、手术指征及手术效果等方面具有较高的临床应用价值，但该方法操作复杂、对示踪剂完全依赖、成本高昂，患者接受的辐射剂量大，并且由于缺乏正常组织的对照，使其图像解剖结构不够清楚，因而在临床实践中，将PET作为烟雾病患者的常规检查目前并不可行。

　　（2）单光子发射计算机断层成像（Single Photon Emission Computerized Tomography，SPECT）

　　SPECT已经成为测定烟雾病患者CBF的一种比较成熟的方式。其原理为静脉注射放射性药物 ^{123}I-IMP，^{99m}Tc-HMPAO 或 ^{99m}Tc-ECD，它们通过血脑屏障贮积于整个大脑，从而半定量地比较双侧各个局部CBF的分布。与CBF相比，脑血管储备（cerebrovascular reserve，CVR）是反映脑缺血更敏感和更特异的参数。CVR 可通过脑血管在激发试验中对 CO_2 或乙酰唑胺的反应性来评估，亦可称之为脑血管反应性（cerebrovascular reactivity, CVR）。相对于 CO_2，乙酰唑胺是一种更安全的激发剂，其通过抑制 CO_2 和 H_2CO_3 之间的转化，使脑组织中 CO_2 的浓度升高，从而诱导脑血管舒张，引起 CBF 显著增加，而 CBF 增加的部分即为 CVR。

烟雾病特征性的脑血流动力学改变是受累脑区的 CBF 或 CVR 下降，并且与症状定位的区域有关。先前的研究已证明术前 SPECT 显示的脑血流灌注减低的部位与术后 SPECT 上脑血流灌注减低部位的改善，均与 DSA、MRI 等检查显示较高的吻合率，表明 SPECT 脑血流灌注成像能较好地反映烟雾病患者手术前后脑血流的情况，有很高的临床应用价值。此外，SPECT 还可用于血管重建术后高灌注综合征的评估，研究显示轻度至中度高灌注综合征的受累区域脑灌注增加 10% ～ 40%，而重度的高灌注可比对侧脑灌注多达 100%。然而 SPECT 的缺点是对脑组织的分辨率较差，对疾病的诊断特异性不高。并且激发试验可引起患者出现头晕、恶心、利尿、心率增快和血压升高等不良反应，甚至出现脑血管事件，因此其应根据患者的具体情况而酌情使用。

（3）Xe-CT 灌注成像

氙（Xe）是一种可吸收 X 线的弥散性气体，患者在吸入氧和氙的混合气体后，其进入并弥散在脑组织，由于氙在局部脑组织的贮积与脑血流相关，故可被用于推算相应部位的 CBF。Xe-CT 拥有检查费用低、无创等优点，并且其提供的 CBF 参数较为精确。先前的研究发现，Xe-CT 能够较 DSA 更早地提示局部脑血流量的降低，对于预测烟雾病患者的卒中风险有重要的价值。然而吸入氙的不良反应不容忽视，包括呕吐、头痛、抽搐、呼吸衰竭等，而且对于烟雾病患者过度换气可增加卒中的风险。

49. CT 灌注成像

随着多排螺旋 CT 的快速发展，CT 灌注成像因其快速准确、空间分辨率较高、经济适用等优点成为烟雾病患者首选的影像学检查。其成像模拟了核医学放射性核素的示踪剂原理，通过静脉团注碘对比剂并同时在特定区域进行快速动态 CT 扫描，再通过去卷积法或非去卷积法等数学模型计算出灌注参数，参数包括 CBF、CBV、MTT 和 TTP（图 31）。

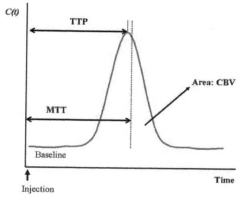

图 31　对比剂浓度 - 时间曲线及各脑血流动力学参数示意图

当颈内动脉出现狭窄或闭塞时，脑灌注压 CPP 降低，缺血区 MTT 和 TTP 延长，但脑血管会依靠自身调节机制代偿性扩张，使局部 CBV 增加，以维持正常的 CBF；当 CPP 持续下降，血管扩张达到极限，CBV 不能继续增加时，CBF 开始下降，此时处于"灌注贫乏"状态。因此，在烟雾病患者中 TTP 和 MTT 的延长早于 CBF 下降，比 CBF 对缺血的敏感性更高。

烟雾病在 CT 灌注成像的表现与其他脑血管病不完全相同，其灌注特点表现为患侧额叶、颞叶局部脑血流量降低，其原因在于主要狭窄动脉多位于前循环，使脑灌注量不足；而基底节区及枕叶局部脑血流量升高，这可能与底节区烟雾状血管网的形成及后循环代偿有关。随着烟雾病铃木分期的进展，局部脑血流量逐渐下降并呈现从额叶向枕叶转移的特点。

CT 灌注成像可发现烟雾病患者行血管重建术前后脑血流动力学状态的变化。许多研究已证明烟雾病血管重建术可使局部 CBV 及 TTP 绝对值较术前增高的部分明显下降，并与临床结果相一致。而且，这种血流动力学的改善，其发生远早于血管造影显示新生血管的形成，说明 CT 灌注成像能够显示早期的微血流动力学变化，其在烟雾病患者手术效果的评估中有着不可替代的地位。

50. MRI 灌注成像

随着 MRI 的广泛应用，MRI 灌注成像的临床应用价值也逐渐引起关注。目前，应用于临床的 MRI 灌注技术有两种，分别是动态磁敏感对比增强 MRI（dynamic susceptibility weighted contrast-enhanced MRI, DSC-MRI）和动脉自旋标记 MRI（arterial spin labeling MRI, ASL-MRI）。

（1）动态磁敏感对比增强 MRI（Dynamic Susceptibility Weighted Contrast-enhanced MRI, DSC-MRI）

DSC-MRI 通过静脉快速团注顺磁性对比剂，得到组织对比剂浓度曲线，用去卷积法计算 CBV，并通过建立血流动力学模型获得 CBF、MTT、TTP 等血流动力学参数。将 DSC-MRI 与评估脑血流和代谢的"金标准"PET 进行对比分析，发现 DSC-MRI 各参数与 PET 所得具有很好的相关性，在反映组织微血管分布及提供血流动力学信息等方面具有一定的价值。此外，DSC-MRI 分辨率更高，可与 MRI 平扫对照分析，提供血流异常处的解剖信息，并且检查时间短、无辐射，与 PET 相比有一定优势。其中，TTP 和 MTT 被认为是最敏感的灌注指标，能够在其他参数改变之前，早期发现缺血性病变，并且与铃木分期具有良好的相关性。

虽然 MRI 平扫未发现新发梗死灶，但 DSC-MRI 却可发现与患者临床症状和动脉病变相应的灌注异常区域，因此 DSC-MRI 能在术前早期，快速、准确地评估病情，使烟雾病的手术适应证上升至病理生理学的高度，而不再单纯依赖于血管狭窄 / 闭塞。当脑灌注储备已下降时，应尽早进行手术治疗。对烟雾病患者术前及术后1周、3个月分别行DSC-MRI检查，结果显示术后1周、3个月手术侧大脑半球脑血流量不同程度升高，脑血容量减低，TTP明显缩短，与临床结果一致，提示DSC-MRI在烟雾病手术效果的评估中有较高的临床价值（图32）。

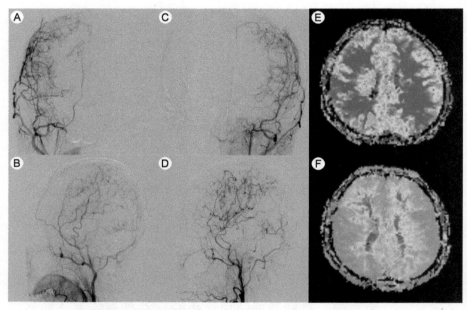

图 32　烟雾病血管重建术后的 DSA 及 DSC-MRI 变化（彩图见彩插 16）

注：A-D：患者女性，30岁，行双侧血管重建术后复查DSA示双侧颞浅动脉向颅内大量代偿供血；E-F：DSC-MRI 显示左侧及右侧大脑中动脉供血区 TTP 由术前的 3.45s 和 5.47s 缩短至术后的 0.06s 和 0.54s

（2）动脉自旋标记 MRI（Arterial Spin Labeling MRI，ASL-MRI）

ASL-MRI 利用动脉血中的水分子作为内源性示踪剂，在其流入脑实质前后，采集图像并相减，获得脑血流灌注图，并获得可用于定量测量的血流动力学参数 CBF。它具有无需注射对比剂、简便易行、可重复性高等特点，尤其适用于对比剂过敏及儿童患者。将 ASL-MRI 与 PET 和 DSC-MRI 进行对比，发现 ASL-MRI 在儿童和青少年烟雾病患者中得出的 CBF 无论是定性还是定量的评估中与 PET 和 DSC-MRI 均具有较好的一致性，其敏感性、特异性及准确度高。将 ASL-MRI 与 SPECT 进行对比发现，虽然 ASL-MRI 获取的烟雾病患者的 CBF 值低于静息态 SPECT，但与静息态、激发态 SPECT 值之间均有着较好的相关性。烟雾病患者在直接血管重建术后若出现短暂性神经功能缺失，ASL-MRI 可在急性期即可发现局部脑血流灌注的异常升高，提示高灌注综合征，与 SPECT 高度一致。与 CT 灌注成像对比后发现，ASL-MRI 与 CT 灌注呈显著正相关，其中伪连续式 ASL 可减轻动脉通过时间、延长造成的误差。因此可见，ASL-MRI 在烟雾病患者的脑血流动力学评估方面同样具有一定的应用价值，可作为患者脑血流灌注状态的筛查方式。

MRI 脑灌注成像可对患者脑血流动力学进行早期、准确评估，适合定期随访烟雾病患者脑血流灌注水平，对了解患者病情、掌握手术时机、评估手术效果及判断预后具有重要意义。

51. 血氧水平依赖功能磁共振成像

血氧水平依赖功能磁共振成像（blood oxygenation level depended functional magnetic resonance imaging, BOLD-fMRI）是一种集中了影像、功能、解剖的 MRI 成像技术，主要依靠氧化

血红蛋白及还原血红蛋白的磁性差异，当神经功能激活，该区域血流量及氧含量发生改变，导致氧合血红蛋白比升高，使 T_2 信号升高，可直观反映神经活动。较传统的方法是在采集图像时嘱患者执行某一特定任务，通过该方法获得的脑功能图像被称为任务态，但该方法在临床实践中难以规范化，往往患者不能配合完成任务。有研究发现，患者静息时不同脑区存在自发的信号改变，且脑区之间有一定的相关性，这种脑神经生理活动产生的信号，称为自发低频振幅（amplitude of low-frequency fluctuations, ALFF），代表静息状态下大脑的自发活动。由于不需要患者配合，且能反应脑部神经网络及脑区之间的联系，故静息态 BOLD-fMRI 较常应用于临床科研，是目前研究脑功能的首选方法（图 33）。

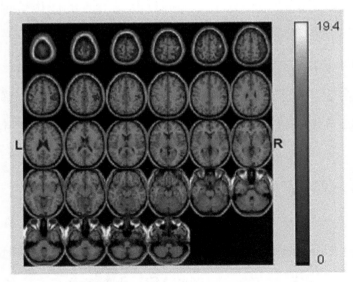

图 33 烟雾病的 BOLD-fMRI 表现（彩图见彩插 17）

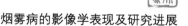

除了明确的脑梗死或脑出血，大脑长期处于低灌注状态还可使烟雾病患者出现血管认知损害（vascular cognitive impairment，VCI），包括执行能力、记忆、语言和视觉空间障碍。虽然 VCI 临床表现与阿兹海默症、轻度认知功能障碍相似，但受损的脑区并不相同。当烟雾病患者认知能力降低时，多个脑区同时出现 ALFF 的改变，降低代表着该区域功能缺损，升高则意味着局部代偿性功能活跃，多数烟雾病患者顶回、右额回、右颞中回、左尾状核的 ALFF 改变尤为显著。

脑血管反应性（cerebrovascular reactivity，CVR）是指脑血管受到刺激后扩张引起脑血流量改变的能力，反映脑血管储备功能。传统的评估 CVR 影像方法是通过静脉注射乙酰唑胺或吸入 CO_2，激发血管扩张，对比血管扩张前后脑 CBF 变化。经研究证实 BOLD-fMRI 也可绘制重复性好的定量 CVR 图，同时发现 CVR 的定量与铃木分期的血流供应受损有直接关系。对烟雾病患者行 BOLD-fMRI 及 MRI 灌注检查，通过后处理得到 BOLD-fMRI 延迟图像与 MRI 灌注的 TTP，相关性分析发现二者具有较高的一致性。考虑由于 BOLD-fMRI 根据血液含氧量的变化成像，相当于在一个心动周期内团注含氧血，故脑部不同部位氧含量波动的差异与血流通过动脉的时间延迟有关，提示 BOLD-fMRI 可反映脑血流灌注及脑血管储备情况。

BOLD-fMRI 快速、无创、无辐射、操作简单，空间分辨率高，可覆盖全脑，一次检查即可提供解剖、神经活动及血流动力学信息。由于神经损害引起的脑功能改变远早于结构及弥散信息的改变，故该技术有助于早期诊断及采取更有针对性的治疗方法，改善患者预后。但由于需要复杂的后处理分析，目前在临床中较少应用。

52. 磁共振弥散加权成像和弥散张量成像

磁共振弥散加权成像（diffusion weighted imaging, DWI）采用自旋回波脉冲序列技术对活体中水分子布朗运动进行成像与测量，检测出与病变组织含水量改变相关的早期形态学及病理生理学变化，它可以作为超早期发现脑梗死的最敏感方法。通过测定表观弥散系数（apparent diffusion coefficient, ADC）来反映水分子的扩散情况，可用于评估患者脑白质的细微结构变化。研究发现，烟雾病患者额叶的常规磁共振上看似正常脑白质的 ADC 值升高与脑血管反应性的降低和认知功能障碍有关，ADC 值可作为烟雾病出现脑缺血或认知功能障碍的预测因素。

弥散张量成像（diffusion tensor imaging, DTI）是在弥散加权成像基础上发展起来的一种新的成像方法，它利用组织中水分子扩散运动存在各向异性的原理，定向分析的水分子的微观运动，显示脑白质纤维束三维立体结构及完整性等。1 例晚期烟雾病患者的右侧肢体无力较左侧重，但常规 MRI 显示右侧大脑半球的缺血、梗死灶更明显，而 DTI 却发现其左侧锥体束的变性程度明显重于右侧，与肢体症状相一致。因此，DTI 可以准确地评价烟雾病患者运动症状的严重程度。利用 DTI 研究儿童早期烟雾病患者，可发现脑白质细微结构的变化，并且其弥散特征与灌注特征具有一致性，可以作为评估儿童早期烟雾病患者脑白质损伤程度的方法。

此外，通过 DTI 和基于体素分析（voxel-based analysis）可测定烟雾病缺血早期与认知功能障碍相关的白质损害及轴索、髓鞘、细胞器等微小结构的变化。利用 DTI 技术观察患者脑组织的细微结构，发现烟雾病患者在扣带回后部出现灰质密度降低，且与血流动力学相关，其各向异性分数普遍减低、径向扩散系数增大，同时双侧脑白质也观察到一些扩散的存在；扣带皮质白质的各向异性分数和径向扩散系数与灰质密度相关；对侧额叶白质纤维束的平均各向异性分数、扣带回和顶叶区域处理速度、执行能力、注意力及工作记忆相关。因此，烟雾病的脑缺血损伤更容易累及白质，中断的白质纤维束可能在认知功能障碍的发展中起重要的作用。

53. 计算机流体力学

MRA 图像可通过计算机流体力学（computational fluid dynamics，CFD）模拟出血流动力学参数，并发现烟雾病患者的壁面应切力以及二次流等参数均较对照组低。此外，采用 CFD 还可分析烟雾病患者行血管重建术前后的血流动力学变化，发现血管重建术有降低流动阻力的重构特征，重建血管的初始形态可能会对其重建效果产生显著的影响。我们利用 CFD 技术分析了接受血管重建术治疗的出血型烟雾病患者，发现术后 DSA 显示颞浅动脉向颅内代偿良好的患者，其术后颈内动脉末端的血管壁压力下降明显；而颞浅动脉向颅内代偿一般和较差的患者，其血管壁压力较术前变化不明显（图 34）。以上结果可能为血管重建术降低烟雾病患者再出血风险提供了客观证据。

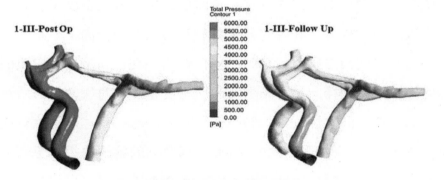

图 34　利用 CFD 分析出血型烟雾病患者血管重建术
前后颈内动脉末端血管壁压力的变化（彩图见彩插 18）

小结

烟雾病作为一种特殊的脑血管疾病，其发病率并没有以往认为的那么低，因此，早期诊断、早期治疗对于烟雾病患者恢复神经功能、预防卒中发生十分重要。掌握烟雾病特有的影像学特征，提高对该疾病的认识，有助于临床医生在诊疗过程中及时地发现并确诊烟雾病，降低漏诊率。特别是对于有烟雾病家族史的

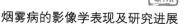

患者，以及表现为反复发作的头痛或其他脑缺血症状的儿童患者，应给予足够的重视。既往烟雾病的诊断依赖于传统 DSA，但 MRA、TCD 等无创性检查手段的不断成熟为烟雾病的临床诊断和评估提供了极大的方便。此外，利用 HRMRI 评估血管壁改变有助于烟雾病的早期诊断及其与动脉粥样硬化等疾病的鉴别。

单一的影像学检查往往不足以预测烟雾病患者的卒中风险，以及明确患者是否拥有手术指征，因此，联合形态学检查和功能神经影像学检查综合评估患者的疾病进展程度及脑血流灌注情况，有助于制定适合该患者的个体化治疗方案。目前包括 SPECT、CT 灌注及 MRI 灌注等可较为准确地评估烟雾病患者术前脑血流动力学状态、术后疗效及高灌注综合征等，并且与"金标准"PET 具有较好的一致性。

随着影像学技术的不断发展，包括彩色编码 DSA、BOLD-fMRI、DTI 及 CFD 等也逐渐应用于发掘烟雾病的血管、脑组织细微结构和脑功能，对烟雾病的诊断和评估的广度、深度不断增加。将来我们期待利用这些影像学新技术与临床、基础研究相结合，为探索烟雾病的发病机制、疾病进程，以及评估手术指征和疗效开辟新的道路。

参考文献

1. Strother MK，Anderson MD，Singer RJ，et al. Cerebrovascular collaterals correlate with disease severity in adult North American patients with Moyamoya disease.

AJNR Am J Neuroradiol, 2014, 35 (7): 1318-1324.

2. Cho HH, Cheon JE, Kim SK, et al. Quantitative Assessment of Neovascularization after Indirect Bypass Surgery: Color-Coded Digital Subtraction Angiography in Pediatric Moyamoya Disease. AJNR Am J Neuroradiol, 2016, 37 (5): 932-938.

3. Funaki T, Takahashi JC, Yoshida K, et al. Periventricular anastomosis in moyamoya disease: detecting fragile collateral vessels with MR angiography. J Neurosurg, 2016, 124 (6): 1766-1772.

4. Deng X, Zhang Z, Zhang Y, et al. Comparison of 7.0- and 3.0-T MRI and MRA in ischemic-type moyamoya disease: preliminary experience. J Neurosurg, 2016, 124 (6): 1716-1725.

5. Matsushige T, Kraemer M, Schlamann M, et al. Ventricular Microaneurysms in Moyamoya Angiopathy Visualized with 7T MR Angiography. AJNR Am J Neuroradiol, 2016, 37 (9): 1669-1672.

6. Fierstra J, Maclean DB, Fisher JA, et al. Surgical revascularization reverses cerebral cortical thinning in patients with severe cerebrovascular steno-occlusive disease. Stroke, 2011, 42 (6): 1631-1637.

7. Kuroda S, Kashiwazaki D, Ishikawa T, et al. Incidence, locations, and longitudinal course of silent microbleeds in moyamoya disease: a prospective T2*-weighted MRI study. Stroke, 2013, 44 (2): 516-518.

8. Sun W, Yuan C, Liu W, et al. Asymptomatic cerebral microbleeds in adult patients with moyamoya disease: a prospective cohort study with 2 years of follow-up.

中国医学临床百家

Cerebrovasc Dis, 2013, 35 (5): 469-475.

9. Hu P, Sun J, Jin Y, et al. Conventional Computed Tomography and Axial Magnetic Resonance T2-Weighted Imaging of Horizontal Segment of Middle Cerebral Artery in Moyamoya Disease or Syndrome in Adult Patients. J Stroke Cerebrovasc Dis, 2015, 24 (11): 2555-2560.

10. Sivrioglu AK, Saglam M, Yildiz B, et al. Ivy Sign in Moyamoya Disease. Eurasian J Med, 2016, 48 (1): 58-61.

11. Kawashima M, Noguchi T, Takase Y, et al. Decrease in leptomeningeal ivy sign on fluid-attenuated inversion recovery images after cerebral revascularization in patients with Moyamoya disease. AJNR Am J Neuroradiol, 2010, 31 (9): 1713-1718.

12. Ideguchi R, Morikawa M, Enokizono M, et al. Ivy signs on FLAIR images before and after STA-MCA anastomosis in patients with Moyamoya disease. Acta Radiol, 2011, 52 (3): 291-296.

13. Horie N, Morikawa M, Morofuji Y, et al. De novo ivy sign indicates postoperative hyperperfusion in moyamoya disease. Stroke, 2014, 45 (5): 1488-1491.

14. Kim YJ, Lee DH, Kwon JY, et al. High resolution MRI difference between moyamoya disease and intracranial atherosclerosis. Eur J Neurol, 2013, 20 (9): 1311-1318.

15. Ryoo S, Cha J, Kim SJ, et al. High-resolution magnetic resonance wall imaging findings of Moyamoya disease. Stroke, 2014, 45 (8): 2457-2460.

16. Yuan M, Liu ZQ, Wang ZQ, et al. High-resolution MR imaging of the arterial wall in moyamoya disease. Neurosci Lett, 2015, 584: 77-82.

17. Mossa-Basha M, de Havenon A, Becker KJ, et al. Added Value of Vessel Wall Magnetic Resonance Imaging in the Differentiation of Moyamoya Vasculopathies in a Non-Asian Cohort.Stroke, 2016, 47 (7): 1782-1788.

18. Han C, Li ML, Xu YY, et al. Adult moyamoya-atherosclerosis syndrome: Clinical and vessel wall imaging features. J Neurol Sci, 2016, 369: 181-184.

19. Han C, Feng H, Han YQ, et al. Prospective screening of family members with moyamoya disease patients. PLoS One, 2014, 9 (2): e88765.

20. Chen J, Duan L, Xu WH, et al. Microembolic signals predict cerebral ischaemic events in patients with moyamoya disease. Eur J Neurol, 2014, 21 (5): 785-790.

21. Wang Y, Chen L, Wang Y, et al. Hemodynamic study with duplex ultrasonography on combined (direct/indirect) revascularization in adult moyamoya disease. J Stroke Cerebrovasc Dis, 2014, 23 (10): 2573-2579.

22. Kuroda S, Kashiwazaki D, Hirata K, et al. Effects of surgical revascularization on cerebral oxygen metabolism in patients with Moyamoya disease: an 15O-gas positron emission tomographic study. Stroke, 2014, 45 (9): 2717-2721.

23. Ohno T, Kudo K, Zaharchuk G, et al. Evaluation of diagnostic accuracy in CT perfusion analysis in moyamoya disease. Jpn J Radiol, 2016, 34 (1): 28-34.

24. Li Z, Zhou P, Xiong Z, et al. Perfusion-weighted magnetic resonance imaging used in assessing hemodynamics following superficial temporal artery-middle cerebral

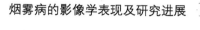

artery bypass in patients with Moyamoya disease. Cerebrovasc Dis, 2013, 35 (5): 455-460.

25. Lei Y, Li Y, Ni W, et al. Spontaneous brain activity in adult patients with moyamoya disease: a resting-state fMRI study. Brain Res, 2014, 1546: 27-33.

26. Heyn C, Poublanc J, Crawley A, et al. Quantification of cerebrovascular reactivity by blood oxygen level-dependent MR imaging and correlation with conventional angiography in patients with Moyamoya disease. AJNR Am J Neuroradiol, 2010, 31 (5): 862-867.

27. Christen T, Jahanian H, Ni WW, et al. Noncontrast mapping of arterial delay and functional connectivity using resting-state functional MRI: a study in Moyamoya patients. J Magn Reson Imaging, 2015, 41 (2): 424-430.

28. Lv Y, Margulies DS, Cameron Craddock R, et al. Identifying the perfusion deficit in acute stroke with resting-state functional magnetic resonance imaging. Ann Neurol, 2013, 73 (1): 136-140.

29. Calviere L, Ssi Yan Kai G, Catalaa I, et al. Executive dysfunction in adults with moyamoya disease is associated with increased diffusion in frontal white matter. J Neurol Neurosurg Psychiatry, 2012, 83 (6): 591-593.

30. Conklin J, Fierstra J, Crawley AP, et al. Impaired cerebrovascular reactivity with steal phenomenon is associated with increased diffusion in white matter of patients with Moyamoya disease. Stroke, 2010, 41 (8): 1610-1616.

31. Hamasaki T, Imamura J, Kai Y, et al. Accurate estimation of motor symptoms by diffusion tensor imaging in a patient with advanced Moyamoya disease. Clin Neurol

Neurosurg, 2012, 114 (7): 1042-1045.

32. Jeong H, Kim J, Choi HS, et al. Changes in integrity of normal-appearing white matter in patients with moyamoya disease: a diffusion tensor imaging study. AJNR Am J Neuroradiol, 2011, 32 (10): 1893-1898.

33. Kazumata K, Tha KK, Narita H, et al. Characteristics of Diffusional Kurtosis in Chronic Ischemia of Adult Moyamoya Disease: Comparing Diffusional Kurtosis and Diffusion Tensor Imaging. AJNR Am J Neuroradiol, 2016, 37 (8): 1432-1439.

34. Jamil M, Tan GX, Huq M, et al. Changes to the geometry and fluid mechanics of the carotid siphon in the pediatric Moyamoya disease. Comput Methods Biomech Biomed Engin, 2016, 19 (16): 1760-1771.

35. Zhu FP, Zhang Y, Higurashi M, et al. Haemodynamic analysis of vessel remodelling in STA-MCA bypass for Moyamoya disease and its impact on bypass patency. J Biomech, 2014, 47 (8): 1800-1805.

36. Karunanithi K, Han C, Lee CJ, et al. Identification of a hemodynamic parameter for assessing treatment outcome of EDAS in Moyamoya disease. J Biomech, 2015, 48 (2): 304-309.

（汪　汇　整理）

烟雾综合征的研究进展

烟雾综合征又称类烟雾病，是指合并其他疾病或综合征，并且具有典型烟雾状血管病变（moyamoya vasculopathy，MMV）的一类疾病的统称。2012 年日本烟雾病指南对其的定义：烟雾综合征是指表现为颈内动脉末端和（或）大脑前动脉 / 大脑中动脉起始段狭窄或闭塞，合并脑底异常血管网并伴有一种基础疾病。在单侧烟雾病中，若存在基础疾病，也可将其称之为"烟雾综合征"。

2012 年日本烟雾病指南指出，烟雾综合征合并的基础疾病或致病因素如下：动脉粥样硬化，自身免疫性疾病（系统性红斑狼疮，抗磷脂抗体综合征，结节性多动脉炎，干燥综合征），脑膜炎，神经纤维瘤病，脑肿瘤，唐氏综合征，颅脑外伤，颅脑放射损伤，甲状腺功能亢进症（以下简称甲亢），扁头畸形，特纳氏综合征，先天性肝内胆管发育不良症，威廉氏综合征，努南氏综合征，马凡氏综合征，结节性硬化症，先天性巨结肠，糖原积累症Ⅰ型，普瑞德－威利综合征，小儿肾母细胞瘤，原发性草酸盐增多症，镰状细胞贫血，先天性全血细胞减少症，遗传性球形红细胞增多症，嗜酸性肉芽肿，2型纤维蛋白溶酶原不足，钩端螺旋体病，丙酮酸激酶缺乏症，转运蛋白缺乏症，蛋白C缺乏症，纤维肌性增生，成骨不全症，多囊性肾病，口服避孕药，药物中毒（可卡因等）。

　　烟雾综合征的存在使我们对烟雾病的研究复杂化，但也为探索烟雾病的发病机制提供了一定的机会。烟雾综合征涉及的基础疾病或致病因素广泛，虽然在脑血管造影上表现为相同的颅底异常血管网，但与烟雾病相比，烟雾综合征的临床特征、自然病程和治疗方法存在较大差异。并且，单一基础疾病引起的烟雾综合征病例较少，因此对大多数烟雾综合征的研究缺乏共识。根据既往的报道，常见的与烟雾综合征相关的疾病或综合征有如下几类：动脉粥样硬化、自身免疫性疾病、遗传病、传染病和其他疾病。本章节分别对这几种类型的烟雾综合征研究进展进行回顾。

54. 以动脉粥样硬化为基础疾病的烟雾综合征

　　该类型的烟雾综合征以颅内动脉粥样硬化为基础疾病，因为颅内和颅外动脉粥样硬化具有一定程度的差异。如果单纯发现患者有大动脉粥样硬化，如主动脉钙化、冠状动脉狭窄等，同时伴有烟雾病血管病变，就认为是以动脉粥样硬化为基础疾病的烟雾综合征是不准确的。

以动脉粥样硬化为基础疾病的烟雾综合征的病因尚未完全清楚，目前仅发现与多种危险因素有关，主要包括年龄、性别、高脂血症、高血压、糖尿病、高同型半胱氨酸血症等，其中血脂异常被认为是动脉粥样硬化最重要的危险因素。该类型的烟雾综合征临床上缺血性、出血性症状均可出现。

组织病理学检查发现，动脉粥样硬化患者的血管壁通常具有特征性的纤维包膜、脂质沉积、炎性浸润、钙化、坏死及其他一些异常改变，与烟雾病特征性的动脉伴有血管平滑肌细胞增生的内膜增厚有显著差异。

烟雾病的影像学诊断主要依靠 DSA 或 MRA，而以动脉粥样硬化为基础疾病的烟雾综合征和烟雾病有时紧靠上述检查很难区分。近年来，高分辨 MRI 技术可对这些疾病的鉴别诊断提供帮助（详见"烟雾病的影像学表现及研究进展"）。

在治疗方面，内科降脂、控制血压、控制血糖能够延缓病情的进展，但血管重建术是否能够为动脉粥样硬化相关的烟雾综合征带来与烟雾病相同的手术疗效，对此仍然不明确，需要我们进一步开展前瞻性、多中心、大样本量的临床研究加以证实。

55. 以自身免疫性疾病为基础疾病的烟雾综合征

亚洲烟雾综合征患者常合并自身免疫性疾病，其中较多见的是 Graves 病、系统性红斑狼疮、1 型糖尿病和抗磷脂抗体综合征等。此外，还有一些相对少见的与烟雾综合征并存的自身免疫性疾病，如类风湿性关节炎、视神经脊髓炎、干燥综合征、溃疡性结肠炎、大动脉炎和白塞氏病等。

（1）Graves 病

在 GD 相关的烟雾综合征患者中，以女性居多。我们通过 Medline 等数据库共检索到 52 例 GD 相关的烟雾综合征患者，其中男性 8 例，女性 44 例，男女比例为 1 ∶ 5.5。这与既往报道的 GD 的男女比例为 1:（5 ～ 10）有一定的一致性。该 52 例患者的平均年龄约为 30 岁，其中≤ 10 岁 4 例，11 ～ 20 岁 8 例，21 ～ 30 岁 17 例，31 ～ 40 岁 9 例，41 ～ 50 岁 9 例，＞ 50 岁 5 例，其中 21 ～ 30 岁为发病高峰。在 DSA 的铃木分期方面，据报道 GD 相关的烟雾综合征患者主要集中在Ⅲ～Ⅳ期，其次为Ⅱ期，Ⅴ期少见，未发现Ⅰ期和Ⅵ期的病例。

脑梗死是 GD 相关的烟雾综合征患者最主要的临床表现，并且该类患者卒中和疾病进展的发生率均较高。此外，在一项报道中显示 31 例 GD 相关的烟雾综合征患者中，29 例在出现脑缺血事件的同时表现为甲状腺毒症。上述现象可用以下机制来解释：①在甲状腺功能亢进时，由于交感神经兴奋使颅内血管的自身调节紊乱，从而导致颅内血管痉挛及脑血流动力学改变；②大脑新陈代谢和耗氧量的增加，使机体对脑缺血的敏感性增加，尤其是在伴有烟雾病血管病变的情况下，其脑血流储备能力本身就降低，最终导致脑缺血事件的发生；③自身免疫功能紊乱；④甲状腺毒症引起血液的高凝状态；⑤抗甲状腺药物可诱发出现血管炎。

关于 GD 相关的烟雾病血管病变的病因，多数报道倾向于自身免疫和遗传两方面因素。在自身免疫方面，尸检结果显示颅内血管存在显著的淋巴细胞浸润，其中大多数为 T 淋巴细胞，主要位于左侧颈内动脉末端的血管壁上。有趣的是，合并 GD 的烟雾综合征患者经血浆置换治疗后可获得与血管重建术相同的短期至中期疗效，推测可能是循环中的一些大分子物质经血浆置换得以清除，如免疫复合物等。此外，来自韩国和中国的研究均显示烟雾病患者存在甲状腺自身抗体。因此，由 T 细胞、免疫复合物和甲状腺自身抗体介导的炎症反应和自身免疫紊乱可能参与了GD 和烟雾病血管病变共存的机制。在遗传因素方面，一对母女被报道均同时患有 GD 和烟雾病血管病变，提示这些疾病之间存在潜在的遗传关系。此外，烟雾病一个可能的易感基因 *MYMY3*（8q23）与自身免疫性甲状腺疾病的相关基因（8q23-24）非常接近。另有报道称细胞因子分泌异常可能在以甲亢为基础疾病的烟雾综合征中也扮演着重要角色。

通过外科手术进行颅内外血管重建被认为是治疗烟雾病的有效方法，但目前血管重建术对于 GD 相关的烟雾综合征的疗效报道极少。在行血管重建术之前，患者通常使用抗甲状腺药物或放射性碘治疗。部分患者在经过药物治疗后，缺血症状得到明显改善。有报道显示，21 例以 GD 相关的烟雾综合征患者，术前均接受抗甲状腺药物或放射性碘治疗，除 1 例以头痛为主要临床症状的女性患者外，其余患者在术后临床症状均得到显著改善。

（2）系统性红斑狼疮（systemic lupus erythematosus，SLE）

对于该类烟雾综合征目前国内外的相关报道较少，并且以个案为主。多数学者认为 SLE 相关的烟雾综合征的发病原因及病理机制主要是自身免疫因素，因为 SLE 本身就是一种全身性的自身免疫性疾病，而烟雾病的发病机制中亦有多种免疫因素参与。例如，作为 SLE 生物标志物的抗双链 DNA 抗体和抗核抗体也可在烟雾病患者中发现。

头痛是 SLE 相关烟雾综合征患者重要的临床症状，其特点为剧烈、致残、顽固，并且止痛药物治疗无效。有学者认为这种头痛可以作为活动性 SLE 的临床标志，并称之为"狼疮头痛"。但头痛是由 SLE 引起的还是烟雾病血管病变引起的目前还很难界定。

在治疗方面，药物治疗包括血管舒张药物、皮质类固醇、免疫抑制剂和抗凝药物等。有报道显示，对于该类疾病的儿童患者，内科保守治疗仍然有病情加重的可能，因为终身的抗凝治疗会增加未来颅内出血的风险。此外，血管舒张药物有可能加剧患者的头痛症状。但另一项研究发现，SLE 相关的烟雾综合征患者在停止免疫抑制治疗后可导致烟雾病血管病变加重，而有效控制 SLE 的症状对于预防脑血管事件的发生有重要的帮助，因此建议应根据患者临床具体情况酌情应用内科保守治疗。外科手术对于该类患者仍然适用，因为颅内外血管重建可增加脑血流灌注，从而改善患者的缺血症状。

（3）其他自身免疫性疾病

在中国西部的一项研究显示，烟雾病患者自身免疫性疾病的发病率很高（31.0%，44/142），其中以 1 型糖尿病和 GD 病最常见，这进一步印证了自身免疫功能紊乱与烟雾病血管病变相关性。于 2014 年报道了 17 例（男性 8 例，女性 9 例）抗磷脂抗体（antiphospholipid antibodies，aPL）阳性的烟雾综合征患者。aPL 为抗磷脂抗体综合征（anti-phospholipid syndrome，APS）的特征性标记，其可导致血管内皮或内皮下结构损伤，促使血栓形成和血管闭塞。

关于类风湿性关节炎、视神经脊髓炎、干燥综合征、溃疡性结肠炎、大动脉炎和白塞氏病相关的烟雾综合征的病例报道较少。1 例患有高血压病和类风湿性关节炎的 74 岁白种人女性患者，其脑血管造影显示出典型的烟雾病血管病变，T 细胞异常和炎症被认为是其发病原因。在 2 个合并视神经脊髓炎的烟雾综合征病例报道中发现抗 SSA 抗体可能与两种疾病之间存在联系。1 例 21 岁的中国男性患者被报道同时存在肾病综合征、溃疡性结肠炎和烟雾病血管病变，这 3 种疾病均可能涉及炎症和免疫机制。1 例具有常见变异型免疫缺陷病（common variableimmunodeficiency，CVID）和烟雾病血管病史的 29 岁白种人患者，被报道同时患有大动脉炎。大动脉炎又称高安病，是一种罕见的累及大动脉的血管炎。既往的研究表明，γδT 淋巴细胞、抗内皮细胞抗体和 B 淋巴细胞在大动脉炎的发病机制中起重要作用，这可能与烟雾病血管病变的出现有关。1 例患有白塞氏病的 32 岁韩国女性患者出现阵发性 TIA，可能是颅内动脉出现自身免疫性血管炎所致。

自身免疫性疾病和烟雾病血管病变的共存强调了自身免疫可能参与烟雾综合征的血管壁增厚，并可以推测这些现象与 T 细胞功能障碍、aPL 形成和炎症等相关，但具体的机制仍有待阐明。此外，合并自身免疫性疾病的烟雾综合征为何在亚洲人群的发病率高，其与烟雾病在亚洲的高发病率有何关系，仍需要进一步研究。综上所述，对这些自身免疫性疾病的患者实施脑血管筛查及个体化的诊断和治疗十分重要。

56. 以遗传性疾病为基础疾病的烟雾综合征

在唐氏综合征、镰状细胞贫血、Ⅰ型神经纤维瘤病和先天性肝内胆管发育不良症等遗传性疾病中，烟雾状血管病变的发生率较高。而在其他遗传性疾病中，烟雾病血管病变的发生率相对较低，如糖原累积症 1 型、结节性硬化症和多囊性肾病等。此外，遗传性球形红细胞增多症、无色性色素失调症与烟雾病血管病变共存的病例也被报道。

（1）唐氏综合征

自 1986 年报道了 5 例以唐氏综合征为基础疾病的烟雾综合征以来，目前国内外已有几百例的报道。明尼苏达卒中研究中心最新的研究显示，烟雾病患者中唐氏综合征的发病率约为3.8%，是普通新生儿的26倍。除此之外，他们还发现烟雾状血管病变和唐氏综合征并存的患者在白种人和西班牙裔人群中似乎更常见。唐氏综合征相关的烟雾综合征仍以女性多见，但男女比例较普通烟雾病高。其发病人群多为15岁以下儿童，临床表现以缺血性症状为主，出血性症状较少。

唐氏综合征患者常表现为甲床毛细血管形态异常、先天性心脏病、视网膜血管异常、肺血管阻力增加和主动脉内膜纤维增生。唐氏综合征与烟雾状血管病变共存的机制可能主要与21号染色体变异有关。21号染色体编码的蛋白质参与动脉发育过程，包括胱硫醚-B-合成酶、干扰素γ受体和超氧化物歧化酶1等，这些蛋白质可能在三倍体细胞中表达异常，导致血管发育不良和结构性缺陷。其次，21号染色体编码的胶原蛋白Ⅵ表达异常可增加脑血管疾病的风险。此外，唐氏综合征患者可同时存在自身免疫性疾病和自身抗体缺陷。在烟雾病患者中存在的自身抗体异常，如抗磷脂抗体等，也可在唐氏综合征患者中发现，这可能是两种疾病共存的一个潜在关联因素。

在治疗方面，外科血管重建术通常具有良好的预后。分析其原因可能为：①临床以缺血性症状为主；②患者的平均年龄较低，其脑组织具有可塑性，因而较其他类型的患者能更好地恢复。当然更多的未知因素尚需我们进一步去探索。

（2）镰状细胞贫血

据报道，高达41%的镰状细胞贫血患者在第一次卒中后经历脑血管事件复发。最近一项回顾性研究显示镰状细胞贫血相关的烟雾综合征的患病率较以往增加。此外，镰状细胞贫血合并烟雾综合征的儿童患者行红细胞输血治疗可有效降低卒中风险。镰状细胞贫血与烟雾病血管病变共存的机制可能是由患者的高凝状态引起的，这可能会阻断大动脉的滋养血管，导致血管缺血和血管壁细胞增殖。

（3）Ⅰ型神经纤维瘤病

Ⅰ型神经纤维瘤病相关的烟雾综合征经常在亚洲人群中报道。有学者提出，与烟雾病候选基因 *RNF213*（17q25.3）位于相同区域的Ⅰ型神经纤维瘤病基因突变可能导致神经纤维蛋白功能障碍，促进平滑肌细胞和内皮细胞的增殖，并导致颅内新生血管的形成。另一种假说是Ⅰ型神经纤维瘤病的头颅放射治疗可能造成颅内血管壁损伤，导致辐射相关烟雾综合征的形成。

（4）先天性肝内胆管发育不良症

2012年，一名10岁的白种人女孩被诊断为先天性肝内胆管发育不良症和烟雾综合征，与之前的14例报道相似。编码Notch受体配体Jagged1的 *JAG1* 基因突变是与先天性肝内胆管发育不良症相关的核心突变，而受Notch3和Jagged1影响的血管稳态信号通路参与了胚胎脑血管的发育。

（5）其他遗传性疾病

目前仅有 3 例合并糖原累积症 1 型的烟雾综合征病例被报道，其发病机制尚未阐明。以前曾报道过与结节性硬化症相关的烟雾综合征和与多囊性肾病相关的烟雾综合征，而在 2017 年报道了第一例同时患有结节性硬化症和多囊性肾病的烟雾综合征患者，但这些疾病之间的潜在联系仍然未知。一名来自北非的 5 岁女孩，在确诊患有遗传性球形红细胞增多症后的 1 个月内出现烟雾综合征的症状，其机制可能为严重的溶血使 NO 被清除，从而诱导血管内皮损伤和氧化损伤。此外，一名来自多伦多的 17 岁女孩被诊断为无色性色素失调症和烟雾综合征，而这两种疾病共存的机制仍不清楚。

烟雾综合征常与遗传性疾病相关，而这种现象的原因仍有待澄清。探索这些疾病共存的遗传机制，尤其是这些患者的 *RNF213* 基因多态性及这些基因突变的相互作用是非常重要的。此外，与烟雾综合征相关的这些遗传性疾病中是否存在免疫系统功能障碍仍需要进一步明确。与自身免疫性疾病的管理类似，对于合并遗传性疾病的烟雾综合征应建立个体化的诊断和治疗方案。此外，这些共存疾病的分子生物学研究应是未来研究的重点。

57. 以传染性疾病为基础疾病的烟雾综合征

常见的与烟雾综合征相关的病原体包括 EB 病毒、痤疮丙酸杆菌、钩端螺旋体和人类免疫缺陷病毒等，而其他与烟雾综合征相关的病原体如结合分枝杆菌、支原体、麻疹病毒、巴尔通体和肺炎球菌等报道的较少。

（1）EB 病毒

日本的一项研究表明，与健康对照组相比，烟雾病患者 EB 病毒抗体和 EB 病毒 DNA 的血清滴度增加。EB 病毒在多种自身免疫性疾病的发生、发展中起重要作用，包括系统性红斑狼疮、抗磷脂抗体综合征、类风湿性关节炎和多发性硬化症等，而上述疾病与烟雾综合征密切相关。

（2）痤疮丙酸杆菌

1997 年，在日本烟雾病患者的血清中发现痤疮丙酸杆菌抗体及 IgM、α2M 和 Tf 的水平升高，这表明痤疮丙酸杆菌感染和免疫炎症因子与烟雾病的发病机制血管。

（3）钩端螺旋体

钩端螺旋体性脑动脉炎可表现为与烟雾病相似的脑血管造影特征，上述疾病可根据病史、血清检查和动脉组织学检查来鉴别。此外，血管内皮细胞增殖为钩端螺旋体相关烟雾综合征的基本病理学改变，而血管平滑肌细胞增殖是烟雾病的特征性病理学改变。

（4）人类免疫缺陷病毒（HIV）

意大利和南非的 2 名有 HIV 感染史的患者被诊断为烟雾综合征，其发病机制可能是由促炎细胞因子失衡或抗逆转录病毒治疗诱导的血管内皮细胞改变和损伤所致。

（5）其他病原体

一名有肺结核病史的 30 岁菲律宾女性被诊断为多发性脑梗死，并认为这是与肺结核相关的动脉炎所导致的烟雾综合征。意大利于 2006 年报道了 1 例肺炎支原体相关的烟雾综合征，为 2 岁女性患儿。据报道，一名 24 岁的白种人女性被诊断为巴尔通体感染，其颈内动脉和相邻血管出现进行性闭塞，血栓形成和巴尔通体相关性血管炎可能是该患者颅内动脉闭塞的机制。此外，2013 年有报道称，一名来自巴基斯坦的 55 岁男性在患肺炎球菌脑膜炎 3 个月后发展为烟雾综合征，可能是由炎症性血管炎和血管壁的自身免疫性病变引起。

病原体感染后继发烟雾病血管病变的组织学和分子生物学机制尚需进一步研究。同样，对于此类患者，应制定个体化的诊断和治疗方案。

58. 以其他疾病为基础疾病的烟雾综合征

一些其他类型的疾病也被报道与烟雾综合征相关，如颅脑放射损伤、Schimke 型免疫骨发育不良、Sneddon 综合征、黏多糖病 II 型、急性坏死性脑病和银屑病等。

头颅放疗是低级别胶质瘤、鞍旁肿瘤、急性淋巴细胞白血病和 1 型神经纤维瘤病的重要治疗方法，同样也是烟雾综合征的高危因素。其中接受鞍旁区放射治疗的年轻患者（＜ 5 岁）最容易发展为烟雾综合征。一项报道显示在 1846 例 ALL 患者中有 6 例出现烟雾综合征，并且该 6 例患者均接受了 18Gy 或 24Gy 的预防性头颅放射治疗。行彩色多普勒超声检查显示放射相关的烟雾病血管病变可能是由于肿瘤本身或手术引起的动脉压迫或包裹，以及由放射引起的弹性组织和血管壁变性导致的。

据报道，来自伊拉克和印度的 2 名女孩同时患有 Schimke 型免疫骨发育不良和烟雾综合征，并认为是由于 Schimke 型免疫骨发育不良合并的烟雾综合征引起的高血压和高脂血症导致的。来自意大利的 1 名 44 岁女性同时患有 Sneddon 综合征和烟雾综合征，某些因素如高凝状态、复发性血栓形成、抗磷脂抗体和慢性缺氧可能导致了这些疾病的共存。加拿大报道了 1 例合并黏多糖病 II 型的 8 岁烟雾综合征患儿，可能是由于 GNPTAB 突变或神经节苷脂的细胞内聚集导致的。韩国报道了 1 例急性坏死性脑病相关的 28 个月的烟雾综合征患儿，但这些疾病的因果关系还有待澄清。此外，1 名 8 岁女孩被报道同时患有脓疱型银屑病和烟雾综合征，免疫异常可能是这些现象的原因（表 14）。

表 14　常见与 MMS 相关疾病或综合征的分类及特征

类别	特征和发病机制	分布
1. 动脉粥样硬化	继发于动脉粥样硬化性闭塞的烟雾病血管病变	一般人群
2. 自身免疫性疾病		
常见		
Graves 病	1. 卒中和疾病进展的风险较高；2.T 细胞功能紊乱；3. 甲状腺自身抗体	一般人群

续表

类别	特征和发病机制	分布
系统性红斑狼疮	1.MMV 发生晚于系统性红斑狼疮；2. 控制系统性红斑狼疮有助于预防脑血管事件发生	一般人群
1 型糖尿病	目前仅报道于中国	中国
抗磷脂抗体综合征	抗磷脂抗体介导的血管内皮或内皮下结构损伤，并促进血栓形成和缺血	一般人群
少见		
类风湿性关节炎	1.T 细胞异常；2. 炎症	白种人
视神经脊髓炎或干燥综合征	SSA 抗体	中国，日本
溃疡性结肠炎	1. 炎症；2. 免疫因子	中国
大动脉炎	1.γδT 淋巴细胞；2. 抗内皮细胞抗体；3.B 淋巴细胞功能紊乱	白种人
白塞氏病	自身免疫性血管炎	韩国
3. 遗传性疾病		
常见		
唐氏综合征	1.21 号染色体编码的参与动脉发育的蛋白质和胶原蛋白Ⅵ表达异常；2. 自身免疫性疾病和自身抗体缺陷	多见于白种人和西班牙裔
镰状细胞贫血	1. 高凝状态；2. 大动脉的滋养血管阻塞	美国，西班牙裔和非裔美国人
1 型神经纤维瘤病	1.*NF1* 基因与 *MMD* 候选基因位于同一区域；2. 神经纤维蛋白功能障碍促进平滑肌细胞和内皮细胞增殖；3. 头颅放射损伤	多见于美国和欧洲

续表

类别	特征和发病机制	分布
先天性肝内胆管发育不良症	*Notch3* 和 *Jagged1* 的基因突变，影响了参与胚胎脑血管发育的血管稳态信号通路	白种人
少见		
糖原累积症 1 型	肺血管内膜纤维化	日本
结节性硬化症，多囊性肾病	相邻基因缺失	白种人
遗传性球形红细胞增多症	严重的溶血使 NO 被清除，从而诱导血管内皮损伤和氧化损伤	北非
无色性色素失调症	机制尚不明确	加拿大
4. 传染性疾病		
常见		
EB 病毒	1.EB 病毒抗体和 EB 病毒 DNA 的血清滴度增加；2.EB 病毒与系统性红斑狼疮、抗磷脂抗体综合征、类风湿性关节炎和多发性硬化症等疾病相关	日本
痤疮丙酸杆菌	血清中痤疮丙酸杆菌抗体以及 IgM、$\alpha 2M$ 和 Tf 的水平升高	日本
钩端螺旋体	1. 钩端螺旋体性脑动脉炎；2. 血管内皮细胞增殖	中国
人类免疫缺陷病毒	1. 促炎细胞因子失衡；2. 抗反转录病毒治疗诱导的血管内皮细胞损伤	意大利，南非
少见		
结核分枝杆菌	1. 多发脑梗死；2. 结核相关动脉炎	菲律宾

续表

类别	特征和发病机制	分布
肺炎支原体	多发脑梗死	意大利
巴尔通体	1.血栓形成；2.巴尔通体相关血管炎	白种人
肺炎球菌	1.炎症性血管炎；2.血管壁自身免疫性病变	巴基斯坦
5.其他		
颅脑放射损伤	由放射引起的弹性组织和血管壁变性	一般人群
Schimke型免疫骨发育不良	高血压和高脂血症	伊拉克，印度
Sneddon综合征	1.高凝状态、复发性血栓形成；2.抗磷脂抗体；3.慢性缺氧	意大利
黏多糖病Ⅱ型	*GNPTAB*突变和神经节苷脂的细胞内聚集	加拿大
急性坏死性脑病	机制尚不明确	韩国
银屑病	免疫异常	日本

小结

综上所述，烟雾综合征是与自身免疫因素、遗传畸变、感染、炎症、颅脑放射损伤、血流动力学应激状态、高血压、高脂血症、慢性缺氧和高凝状态相关的脑血管疾病，但这些疾病的共存机制仍有待进一步研究。烟雾综合征与烟雾病的影像学表现相似，但在临床表现、治疗效果及长期预后等方面存在差异，因此给临床诊断和治疗带来一定的困难。对这些患者进行头颅 MRI/MRA 筛查，并制定个体化的诊断和治疗方案，以及对于病情变化的密切观察十分重要。随着对烟雾综合征的遗传学、分子生物学及影像学认识的不断加深，相信在不久的将来，其诊断和分类标准会更为科学。大样本、前瞻性的随机对照研究仍然是指导此类疾病治疗的发展方向，而病因学研究的突破，有可能对此类疾病的治疗策略带来改变。

参考文献

1. Li D, Yang W, Xian P, et al.Coexistence of moyamoya and Graves' diseases: the clinical characteristics and treatment effects of 21 Chinese patients. Clin Neurol Neurosurg, 2013, 115 (9)：1647-1652.

2. Chen JB, Lei D, He M, et al. Clinical features and disease progression in moyamoya disease patients with Graves disease. J Neurosurg, 2015, 123 (4)：848-855.

3. Ohba S, Nakagawa T, Murakami H. Concurrent Graves' disease and intracranial arterial stenosis/occlusion: special considerations regarding the state of thyroid function, etiology, and treatment. Neurosurg Rev, 2011, 34 (3)：297-304.

4. Ni J, Zhou LX, Wei YP, et al. Moyamoya syndrome associated with Graves' disease: a case series study. Ann Transl Med, 2014, 2 (8)：77.

5. Malik S, Russman AN, Katramados AM, et al. Moyamoya syndrome associated with Graves' disease: a case report and review of the literature. J Stroke Cerebrovasc Dis, 2011, 20 (6)：528-536.

6. Kim SJ, Heo KG, Shin HY, et al. Association of thyroid autoantibodies with

moyamoya-type cerebrovascular disease: a prospective study. Stroke, 2010, 41 (1): 173-176.

7. Li H, Zhang ZS, Dong ZN, et al. Increased thyroid function and elevated thyroid autoantibodies in pediatric patients with moyamoya disease: a case-control study. Stroke, 2011, 42 (4): 1138-1139.

8. Lei C, Wu B, Ma Z, et al. Association of moyamoya disease with thyroid autoantibodies and thyroid function: a case-control study and meta-analysis. Eur J Neurol, 2014, 21 (7): 996-1001.

9. Tokimura H, Tajitsu K, Takashima H, et al.Familial moyamoya disease associated with Graves' disease in a mother and daughter. Two case reports. Neurol Med Chir (Tokyo), 2010, 50 (8): 668-674.

10. Wang R, Xu Y, Lv R, et al. Systemic lupus erythematosus associated with Moyamoya syndrome: a case report and literature review. Lupus, 2013, 22 (6): 629-633.

11. Chen JB, Liu Y, Zhou LX, et al. Prevalence of autoimmune disease in moyamoya disease patients in Western Chinese population. J Neurol Sci, 2015, 351 (1-2): 184-186.

12. Wang Z, Fu Z, Wang J, et al. Moyamoya syndrome with antiphospholipid antibodies: a case report and literature review. Lupus, 2014, 23 (11): 1204-1206.

13. Chan NH, Ip VH, Au L, et al. Moyamoya disease in a patient with neuromyelitis optica. Oxf Med Case Reports, 2014, 2014 (1): 13-15.

14. Kainth DS, Chaudhry SA, Kainth HS, et al. Prevalence and characteristics

of concurrent Down syndrome in patients with moyamoya disease.Neurosurgery, 2013, 72 (2): 210-215.

15. Kennedy BC, McDowell MM, Yang PH, et al. Pial synangiosis for moyamoya syndrome in children with sickle cell anemia: a comprehensive review of reported cases. Neurosurg Focus, 2014, 36 (1): E12.

16. Porras JL, Yang W, Garzon-Muvdi T, et al. Surgical Treatment for Patients with Moyamoya Syndrome and Type 1 Neurofibromatosis. World Neurosurg, 2017, 99: 19-25.

17. Koss M, Scott RM, Irons MB, et al. Moyamoya syndrome associated with neurofibromatosis Type 1: perioperative and long-term outcome after surgical revascularization. J Neurosurg Pediatr, 2013, 11 (4): 417-425.

（叶 挺 汪 汇 整理）

烟雾病的治疗和预后

　　尽管烟雾病的发病机制尚未完全阐明，但许多研究已经证明了颅内 - 外血管重建术在预防卒中方面的有效性，其主要目的是使用颈外动脉系统通过直接或间接的方式来增强颅内血流，从而改善脑血流量和脑血流储备能力。直接血管重建术通常使用颞浅动脉作为供体动脉，偶尔也使用枕动脉，而受体动脉一般选择大脑中动脉。至于间接血管重建术，目前已经有多种技术通过使用各种有较丰富血供来源的组织来完成。在某些情况下，还可通过血管重建术增强大脑前动脉和大脑后动脉供血区的血供。目前，血管重建术可有效预防缺血性卒中已被大多数学者们接受，但预防出血的有效性仍存在一些争议。血管内治疗可以栓塞侧支血管的动脉瘤，也有尝试对颅内狭窄段血管成形术治疗烟雾病，但长期疗效不理想。此外，由于疾病的特点和对治疗技术的要求，围手术期脑梗死和高灌注综合征等并发症的发生率较高，预防和正确处理这些并发症对于确保手术预后至关重要。

59. 烟雾病的药物治疗无法完全替代手术治疗

（1）对症治疗和预防性药物治疗

目前尚没有特殊的药物肯定有效预防或逆转烟雾病的进展。保守治疗主要侧重于对烟雾病一些常见症状的控制，如针对头痛可使用一些非血管收缩剂类的常规止痛药，以及抗癫痫药物和抗抑郁药物的使用等。尽管缺乏确凿的证据，但对于缺血型烟雾病患者，或较轻的烟雾病患者，可考虑院前使用抗血小板药物，目的是在一定程度上预防卒中的发生和复发。一些钙离子通道阻滞剂如尼莫地平、尼卡地平和维拉帕米等也被报道用于改善烟雾病患者的临床症状，但其有效性尚未得到证实，我们自己观察到尼莫地平甚至使部分患者的缺血症状加重。此外，烟雾病的保守治疗还应包括对高血压、糖尿病、高脂血症、高同型半胱氨酸血症、甲状腺功能亢进、吸烟及肥胖等卒中危险因素的有效控制。

（2）卒中急性期治疗

缺血型烟雾病患者禁用静脉组织型纤溶酶原激活剂（tissue plasminogen activator，tPA）（日本卒中学会静脉 tPA 合理应用指南）。对于表现为脑梗死的成人烟雾病患者，推荐应用依达拉奉等神经保护剂，以及抗血栓药物，如奥扎格雷、阿加曲班、阿司匹林和肝素等（Ⅲ级证据），同时这些也是动脉粥样硬化性脑梗死的指定用药。对大面积梗死导致脑水肿和颅内高压的患者，甘露醇被认为有效（Ⅲ级证据）。此外，对症支持治疗在脑梗死急性期是十分重要的，如使用退烧药治疗发热，一般体温高于

38.5℃应予药物干预，使用抗癫痫药物治疗癫痫发作，适当控制血压，吸氧以维持动脉血氧饱和度，以及在严重病例中预防性应用抗溃疡药物（Ⅲ级证据）。当需要机械通气时，动脉血 CO_2 分压应维持在 40mmHg 之上。关于血压控制，与其他脑梗死治疗一样，急性期血压通常不宜控制过低（Ⅲ级证据）。

关于儿童烟雾病脑梗死药物治疗的报道较少。服用阿司匹林进行抗血小板治疗（1 ～ 5mg/kg）被认为有效（Ⅲ级证据）。与成人缺血型烟雾病患者相似，儿童患者可应用神经保护剂依达拉奉及抗血栓药奥扎格雷或阿卡曲班。抗惊厥药物应该用于治疗惊厥。同时应该注意，阿司匹林会增加小儿瑞氏综合征的发病风险。

出血性卒中急性期的处理原则与其他病因导致的脑出血相似。根据脑出血治疗指南，对于成人出血型烟雾病患者，当收缩压 ≥ 180mmHg、舒张压 ≥ 105mmHg 或平均动脉压 ≥ 130mmHg 时，降低血压可能是有效的。具体血压降低到什么水平，应根据每一例患者的具体情况，必须维持足够的脑灌注，否则会增加继发脑缺血风险。此外，还应停止所有抗血小板药物和抗凝药物，同时考虑给予维生素 K 和血制品，如新鲜冰冻血浆和Ⅸ因子复合物等（Ⅲ级证据）。

（3）烟雾病的自然史和保守治疗结果

烟雾病在 6 年内疾病进展率约为 20%，女性被确定为疾病进展的独立危险因素。另一项报道对 41 例单侧烟雾病患者进行了平均 34 个月的随访，其中有 6 例（14.6%）先前未受累的一侧出现进展。基于这些报道，烟雾病似乎是一种持续进展的疾病。在许多关于烟雾病进展的危险因素分析中，GD 等甲状腺疾病是众所周知的与烟雾病快速进展相关的疾病。最近，*RNF213* 基因突变被认为是可能导致烟雾病的致病基因。

　　血管重建术被认为治疗症状型烟雾病患者有效的方式。而对于部分无症状型或脑血流动力学状态尚处稳定的烟雾病患者，有些医师选择保守治疗。2007 年日本的一项多中心调查结果显示，未经手术治疗的无症状型烟雾病患者卒中的发生率为 3.2%/ 年，血流动力学受损是新发卒中的危险因素。北美的一项类似研究表明，缺血性和出血性卒中的发生率分别为 13.3%/ 年和 1.7%/ 年，女性和吸烟是卒中发展的危险因素。对于血流动力学稳定的烟雾病患者，在超过 83 个月的随访期内卒中的发生率为 4.5%/ 年，其中以出血为临床表现的卒中率（5.7%/ 年）高于缺血组（4.2%/年）和无症状组（3.4%/ 年），并且家族史和甲状腺疾病的存在是影响卒中发生的危险因素。对于缺血型烟雾病患者，行保守治疗的卒中率为 5.6%/ 年，高血压、糖尿病、后循环病变及脑血流储备降低是缺血性卒中再发的独立危险因素。长期随访发现，接受保守治疗的成人缺血型烟雾病患者，其 1 年和 5 年的卒中再发率分别为 2.9% 和 8.5%，与手术组之间无明显差异（5.1% 和 5.6%），但 10 年卒中再发率保守治疗组（19.6%）明显高于手术组（9.4%）（*P*=0.041）；在 140 例保守治疗的患者中，21 例因灌注或临床症状加重而接受血管重建术治疗。因此，烟雾病作为一种慢性进展性疾病，保守治疗不是预防其远期卒中再发的有效方式。

内科医师普遍使用抗血小板药物来预防烟雾病患者缺血事件的发生，特别是在非亚洲地区。根据全球范围的调查报告，31%的烟雾病患者长期使用阿司匹林。然而，抗血小板药物预防烟雾病卒中的有效性仍缺乏证据。近期，日本一项多中心、大样本量的研究显示，院前使用抗血小板药物治疗的非出血型烟雾病患者拥有更良好的神经功能（mRS 评分为 0 或 1 分），提示早期应用抗血小板药物治疗可降低非出血型烟雾病患者的卒中风险。然而，另一项大样本量的研究显示，抗血小板治疗并不能预防缺血型烟雾病患者再发脑梗死。根据作者的观点，烟雾病患者脑梗死的发生并不是由于内皮损害、血栓形成而导致，理论上抗血小板药物并不能有效防止烟雾病患者缺血型卒中的发生。此外，尽管抗血小板药物会增加出血倾向，但该研究显示在出血型烟雾病患者中，使用抗血小板治疗并没有增加颅内出血的风险。然而，对于症状型烟雾病患者抗血小板治疗并不能替代手术治疗。我们认为合并动脉粥样硬化、糖尿病等高危因素的成年患者可考虑使用抗血小板治疗，但同时严密监测出血的风险。

60. 烟雾病的血管内治疗

部分医师尝试通过支架置入术治疗烟雾病的颈内动脉或大脑中动脉局部狭窄。Khan 回顾了 5 例使用裸金属支架治疗的成人烟雾病患者，虽然短期内受影响区域的脑血流量有所改善，但长期随访的结果却令人失望，复查 DSA 示 4 例患者出现 70%～ 90% 的支架再狭窄，1 例患者出现闭塞，所有患者均接受了进一步的血管重建术治疗。鉴于烟雾病特殊的病理生理学机制，当支架在病变部位展开时，很容易出现内膜增生和支架内再狭窄。

因此，嵌入免疫抑制剂的药物洗脱支架已经应用于烟雾病患者的血管内治疗。置入该支架后，尽管未观察到明显的支架内再狭窄，但在远端节段发生了新的狭窄。此外，支架置入后需要维持双重抗血小板治疗以防止支架内血栓形成，而药物洗脱支架则需要更长的时间，这也增加了烟雾病出血的风险。因此，对于烟雾病患者通常不推荐进行颅内支架置入术。

烟雾病行血管内治疗的另一个目的是预防出血型烟雾病患者再次出血。烟雾病增多、扩张的侧支血管常伴有假性动脉瘤形成，并且假性动脉瘤的存在是复发性出血的独立危险因素。因此，假性动脉瘤的血管内栓塞术有助于预防烟雾病患者的再出血。在血管内栓塞期间，微导管应尽可能靠近动脉瘤，因为其载瘤动脉可能是侧支代偿的一部分，如果将其栓塞可能导致缺血性并发症的出现。因此，操作医师应仔细评估血管供应的区域，以权衡这种手术的益处和风险。有些动脉瘤载瘤动脉管径细小且迂曲，导管无法进入，可以不予处理，多数在血管重建术后动脉瘤可自行消失。

61. 烟雾病的血管重建术指征

烟雾病手术治疗的主要目的是通过外科手段将颈外动脉系统的血流引入颅内，建立颅内－外侧支循环，从而改善低灌注区的 CBF，并恢复脑血流储备能力（cerebrovascular reserve capacity，CVRC），以此来降低脑缺血事件发生的风险，但并不能从根本上逆转烟雾病的病理进展。烟雾病的手术指征需要结合患者的症状和影像学资料进行综合评估，但目前血管重建术的适应证更多是基于专家的普遍共识，而不是更高级别的证据。

（1）缺血型烟雾病

对于缺血型烟雾病一般公认的适应证包括：①已经出现过明显的脑缺血症状，包括 TIA 和脑梗死；②有明确的 Willis 环附近脑血管狭窄或闭塞；③辅助检查提示存在脑血流动力学受损，包括局部 CBF、CVRC 减低等。此外，临床表现为进行性神经功能障碍的患者，包括认知功能下降或反复癫痫发作，也可考虑行手术治疗。

（2）出血型烟雾病

对于出血型烟雾病患者的手术指征目前尚存争议。有证据指出烟雾病患者在血管重建术后的脑血管造影显示烟雾状血管减少，或伴有周围动脉瘤消失，推测可能与血管重建术降低了侧支血管的血流动力学负荷有关。还有研究发现，与保守治疗相比，出血型烟雾病患者接受手术治疗后的再出血率显著降低。不过也有许多报道否认血管重建术具有预防再次出血的作用。然而，血管重建术可以改善出血型烟雾病患者的缺血状态。因此，至少对于这些合并缺血发作的出血型烟雾病患者，手术治疗能够获益。

（3）儿童烟雾病

对于儿童烟雾病患者手术指征要适当放宽，因为儿童患者的病情进展较成人更快，且有 3/4 的儿童发病后 4 年较同龄儿童学习能力下降，因此在发生不可逆性脑损伤之前进行早期诊断和积极干预对儿童烟雾病患者获得良好的临床预后十分重要。早期治疗可使 90% 以上的儿童恢复正常学习、生活，甚至学习能力较术前明显提高。

（4）无症状型烟雾病

如前所述，具有相对稳定的脑血流动力学状态的烟雾病患者，或无症状型烟雾病患者的卒中发生率似乎并不低，为了确保这些患者的良好预后，在权衡手术可能带来的利益和风险的前提下，可考虑积极行手术治疗。

（5）手术的相对禁忌证

一般认为在头颅 MRI 的弥散像上表现为急性或亚急性脑梗死的患者，不宜立即行手术治疗，因为这可能会增加围手术期卒中的风险，应给予保守治疗并观察数周后再行外科血管重建术。在脑出血的急性期，根据颅内压迫的情况应首先给予清除血肿或保守治疗，待病情平稳、血肿彻底吸收后再考虑择期行血管重建术。据文献报道，出血或梗死后的手术时机一般控制在 2 个月以后，实际我们认为因人而异，应采取个体选择，因为首次梗死或出血后恢复期越长，越能增加手术的安全性，但同时在等待期间会增加再次梗死和再次出血的风险。由于严重的脑梗死或脑出血导致临床状况不佳的患者，除非出现显著改善，否则应谨慎权衡手术治疗的利弊。

62. 烟雾病血管重建术的术前评估手段

影像学检查在评估血管重建术指征中也发挥着重要作用。术前 DSA 应对双侧颈内动脉、双侧颈外动脉和椎动脉进行单独造影，以评估颅内外血管情况及自发形成的侧支代偿情况，并确定实施血管重建术的最佳位置和供体动脉的管径。如果颞浅动脉的管径合适，可行直接血管重建术；如果颞浅动脉的管径较小，特别是儿童患者，可选择行血管融通术；如果没有合适的颞浅动脉，颞肌贴敷术也是可行的选择。

CT 和 MRI 可用于观察烟雾病患者的一些颅内改变，包括陈旧性梗死灶和出血灶，以及 Willis 环的血管狭窄和烟雾状血管等表现。此外，MRI 的弥散像和灌注成像还可识别缺血早期病变的区域。

烟雾病在脑血流动力学方面表现为脑血流储备能力显著降低，其可通过 PET、Xe-CT 以及 SPECT 的乙酰唑胺激发试验来评估。近期，CT 和 MRI 灌注被证明其评估的烟雾病脑血流动力学受损与 PET、SPECT 等 "金标准" 具有较高的一致性，这些受损的大脑区域后续出现梗死的风险很高，而血管重建术可通过改善烟雾病患者的脑血流灌注使这些缺血症状逐渐消退。

对于双侧烟雾病患者，初次手术侧的选择取决于对患者临床症状、脑梗死部位、DSA 分期、灌注缺损程度及优势半球等因素的综合考虑，如第一次手术后恢复良好，再进行对侧半球手术（我们习惯间隔 1 ～ 3 个月）。术前应与麻醉团队进行充分的沟通，并在围手术期给予充分的补液和严格的血压管理。此外，对伴有高危因素的患者，围手术期使用阿司匹林可降低发生缺血性卒中的潜在风险。

63. 手术技术

（1）直接血管重建术

自 20 世纪 70 年代以来，直接血管重建术已广泛用于治疗烟雾病患者。直接血管重建术最主要的优势在于，通过将颅外动脉直接与颅内动脉的皮层分支相吻合（或称为"搭桥"），可迅速增加缺血大脑的血流量，并且间接的侧支循环也可随着时间的推移逐渐形成。然而，直接血管重建术的操作难度较大，需要外科医师经历严格的训练，并且对患者自身血管情况的要求较高，因为在烟雾病的末期阶段，或者是年幼的儿童患者，往往皮层动脉的管径较小，血管壁也更脆弱，使吻合术难以实施。由于该技术过程复杂，手术时间较长，并且术中需要临时夹闭皮层动脉，导致围手术期缺血并发症的发生率较高。此外，术后高灌注综合征是导致患者神经功能恶化的另一个重要问题，其通常在直接血管重建术后出现。

直接血管重建术在大多数情况下选择颞浅动脉（superficial temporal artery，STA）作为供体动脉，有时也会使用颞深动脉（deep temporal artery，DTA）或枕动脉（occipital artery，OA）等。而受体动脉通常选择大脑中动脉（middle cerebral artery，MCA）的皮层分支，最经典的术式为 STA-MCA 吻合术。此外，还可根据患者颅内低灌注的区域，选择将颞浅动脉额支与大脑前动脉（anterior cerebral artery，ACA）分支相吻合，或将枕动脉与大脑后动脉（posterior cerebral artery，PCA）分支相吻合。目前，神经外科医师通常将直接血管重建术与各种间接技术相结合，以扩大侧支代偿的范围，并确保远期血供。

（2）间接血管重建术

间接血管重建术的基本原理是将血管或各种结缔组织覆盖于缺血的大脑表面，由于烟雾病这一疾病的特殊性质，促使其自发地形成侧支循环向大脑皮层代偿供血，这个过程称为"融通"。用于"融通"的组织包括颞浅动脉、帽状腱膜、颞肌、硬脑膜及它们的组合。间接血管重建术的优势在于其比直接手术更容易操作，这使得手术时间更短，并且无需在术中阻断血流，这对于并发症的控制十分重要。此外，间接血管重建术后也避免出现高灌注综合征。然而，由于侧支循环的建立并发挥作用通常需要一周以上的时间，因此无法立即改善患者的脑血流量。但对于长期处于慢性缺血状态的烟雾病患者而言，缓慢增加其脑血流量似乎是更加符合生理状态的一种方式，就像饥饿太久不能立即饱食一样。同时这种"自发的融通"会根据脑表面的需求增加新生血管的量，自然达到一种良好的供需平稳状态，使患者的感受更加舒适。

间接血运重建的手术方式可根据使用的不同组织进行分类，目前临床上常用的术式包括脑－硬膜贴敷术（encephalo-duro-synangiosis，EDS）、脑－颞肌贴敷术（encephalo-myo-synangiosis，EMS）、脑－硬膜－动脉血管融通术（encephalo-duro-arterio-synangiosis，EDAS）、脑－硬膜－动脉－颞肌血管融通术（encephalo-duro-arterio-myo-synangiosis，EDAMS）、脑－帽状腱膜贴敷术（encephalo-galeo-synangiosis，EGS）、脑－颅骨膜贴敷术（encephalo-periosteal-synangiosis，EPS）、颅骨多点钻孔术（multiple bur holes，MBH）、脑－大网膜血管融通术（encephalo-omental-synangiosis，EOS）等。

64. 烟雾病常见的围手术期并发症

（1）围手术期卒中

关于烟雾病血管重建术后并发症的报道有很多，1.6%～16.0%的患者因术后卒中而导致不可逆性神经功能缺损，并且成人较儿童更常见。此外，0.9%～8.0%的患者因围手术期脑梗死而导致不可逆性神经功能缺损。由于操作时间长，术中需要临时阻断血流，以及术后高灌注综合征等因素，直接血管重建术围手术期并发症的发生率可能要高于间接血管重建术。然而，影像学可见的脑梗死发生率要高于（无?）症状的脑梗死。Funaki 报道的 140 例行直接血管重建术的烟雾病患者中，13 例（9.3%）在术后 MRI 弥散加权像检测到病变，但仅有 4 例（2.9%）表现为不可逆的症状。

　　研究表明，术前 CT 或 MRI 显示颅内多发缺血、梗死灶，以及新近缺血性症状的频繁发作，是血管重建术围手术期缺血性并发症的重要危险因素。因此，对于这些患者要尽可能避免非手术的血流动力学危险因素，如高碳酸血症（?）、低碳酸血症、低血压和低血容量等，因为这些患者不具有正常的脑血流量和脑血管调节能力。综上所述，在拟行血管重建术前与麻醉师和护士进行充分的沟通非常重要。

　　在先前的研究中，0.7% ～ 8.0% 的烟雾病患者在血管重建术后因出血性并发症而导致永久性残疾。儿童烟雾病患者中约 4.8% 在术后出现需要外科处理的硬膜外血肿，明显高于非烟雾病开颅手术组（0.8%，$P < 0.001$）。据报道，大多数术后缺血性和出血性卒中在术后即刻发生，因此控制这些并发症对保证烟雾病血管重建术的预后十分重要。我们近年需要再次手术处理的术后出血发生率控制在 1% 以下。

　　（2）高灌注综合征

　　引起术后神经系统症状的另一个常见并发症是高灌注综合征

（发生率 21.5% ～ 50.0%），并且多数发生在手术后 3 天内。高灌注综合征出现的机制可能是由于烟雾病患者的大脑长期处于缺血状态，使颅内动脉的自身调节能力受损，在直接血管重建术后，突然增加的血流通过这些受损的动脉可引起各种临床症状，如头痛、短暂性神经功能缺失和颅内出血等。此外，由于长期处于慢性缺血状态，烟雾病患者颅内动脉的血管通透性增加也可能是原因之一。

在诊断出高灌注综合征后，应将血压维持在正常水平来控制脑血流量，同时注意给予充足的液体量以防止缺血性并发症的出现。幸运的是，大多数高灌注综合征经有效治疗后是可逆的，症状通常在术后 2 周内消退。然而，大约 3% 的高灌注综合征患者的颅内出血通常与预后不良有关。

（3）供体血管相关并发症

在烟雾病直接血管重建术后，移植的颞浅动脉可能会发生闭塞。这种闭塞与多种因素相关，除吻合口自身的因素外，另一个重要的原因可能是由受体血管和供体血管的血流在局部构成直接压力梯度竞争而引起，如果受体血管的血流量充足，则不需要供体血管输入的血流。一旦发生供体血管闭塞，如果没有联合间接血管重建术，或缺乏足够的侧支循环，可能需要二次手术进行修正。此外，直接血管重建术缝合的动脉吻合口长时间容易形成动脉瘤，这种类型的动脉瘤可能是由血流动力学压力升高引起的。如果动脉瘤破裂，则需要手术治疗。

（4）头皮切口相关并发症

在手术过程中，游离的颞浅动脉或枕动脉被植入颅内，这可能会导致在血管重建术后出现头皮缺血。据报道，头皮切口相关并发症的发生率为 17.6% ～ 21.4%，术中颞浅动脉的 2 个分支均被利用，糖尿病病史及吸烟史被证明是其危险因素。为预防切口相关并发症，在缝合头皮时应尽量减少对皮缘的电凝止血，并注意避免切口的张力过高。

65. 血管重建术是烟雾病预防远期卒中的理想治疗方式

（1）缺血型烟雾病的手术预后

无论是直接还是间接血管重建术，其主要目的都是预防烟雾病患者远期卒中事件的发生。如上所述，行保守治疗的烟雾病患者卒中的发生率为 3.2% ～ 19.6%/ 年。在随访期超过 1 年的研究中，成人烟雾病患者经直接或联合血管重建术后的卒中率为 0 ～ 5.4%/ 年（表 15），明显低于保守治疗的结果。直接或联合血管重建术也可有效预防儿童烟雾病患者的远期卒中，在随访期超过 1 年的研究中，卒中的发生率为 0 ～ 1.6%/ 年（表 15）。这些积极的结果通过患者脑血流量和脑血管储备能力的改善而实现。

显然文献报道间接血管重建术后新发脑梗死的概率略高于直接手术。在间接血管重建术治疗成人烟雾病患者的报道中，术后卒中的发生率为 0 ～ 14.3%/ 年（表 15）。但我科使用 EDAS 术治疗成人缺血型烟雾病患者的长期疗效显示，术后 1 年、5 年和 10 年的卒中率分别为 2.1%、6.8% 和 8.9%，每年的卒中率为 0.73%，低于多数既往的报道，并且术后侧支循环形成的优良率为 79%，证明了 EDAS 术是治疗成人缺血型烟雾病患者的一种安全、有效的方法。然而，间接血管重建术治疗儿童烟雾病患者似乎比成人更有效。在随访时间超过 2 年的研究中，儿童烟雾病患者在间接血管重建术后卒中的发生率为 0 ～ 3.0%/ 年（表 15）。我科使用 EDAS 术治疗儿童烟雾病患者的疗效显示，术后的卒中率为 0.33%/ 年，92% 的患儿恢复正常生活。

表 15　烟雾病血管重建术后卒中再发的长期随访研究

作者	发表时间	地区	患者数	手术方式	随访时间（月）	术后卒中（例）	卒中率（%/年）
间接血管重建术治疗成人烟雾病							
Starke et al.	2009	美国	43	EDAS/MBH	41	7	4.8
Bang et al.	2012	韩国	11	EDAS	64	2	3.4
Bao et al.	2012	中国	470	EDAS	27	60	5.8
Lee et al.	2012	韩国	68	EDAGS/EDAMS/EMS	55	18	5.8
Gross et al.	2013	美国	13	EDAS	32	5	14.3
Agarwalla et al.	2014	美国	37	EDAS	33	4	4.0
Lin et al.	2014	美国	36	EDAS	70	3	1.4
Arias et al.	2015	美国	8	EDAS/EDAMS	40	0	0

续表

作者	发表时间	地区	患者数	手术方式	随访时间（月）	术后卒中（例）	卒中率（%/年）
Gonzalez et al.	2015	美国	46	EDAS	22	0	0
Ren et al.	2016	中国	180	EDAS	46	13	1.9
Zhao et al.	2017	中国	30	EDAS	40	4	4.0
Bao et al.	2018	中国	145	EDAS	141	13	0.7
Deng et al.	2018	中国	77	EDAS/MBH	32	4	1.9
合计			1164			133	3.8*
间接血管重建术治疗儿童烟雾病							
Isono et al.	2002	日本	11	EDAS	154	0	0
Goda et al.	2004	日本	6	EDAS/EMS	182	0	0
Scott et al.	2004	美国	126	EDAS	61	7	1.1
Darwish et al.	2005	澳大利亚	6	EDAS	85	0	0
Jea et al.	2005	美国	15	EDAS	68	0	0
Nagata et al.	2006	日本	15	EDAS/EDAMS/EDAS+EMAS	136	3	1.8
Sainet-Rose et al.	2006	澳大利亚	14	MBH	67	0	0
Hankinson et al.	2008	美国	12	EDAS	47	1	2.1
Mukawa et al.	2012	日本	172	EDAS 等	172	6	0.2
Song et al.	2012	韩国	36	EDAS/EG（P）S	43	0	0
Bao et al.	2015	中国	288	EDAS	52	20	1.6
Blauwblomme et al.	2017	法国	64	MBH	50	7	2.6

续表

作者	发表时间	地区	患者数	手术方式	随访时间（月）	术后卒中（例）	卒中率（%/年）
Patil et al.	2017	印度	27	EDAS 等	26	0	0
Zhao et al.	2017	中国	53	EDAS/MBH	24	10	9.4
Chen et al.	2018	中国	10	EDAS	63	0	0
Gadgil et al.	2018	美国	102	EDAS+ 硬膜翻转术	52	6	1.4
Wang et al.	2018	中国	67	EDAS	30	5	3.0
Zhang et al.	2018	中国	100	EDAS	124	4	0.3
合计			1124			69	1.5*
直接 / 联合血管重建术治疗成人烟雾病							
Mizoi et al.	1995	日本	14	STA-MCA+EMS	36	0	0
Kuroda et al.	2010	日本	47	STA-MCA+EDMAPS	63	1	0.4
Czabanka et al.	2011	德国	24	STA-MCA+EMS	12	0	0
Bang et al.	2012	韩国	54	STA-MCA/STA-MCA+EDAS 等	64	1	0.3
Lee et al.	2012	韩国	56	STA-MCA /STA-MCA+EDAGS	55	5	2.0
Amin-hanjani et al.	2013	美国	13	STA-MCA+EDAS	20	0	0
Gross et al.	2013	美国	29	STA-MCA	16	2	5.4
Cho et al.	2014	韩国	60	STA-MCA+EDGS	71	3	0.8
Arias et al.	2015	美国	8	STA-MCA/STA-MCA+EDAS 等	28	0	0
Imai et al.	2015	美国	36	STA-MCA+EMS	72	1	0.5

续表

作者	发表时间	地区	患者数	手术方式	随访时间（月）	术后卒中（例）	卒中率（%/年）
Kim et al.	2016	韩国	301	STA-MCA/STA-MCA+EDAS 等	45	18	1.6
Zhao et al.	2017	中国	91	STA-MCA/STA-MCA+EDAS 等	40	5	1.6
Deng et al.	2018	中国	143	STA-MCA	41	2	0.4
Zhao et al.	2018	中国	64	STA-MCA+EDMS	24	2	1.6
合计			940			40	1.1*
直接/联合血管重建术治疗儿童烟雾病							
Mizoi et al.	1995	日本	6	STA-MCA+EMS	44	0	0
Darwish et al.	2005	澳大利亚	7	STA-MCA/STA-MCA+EMS	85	0	0
Nagata et al.	2006	日本	5	STA-MCA+EMS	151	0	0
Fujimura et al.	2008	日本	9	STA-MCA	25	0	0
Kuroda et al.	2010	日本	28	STA-MCA+EDMAPS	73	0	0
Czabanka et al.	2011	德国	6	STA-MCA+EMS	12	0	0
Funaki et al.	2013	日本	56	STA-MCA/STA-MCA+EMS	217	4	0.4
Rashad et al.	2016	日本	23	STA-MCA+EDMS	77	0	0
Zhao et al.	2017	中国	42	STA-MCA/STA-MCA+EDAS 等	35	2	1.6
合计			182			6	0.5*

* 应用加权平均值计算合计年卒中率

中国医学临床百家

（2）出血型烟雾病的手术预后

血管重建术治疗缺血型烟雾病的有效性已经得到广泛认可，但是否可降低出血型烟雾病的再出血风险目前仍存在争议。出血型烟雾病患者的再出血率较高，其 5 年再出血率为 16.9%，10 年再出血率为 26.3%。部分报道显示血管重建术预防进一步出血的效果并不令人满意，但也有研究表明手术可使出血型烟雾病患者受益。在随访时间超过 2 年的研究中，出血型烟雾病患者经血管重建术后的再出血率为 0.5% ～ 4.7%/ 年，而行保守治疗的患者再出血率为 2.3% ～ 9.9%/ 年（表 16）。我们对这些研究进行汇总，发现手术组再出血率为 13.0%（121/929），保守治疗组为 25.3%（168/664）（$P < 0.01$），说明血管重建术对出血型烟雾病患者更有益。我科使用 EDAS 术治疗成人出血型烟雾病患者的长期疗效显示，术后出血的发生率为 2.2%/ 年。我们报道的 30 例儿童出血型烟雾病患者均接受了双侧 EDAS 术治疗，在平均 6.4 年的随访期内，仅 1 例患儿再发出血。因此，EDAS 术对于出血型烟雾病患者也同样有效。

表 16 出血型烟雾病患者再出血的长期随访研究

作者	发表时间	国家	儿童例数	术式（例）	随访时间（年）	再出血 / 患者数（卒中率 %/ 年）手术组	保守组	P 值 *
Aoki et al.	1993	日本	2/7	间接 7	4.9	1/7（2.9）		
Fujii et al.	1997	日本	—	—	—	29/152	39/138	0.07

续表

作者	发表时间	国家	儿童例数	术式（例）	随访时间（年）	再出血/患者数（卒中率%/年）手术组	保守组	P值*
Ikezaki et al.	1997	日本	—	直接/联合 38，间接 42	4.0	15/80 (4.7)	27/161 (4.2)	0.70
Yoshida et al.	1999	日本	2/28	直接/联合 2，间接 8	14.2	1/8 (0.9)	5/13 (2.7)	0.20
Kawaguchi et al.	2000	日本	—	直接 6，间接 5	8.0	2/11 (2.3)	2/11 (2.3)	1.00
Lee et al.	2012	韩国	0/44	直接/联合 17，间接 18	4.5	6/35 (3.8)	4/9 (9.9)	0.08
Liu et al.	2013	中国	6/97	直接/联合 40，间接 14	7.1	4/54 (1.0)	17/43 (5.6)	< 0.01**
Jiang et al.	2014	中国	0/113	联合 113	2.5	5/113 (1.8)		
Miyamoto et al.	2014	日本	—	直接/联合 42	5.0	5/42 (2.7)	12/38 (7.6)	0.03**
Huang et al.	2015	中国	10/152	直接/联合 90，间接 34	3.0	15/124 (4.0)	6/28 (7.1)	0.20
Liu et al.	2015	中国	30/30	间接 30	6.4	1/30 (0.5)		
Jang et al.	2017	韩国	0/96	—	2.3	3/49 (2.7)	7/47 (6.5)	0.16
Kim et al.	2017	韩国	0/176		6.9		45/176 (3.7)	
Ishiguro et al.	2018	日本	—	直接 36	5.4	5/36 (2.6)		
Jiang et al.	2018	中国	0/93	联合 93	6.4	12/93 (2.0)		

续表

作者	发表时间	国家	儿童例数	术式（例）	随访时间（年）	再出血/患者数（卒中率%/年）		P 值*
						手术组	保守组	
Wang et al.	2018	中国	0/95	间接 95	8.5	16/95 (2.2)		
合计						120/929	164/664	＜ 0.01**

* 应用卡方检验评估两组之间再出血率的差异

** 代表有统计学差异（$P < 0.05$）

　　血管重建术治疗出血型烟雾病的具体机制目前仍不明确，Takahashi 等研究显示脑后部出血较脑前部更能获得手术治疗的收益，因为脑后部出血可能的来源为丘脑或脉络膜动脉的异常侧支，这些血管分布于大脑中动脉供血区，而血管重建术可能减少了该区域侧支循环的血流动力学压力。Jiang 的研究发现，成人出血型烟雾病患者在接受联合血管重建术治疗后，51.2% 的患者烟雾状血管较前减少，30.4% 的患者原先异常扩张的脉络膜前动脉（anterior choroidal artery，AChA）和后交通动脉（posterior communicating artery，PCoA）得到改善，并且这种改变与再出血风险的降低密切相关。AChA-PCoA 异常扩张已经被证明是烟雾病颅内出血的独立危险因素，而该研究证明了良好的侧支循环可缓解 AChA-PCoA 的压力，改善其异常扩张，从而降低其破裂出血的风险。我们在计算机流体力学技术的研究中也发现，出血型烟雾病患者在接受 EDAS 术后，其颈内动脉末端的血管壁压力降低，该结果部分地阐述了手术降低再出血风险的机制。另一项报道显示，9 例合并颅内动脉瘤的儿童烟雾病患者中，在接受双侧 EDAS 术后平均 6.4 年的随访期内无再出血病例，其中 4 例术后动脉瘤自行消失（1 例位于大脑中动脉，1 例位于豆纹动脉，2 例位于后交通动脉），血管重建术可能减轻了异常扩张的侧支循环的压力，从而使动脉瘤趋于稳定，甚至发生重构。

（3）直接与间接血管重建术的比较

对于直接、间接及联合血管重建术，哪一种手术方式对患者更有益目前尚无定论。Kazumata 等对 35 项已发表的研究进行了系统评价，包括 2032 例直接血管重建和 4171 例间接血管重建术，结果显示直接 / 联合组术后卒中率为 5.4%，间接组为 5.5%，二者之间无显著差异。但在卒中的复发率方面，直接 / 联合组为 3.5%，而间接组为 11.2%（$P < 0.05$），提示直接血管重建术在预防复发性卒中方面优于间接血管重建术。Sun 等回顾了 47 篇报道的 2013 例成人烟雾病患者，对于术后再出血率，汇总分析结果显示直接、间接和联合血管重建术 3 组之间无明显差异（3.6%、4.6% 和 4.3%），而 meta 分析则显示直接手术组再出血率明显低于间接手术组；对于术后缺血性卒中再发率，汇总分析显示直接手术组明显低于间接和联合手术组（3.9%、7.4% 和 7.9%），而 meta 分析则显示 3 组之间无明显差异；对于患者预后的优良率，汇总分析显示直接、间接和联合手术组分别为 80%、78% 和 81%，仅联合手术组与间接手术组之间具有统计学差异，而 meta 分析则显示直接手术组预后优良率高于间接手术组。根据以上结

果，作者认为直接或联合血管重建术对于成人烟雾病患者的效果优于间接血管重建术。然而，在另一个对 33 项研究的 4197 例烟雾病患者的回顾性分析中显示，在儿童患者的 5 年和 10 年随访期内，间接和联合血管重建术之间手术效果无明显差异，但均优于直接血管重建术；在成人患者的 4 年随访期内，间接手术优于直接手术。因此，该作者认为无论是儿童还是成人烟雾病患者，间接和联合血管重建术在远期效果中占有优势。此外，Kim 等比较了联合血管重建术（STA-MCA 吻合术联合 EDAS 术）和 EDAS 术治疗成人非出血型烟雾病的效果，结果显示接受联合手术治疗的患者围手术期并发症更加频繁，但临床预后没有显著差异。他们得出结论，EDAS 可以成为成人烟雾病联合血管重建术的可靠替代方案。然而，目前尚缺乏关于不同手术方式的随机、多中心、大样本临床试验。

小结

综上所述，烟雾病作为一种慢性进展性疾病，保守治疗不是预防其远期卒中再发的有效治疗方式，而无论是直接吻合还是血管融通，血管重建术是改善患者的脑血流、预防缺血性卒中再发的最有效方式。尽管对于出血性卒中的预防仍有异议，但近期几项研究表明血管重建术同样可有效预防出血性卒中的再发生。加强围手术期管理，控制围手术期并发症的发生有助于改善患者的预后。

参考文献

1. Lee SC, Jeon JS, Kim JE, et al. Contralateral progression and its risk factor in surgically treated unilateral adult moyamoya disease with a review of pertinent literature. Acta Neurochir (Wien), 2014, 156 (1): 103-111.

2. Gross BA, Du R. The natural history of moyamoya in a North American adult cohort. J Clin Neurosci, 2013, 20 (1): 44-48.

3. Cho WS, Chung YS, Kim JE, et al. The natural clinical course of hemodynamically stable adult moyamoya disease. J Neurosurg, 2015, 122 (1): 82-89.

4. Noh HJ, Kim SJ, Kim JS, et al. Long term outcome and predictors of ischemic stroke recurrence in adult moyamoya disease. J Neurol Sci, 2015, 359 (1-2): 381-388.

5. Kim T, Oh CW, Kwon OK, et al. Stroke prevention by direct revascularization for patients with adult-onset moyamoya disease presenting with ischemia. J Neurosurg, 2016, 124 (6): 1788-1793.

6. Yamada S, Oki K, Itoh Y, et al. Effects of Surgery and Antiplatelet Therapy in Ten-Year Follow-Up from the Registry Study of Research Committee on Moyamoya Disease in Japan. J Stroke Cerebrovasc Dis, 2016, 25 (2): 340-349.

7. Kim KM, Kim JE, Cho WS, et al. Natural history and risk factor of recurrent hemorrhage in hemorrhagic adult moyamoya disease. Neurosurgery, 2017, 81 (2): 289-296.

8. Rashad S, Fujimura M, Niizuma K, et al. Long-term follow-up of pediatric moyamoya disease treated by combined direct-indirect revascularization surgery: single institute experience with surgical and perioperative management. Neurosurg Rev, 39 (4):

615-623.

9. Kazumata K, Ito M, Tokairin K, et al. The frequency of postoperative stroke in moyamoya disease following combined revascularization: a single-university series and systematic review. J Neurosurg, 2014, 121 (2): 432-440.

10. Sun H, Wilson C, Ozpinar A, et al. Perioperative Complications and Long-Term Outcomes After Bypasses in Adults with Moyamoya Disease: A Systematic Review and Meta-Analysis. World Neurosurg, 2016, 92:179-188.

11. Funaki T, Takahashi JC, Takagi Y, et al. Unstable moyamoya disease: clinical features and impact on perioperative ischemic complications. J Neurosurg, 2015, 122 (2): 400-407.

12. Choi H, Lee JY, Phi JH, et al. Postoperative epidural hematoma covering the galeal flap in pediatric patients with moyamoya disease: clinical manifestation, risk factors, and outcomes. J Neurosurg Pediatr, 2013, 12 (2): 181-186.

13. Takanari K, Araki Y, Okamoto S, et al. Operative wound-related complications after cranial revascularization surgeries. J Neurosurg, 2015, 123 (5): 1145-1150.

14. Bao XY, Zhang Y, Wang QN, et al. Long-term Outcomes After Encephaloduroarteriosynangiosis in Adult Patients with Moyamoya Disease Presenting with Ischemia. World Neurosurg, 2018, 115: e482-e489.

15. Zhang Y, Bao XY, Duan L, et al. Encephaloduroarteriosynangiosis for pediatric moyamoya disease: long-term follow-up of 100 cases at a single center. J Neurosurg Pediatr, 2018, 22 (2): 173-180.

16. Wang QN, Bao XY, Zhang Y, et al. Encephaloduroarteriosynangiosis for hemorrhagic moyamoya disease: long-term outcome of a consecutive series of 95 adult patients from a single center. J Neurosurg, 2018:1-8.

17. Liu P, Han C, Li DS, et al. Hemorrhagic Moyamoya Disease in Children: Clinical, Angiographic features, and Long-Term Surgical Outcome. Stroke, 2016, 47 (1): 240-243.

18. Takahashi JC, Funaki T, Houkin K, et al. Significance of the Hemorrhagic Site for Recurrent Bleeding: Prespecified Analysis in the Japan Adult Moyamoya Trial. Stroke, 2016, 47 (1): 37-43.

19. Karunanithi K, Han C, Lee CJ, et al. Identification of a hemodynamic parameter for assessing treatment outcome of EDAS in Moyamoya disease. J Biomech, 2015, 48 (2): 304-309.

20. Liu P, Lv XL, Liu AH, et al. Intracranial Aneurysms Associated with Moyamoya Disease in Children: Clinical Features and Long-Term Surgical Outcome. World Neurosurg, 2016, 94: 513-520.

21. Macyszyn L, Attiah M, Ma TS, et al. Direct versus indirect revascularization procedures for moyamoya disease: a comparative effectiveness study. J Neurosurg, 2017, 126 (5): 1523-1529.

22. Kim DS, Huh PW, Kim HS, et al. Surgical treatment of moyamoya disease in adults: combined direct and indirect vs. indirect bypass surgery. Neurol Med Chir (Tokyo), 2012, 52 (5): 333-338.

（汪 汇 整理）

间接血管重建术

概述

间接血管重建术式作为缺血缺氧性脑血管病的一种治疗方式，在烟雾病治疗中发挥不可替代的作用，且在治疗烟雾病的应用中，得到了很大的发展与改进。间接血管重建术术式的多样性反映了现代医学外科手术的巧妙与进步。

间接血管重建术主要通过将带有颈外动脉分支血管的组织贴敷于缺血的脑表面，随着时间的推移，在多种因素作用下长出新生的血管向缺血脑组织供血，建立新的侧支循环，由颈外动脉系统代替存在缺陷的颈内动脉系统向颅内供血。通常使用的血管组织有：颞浅动脉、上颌动脉分支及枕动脉，颞肌、帽状腱膜、颅骨膜、硬脑膜，也有文献报道使用大网膜、外周肌肉等组织，同样可以取得良好的效果。

间接血管重建术根据供血组织不同的分为：脑－硬膜贴敷术、脑－颞肌贴敷术、脑－硬膜－动脉血管融通术、脑－硬膜－

动脉 - 颞肌血管融通术、脑 - 帽状腱膜贴敷术、脑 - 颅骨膜贴敷术、颅骨多处钻孔术、脑 - 大网膜血管融通术等。本章主要介绍常见的间接血管重建术。

　　间接血管重建术相比直接技术，术中无需临时阻断大脑中动脉分支，操作相对简单。手术时间更短，手术侵入性小，患者就诊体验较佳，故更多用于儿童及病情复杂的成人患者。间接血管重建术最大程度避免了可能因临时阻断皮层血管及麻醉时间过长等因素引起的脑局部组织缺血，也避免了直接吻合引起血流突然增加引起的过度灌注综合征等相关的并发症。但形成新的侧支循环需要一定的时间，文献报道最早可在术后 1 周复查脑血管造影发现侧支代偿的迹象，我们的病例证实间接血管重建术后 1 周有很好的颅内外血管沟通代偿。部分研究指出，在直接与间接联合血管重建术后长期的 DSA 随访中，直接搭桥产生局部灌注的改善，似乎普遍被间接手术在大脑低灌注区形成的新血管所替代。所以越来越多的外科医生选择单纯的间接血管重建术，或将几种间接血管重建术联合应用。

　　关于烟雾病手术时机的选择，目前的专家共识建议确诊后尽早行外科血管重建术，但近期发生急性脑卒中的患者应观察数周，再根据患者全身情况考虑行血管重建术。间接重建手术与直接搭桥手术存在相同的手术及麻醉风险，主要是因脑血流动力学改变引起脑缺血或出血性事件。为降低围术期急性脑梗死发生的风险，在围手术期必须合理补液及酌情使用抗血小板药物，术中动脉血气二氧化碳分压维持在 33 ～ 36mmHg，收缩压严格维持在 100 ～ 120mmHg。烟雾病患者可自发形成颅内外的侧支代偿，手术时须注意避免破坏这些自发的侧支代偿。

对于术后发生缺血性并发症的患者，CT 排除颅内出血和术区血肿后，予以面罩吸氧、扩容、补液等治疗；若出现大面积脑梗死，必要时行去骨瓣减压术。出血性并发症或术区出现积血积液，首先停用影响凝血功能药物，若出血量较多或血肿体积较大，对局部脑组织有压迫，应尽快手术清除血肿，避免引起不可逆的脑组织损伤；若出血量较少或血肿体积较小，无明显占位效应，则调整补液量，保守治疗，密切观察患者病情变化。其他并发症予以对症处理。

66. 间接血管重建术的解剖基础

在考虑间接血管重建时，需注意头皮的解剖层次和血供来源。头皮额顶枕部自外向里依次是皮肤、皮下组织、帽状腱膜、腱膜下层、骨膜。颞部分为 6 层，依次是皮肤、皮下组织、颞浅筋膜、颞深筋膜、颞肌和骨膜（图 35A）。间接血管重建术的主要血供来源为颈外动脉末端分支：颞浅动脉、上颌动脉分支（颞深动脉及脑膜中动脉）及枕动脉（图 35B）。这些动脉横竖交错吻合，可形成血管网。

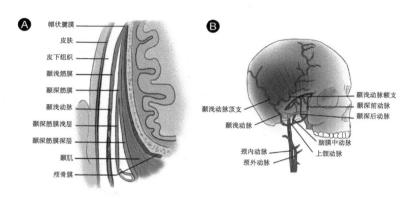

图 35　头皮解剖层次（A）及颈外动脉分支（B）（彩图见彩插 19）

（1）颞肌：起自颞窝和颞深筋膜的深面，为坚韧的颞深筋膜覆盖。与骨膜之间含有大量脂肪组织，称为颞筋膜下疏松结缔组织。颞肌深部有来自上颌动脉分支的颞深动脉，在颞肌参与的间接血管重建术中起供血作用。

（2）帽状腱膜：为坚韧的致密腱膜，厚度为 1 ～ 2mm，是皮下肌肉腱膜系统的一部分。前连额肌，后连枕肌，在两侧逐渐变薄，延续为附于颞区的颞浅筋膜层。主要由颞浅动脉与枕动脉供血，参与多种间接血管重建术的供体组织。

（3）颅骨膜：较薄，厚度 1 ～ 1.5mm。贴附于颅骨表面，在颅缝处贴附紧密，尤其是在颞区紧贴于颞骨表面，其余部位贴附疏松。

（4）颞浅动脉：为颈内动脉末端，位于外耳道前 2cm 处，其直径为 2 ～ 5mm（平均为 3.24mm），在颧弓上 2 ～ 4cm 处分为顶支和额支，走行于皮下组织与颞浅筋膜（帽状腱膜）间。其额支可与眶上动脉和滑车上动脉吻合，顶支可与枕动脉吻合。正常情况下，两侧的颞浅动脉也可相互吻合。颞浅动脉和枕动脉是帽状腱膜的主要供血动脉，也是大多间接血管重建术的主要供血动脉。

（5）枕动脉：经二腹肌深面和乳突根部内侧向后上行，在斜方肌起点与胸锁乳突肌止点间穿出至皮下，分数支，分布于颅顶后部。当后循环受累，枕叶灌注不足，考虑行枕部的间接血管重建术时，可作为主要的供血来源。

（6）上颌动脉：是颈外动脉深部的分支，其三支上行分支血管为前颞深动脉、后颞深动脉和脑膜中动脉。前颞深动脉、后颞深动脉走行于颞肌深部，供应颞肌血流，在有颞肌参与的间接血管重建术中起供血作用。脑膜中动脉为上颌动脉通过棘孔向颅内的分支，分为额支、颞支和后支，顺脑膜中动脉沟走形。间接血管重建术，一方面可以为颅内缺血区提供新的血供来源，另一方面可以促进硬膜上的脑膜中动脉及其分支形成侧支代偿。

67. 脑 – 硬膜贴敷术

脑 – 硬膜贴敷术（Encephalo-duro-synangiosis，EDS）是Tsubokawa 等人在 1964 年报道用于治疗因血栓形成引起的脑缺血患者，而后用于烟雾病的治疗。EDS 的可行性是硬脑膜本身具有丰富的血供，且主要集中在硬脑膜的骨膜层，该术式将硬脑膜翻转，使硬脑膜骨膜层贴敷于脑表面，以期形成侧支血管，建立代偿（图36E）。硬膜翻转很少单独运用，多在其他手术中作为一种补充手段共同运用。

手术步骤

（1）患者仰卧位，头部转向对侧，固定。沿颞浅动脉做线性切口（图36A），牵开皮肤，切开并剥离颞肌，显露颅骨。

（2）以外侧裂为中心做开颅手术，骨瓣大小根据缺血区制定。在术区上下两端分别钻孔，确定骨瓣上、下极。用铣刀切开颅骨，做圆形（椭圆形）骨瓣（图36B）。颅骨边缘出血用骨蜡涂抹。

（3）常规行"十"字形剪开硬脑膜。但脑膜中动脉常处于术区的中心，为保护脑膜中动脉，应沿脑膜中动脉走形剪开硬脑膜。将硬膜瓣向内翻转，使硬膜骨膜层与脑表面接触（图36C）。硬膜出血可使用双极电凝。

（4）止血后还纳。固定骨瓣（图36D）。皮下组织充分止血，留置皮下引流管，逐层缝合皮肤组织。

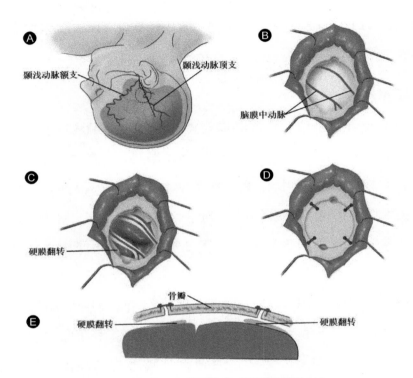

图 36　脑 – 硬膜贴敷术（彩图见彩插 20）

注：A：沿颞浅动脉顶支走行做线形切口（虚线）及骨窗位置（圆圈）；B：在铣下骨瓣、切开硬脑膜时应尽可能地保留脑膜中动脉；C：切开硬脑膜后，将硬膜瓣向内翻转；D：还纳并固定骨瓣；E：硬膜翻转并固定骨瓣后的横断面图

68. 脑 – 颞肌贴敷术

脑 – 颞肌贴敷术（Encephalo-myo-synangiosis，EMS）选用颞肌为供体组织，打开硬脑膜后，将颞肌贴敷于脑组织表面，建立侧支循环（图 37E）。Henschen 等人在 1950 年首先报道用于治疗双侧颈内动脉闭塞与难治性癫痫的患者，可以减少患者的癫痫发作频率。1977 年，Karasawa 等人首次将 EMS 用于烟雾病的治疗，并取得了良好的治疗效果。当直接搭桥手术失败或缺乏良

好的供体／受体血管时，该手术作为一种替代方案为外科医生所选择。

手术步骤

（1）患者取仰卧位，头偏向对侧，固定。术前标记颞肌上缘、后缘及颞浅动脉位置。沿颞肌上缘、后缘做弧形线性切口（图 37A）。顺颞浅筋膜层分离皮肤与颞肌，暴露颞肌。剥离、修整颞肌，做颞肌瓣，并显露颅骨。剥离颞肌须细致，避免损伤颞肌供血血管。出血点使用双极电凝。

（2）根据颞肌瓣大小与位置设计开颅骨瓣大小与位置。在颞肌瓣蒂部钻孔，确定骨瓣下极，在颞肌瓣远端钻孔，确定骨瓣上极。用铣刀切开颅骨，骨瓣面积稍大于颞肌瓣面积（图 37B）。

（3）根据颞肌瓣大小，"十"字剪开硬膜，向内翻转硬膜（同前）。将颞肌瓣边缘与硬膜边缘缝合（图 37C）。术区脑膜中动脉予以保留，硬膜出血可用双及电凝。

（4）修整骨瓣，将骨瓣下缘打磨，防止压迫颞肌瓣（图 37D）。还纳骨瓣，固定。再次检查有无出血、渗血。

（5）皮下组织充分止血，留置皮下引流管，逐层缝合皮肤组织。

EMS 手术操作相对简单，缺点主要是：移植颅内的产生的占位效应，术后可能发生癫痫，以及颞区肌肉缺如产生的外观改变。Tu 和 Yoshida 将颞肌分裂成内层和外层，并将内侧与硬膜缝合，外层置于颅外骨瓣上（图 37F）。这种改良减少了颅内颞肌造成的占位效应，也美化了头颅外观。此外，Yoshioka 等还报道使用背阔肌和前锯肌等其他肌肉组织作为移植源，可以减少颞肌缺如带来的外观改变。但是，在做肌肉瓣时需保留动脉和静脉，并进行血管吻合术，故技术上更具挑战性。

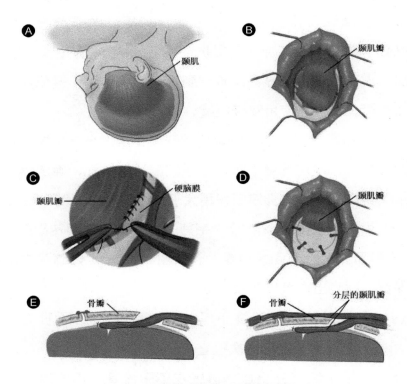

图 37 脑 - 颞肌贴敷术（彩图见彩插 21）

注：A：沿颞肌上缘、后缘做弧形切口；B：根据颞肌瓣大小与位置设计开颅骨瓣大小与位置；C：将颞肌瓣边缘与硬膜边缘缝合；D：修整骨瓣，使其下端有充分的空间容纳颞肌瓣蒂部；E：横断面见颞肌瓣自骨窗缺口处进入骨瓣下方；F：将颞肌分成内层和外层，外层覆盖于骨窗表面，内层置于骨瓣下并与硬膜缝合

EMS 治疗烟雾病效果良好。Takeuchi 等使用 EMS 治疗 10 例儿童烟雾病患者。7 例患者的缺血症状完全消退（$n = 4$）或改

善（$n=3$）。部分患者随访时脑血流量增加。术后脑血管造影显示大脑中动脉（MCA）区覆盖的颞肌向大脑中动脉供血区明显代偿，基底节区异常扩张的动脉网减少。Irikura 等对 13 例儿童烟雾病患者共进行 24 侧半球的 EMS，术后（6～88 个月）复查脑血管造影观察到，18 侧（75%）半球可见显著的重建侧支循环（重建侧支面积超过 MCA 供血区的三分之一）。其余 6 侧也都出现少量的重建侧支。94% 的手术侧半球基底节区异常血管网减少。Yoshioka 等使用带背阔肌（2 例）和前锯肌（1 例）肌肉瓣对三名烟雾病患者进行了 EMS 手术。术后随访中（8～42 个月），所有患者的神经系统症状均得到缓解。2 例患者术后血管造影显示明显新建的侧支循环。

此外，由于 EMS 手术创面较大，可能破坏已经形成的侧支代偿，故此术式不适用于已形成自发侧支循环的患者。

69.脑－硬膜－动脉血管融通术

Matsushima 等在 1981 年报道一种新的术式治疗烟雾病，并取得良好效果，即脑－硬膜－动脉血管融通术（Encephalo-duro-arterio-synangiosis，EDAS），将远端和近端完整通畅的颞浅动脉移植至颅内，通常选取颞浅动脉顶支作为供体血管，通过形成的侧支循环提高脑血流量，改善颅内缺血程度。自此之后，该术式被许多外科医生采用，特别是用于儿童烟雾病的治疗，也多与其他间接或直接术式一起联合使用。

手术步骤

EDAS 术前需标记颞浅动脉走形，结合脑血管造影，选择较粗较长的一根为供体血管。

（1）患者取仰卧位，头偏向对侧，固定。沿着术前选定的供体颞浅动脉（STA）走形切开头皮，暴露颞浅动脉（图 38A）。距离颞浅动脉 5mm 处平行切开颞浅筋膜和帽状腱膜，使暴露出的动脉整条附着上筋膜条，游离带颞浅动脉的筋膜条，筋膜条靠近脑组织面尽可能减少组织的附着。

（2）直线切开并剥离颞肌与骨膜，显露颅骨。根据游离的动脉筋膜条确定骨瓣大小，分别在游离的颞浅动脉近端和远端钻孔，使用铣刀切开颅骨。操作过程中避免过度牵拉损伤游离的颞浅动脉。

（3）沿颞浅动脉走行剪开条形硬脑膜，将剪开的硬膜瓣向内翻转。术区硬膜上出现脑膜中动脉予以保留，硬膜切口出血可用双极电凝（图 38B）。将带颞浅动脉筋膜条与剪开的硬膜边缘间断缝合。

（4）修整骨瓣，将骨瓣两端打磨，防止压迫颞浅动脉。还纳、固定骨瓣（图 38C）。再次检查有无出血、渗血。

（5）皮下组织充分止血，留置皮下引流管，逐层缝合皮肤组织。

从首次报道至今，随着应用的推广，EDAS 也得到很多发展与改良。Spetzler 等将颞浅动脉完全游离，周围不附带筋膜条，并打开蛛网膜膜，将颞浅动脉间断缝合在打开的蛛网膜边缘，使颞浅动脉与皮层的大脑中动脉分支直接接触（图 38D）。并将剪

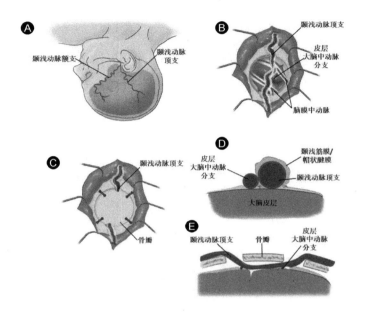

图 38　脑－硬膜－动脉血管融通术（彩图见彩插 22）

注：A：沿颞浅动脉顶支走行做线形切口；B：游离出带颞浅动脉的筋膜条，并在开颅过程中避免损伤游离的颞浅动脉，在保护脑膜中动脉的前提下切开硬脑膜，C：修整骨瓣，防止压迫颞浅动脉；D：将颞浅动脉间断缝合在打开的蛛网膜边缘，使颞浅动脉与皮层的大脑中动脉分支直接接触；E：横断面见颞浅动脉在骨瓣下通过

开的硬脑膜翻转，使其骨膜层与软脑膜接触。Park 等人将硬脑膜的脑膜层与骨膜层分离，切除脑膜层，保留骨膜层，让脑膜中动脉与大脑皮层直接接触。这种改良为皮层新血管形成提供了额外的血流来源。

　　不同术式，各有利弊。将颞浅动脉完全分离可以让其直接与大脑中动脉接触，但是在游离及后续的操作过程中，增加了对颞浅动脉损伤的可能，而且需要借助显微镜，增加手术难度。将硬脑膜分离，切除脑膜层，可增加脑膜中动脉形成侧支循环的可能，但是增加操作难度与硬膜出血可能。本章节介绍的方法，操作相对简单，采用带颞浅动脉筋膜条，在操作过程中还可以起到保护作用。对硬膜未做特殊处理，但同样可促进脑膜中动脉形成新建侧支循环。

EDAS 后的临床结果往往很好。Matushima 等首先报道的第一例接受 EDAS 治疗的烟雾病患者，在术后 6 个月随访时，可见明显新建的侧支循环，术前症状明显改善。Tripathi 等对 8 例 EDAS 治疗的儿童烟雾病患者进行随访，在术后 2 年所有患者均无症状，未再发卒中或短暂性脑缺血发作。我们对 115 例儿童患者进行了 232 次 EDAS 手术，术后并发症的发生率仅为 3.01%。在复查脑血管造影的 114 侧半球中，97.4% 的半球可见明显新建的侧支循环。其中 100 例儿童患者在平均 124.4（108.4～154.9）个月的随访中，仅发生 4 例脑卒中事件，年平均卒中率为 0.33%/人·年，92% 患者术前症状完全消失，术后 10 年的神经功能状况较术前明显改善（mRS: 0.79&0.57，P=0.032）。Scott 等对 143 例儿童患者进行了 271 次 EDAS 手术，围术期并发症发生率为 5.1%。在随访超过 12 个月的 126 例患者中，3.2% 患者发生了脑卒中，2.1% 患者仍存在短暂性脑缺血发作。

Park 等采用改良的 EDAS 对 75 侧大脑半球进行治疗，随访中 83.7%（36\43）的患者症状明显改善，74 侧半球可见明显新建的侧支循环，而且侧支循环等级随着时间的推移逐步增加。

后循环 EDAS

Matsushima 等首先报道使用枕动脉为供体血管，为累及后循环的烟雾病患者行间接血管重建术。Kim 等报道的在 410 例手术治疗的烟雾病患者中，10% 进行了枕动脉 EDAS。同样，我们报道的队列中，也有 10% 手术选择枕动脉为供血动脉。

　　与颞浅动脉手术步骤相似，术前标记枕动脉走行，沿枕动脉走形做线性切口（图 39A）。分离皮下组织与帽状腱膜，暴露枕动脉，游离出带枕动脉的帽状腱膜条。在小脑幕上行开颅术，骨瓣大小根据游离的枕动脉腱膜条而定。"H"形剪开硬脑膜，两边硬膜瓣向内翻转（图 39B）。将带枕动脉的腱膜条与硬膜翻折边缘间断缝合（图 39C）。修整还纳骨瓣，避免骨瓣挤压进出的枕动脉。

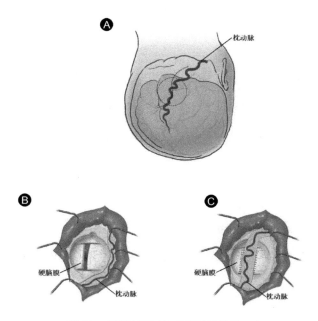

图 39　后循环 EDAS（彩图见彩插 23）

注：A：沿枕动脉走行做线形切口（虚线）及骨窗位置（圆圈）；B：游离出带枕动脉的帽状腱膜条，在小脑幕上行开颅术，"H"形剪开硬脑膜；C：将带枕动脉的腱膜条与硬膜边缘缝合

70. 脑－硬膜－动脉－颞肌血管融通术

脑－硬膜－动脉－颞肌血管融通术（Encephalo-duro-arterio-myo-synangiosis，EDAMS）是 Kinugasa 等在 1984 年首次提出，联合使用动脉和肌瓣（通常是 STA 与颞肌的一部分）作为供体组织，并将硬脑膜瓣翻转联合采进行间接血管重建的术式。

手术步骤

EDAMS 术式主要联合颞肌与颞浅动脉贴敷，并将颞肌翻转。

（1）患者取仰卧位，头偏向对侧，取传统翼点入路，颞部做"?"形大切口，皮瓣须覆盖颞浅动脉及足够面积的颞肌（图40A）。

（2）分离皮瓣，保证颞浅动脉的完整性，游离出带颞浅动脉的筋膜条。剥离颞肌，做颞肌瓣（同图 37B）。

（3）使用磨头与铣刀开颅，操作中避免损伤颞浅动脉筋膜条与颞肌瓣。"十"字形打开硬脑膜，术区脑膜中动脉予以保留。

（4）将带有脑膜中动脉的硬膜瓣向内翻转，再将颞肌瓣置于暴露的脑表面，边缘与翻折的硬膜边缘缝合，最后将颞浅动脉筋膜条置于其余暴露脑组织表面，与硬膜边缘和颞肌瓣进行缝合（图 40B）。

（5）修整骨瓣下缘，避免骨瓣还纳后挤压颞肌与颞浅动脉，固定骨瓣（图 40D）。留置引流管，逐层缝合皮下组织与皮肤。

做皮下减张缝合，以防皮肤缝线勒紧皮肤引起坏死或拆线后伤口裂开。

在行 EDAMS 时，切口皮瓣尽量稍大。Ishii 等开颅术常规取 8cm×10cm 的骨瓣。Nakashima 等人主张行可以覆盖两支颞浅动脉分支的"?"形大皮瓣切口，以便预留足够的空间进行颞浅动脉和颞肌瓣的贴敷（图 40C）。

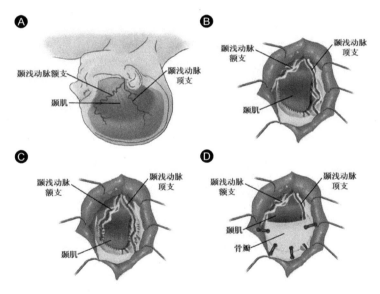

图 40　脑 - 硬膜 - 动脉 - 颞肌血管融通术（彩图见彩插 24）

注：A：额颞切口须覆盖颞浅动脉及足够面积的颞肌；B：将颞肌瓣的前缘和上缘与硬膜边缘缝合，将颞浅动脉筋膜条置于其余暴露脑组织表面，与硬膜边缘和颞肌瓣后缘缝合；C：亦可将颞浅动脉额支和顶支均游离出来，并如图所示与硬膜边缘及颞肌缝合；D：修整骨瓣，使其下端有充分的空间容纳颞浅动脉和颞肌瓣蒂部

Kinugasa 等对 17 例烟雾病患者（13 例儿童）进行 EDAMS 手术治疗，在术后平均 3 年多随访中，13 例患者临床症状得到改

善，1 例患者在双侧 EDAMS 术后病情恶化，另外 3 例患者临床症状较术前无变化。Houkin 等回顾分析了 35 例成人和 12 例儿童烟雾病患者的行 STA-MCA 吻合术联合 EDAMS 术后脑血管造影表现发现：成人患者中，90%（42/47）手术半球的 STA-MCA 吻合术提供了可观的侧支循环代偿，只有 38% 侧半球的 EDAMS 提供可观的侧支循环代偿；而在儿童患者中，所有（100%）手术半球的 EDAMS 均提供了良好的侧支循环，直接吻合只在 68% 侧手术半球中提供了良好的侧支循环。Kim 等回顾性比较了 EDAS 和 EDAMS 血管重建效果，在 24 例儿童烟雾病患中，16 侧大脑半球行 EDAS，8 侧半球行 EDAMS，12 侧半球行 STA-MCA 与 EDAMS 联合重建术，在术后 4 个月～5 年的造影随访中，无论是否联合直接吻合术，相比 EDAS，经 EDAMS 治疗的患者不仅可以获得更好的侧支循环，临床预后也更好。

71. 脑 - 帽状腱膜贴敷术

脑 - 帽状腱膜贴敷术（Encephalo-galeo-synangiosis，EGS）采用帽状腱膜作为供血组织，以期获得新建的侧支循环。帽状腱膜覆盖面较大，多在无合适血管分布的区域作为供血组织，行间接血管重建术。

Shirane 等在颞部做 "?" 形切口后，剥离皮肤与颞肌，做一单薄的帽状腱膜瓣，并将其与剪开的硬脑膜边缘进行缝合。Kawamoto 等做一半圆形的帽状腱膜瓣，然后将其与剪开的半圆形硬脑膜边缘缝合。

但是因为供血有限,帽状腱膜常与其他供体组织联合使用。Matsushima 等人在行 EDAS 时,并未将颞浅动脉完全游离,而使其附着于帽状腱膜上,做一带 STA 的腱膜条,将其一同贴敷于脑组织表面。Kim 等在行 STA-MCA 吻合术时,同样将 STA 附着于腱膜上,血管吻合后,将腱膜条翻转与硬脑膜进行缝合。这样不仅增加了重建侧支的概率,也对游离的 STA 起到一定的保护作用。

72. 脑 - 颅骨膜贴敷术

颅骨膜覆盖整个颅骨表面,分布有来源于眶上动脉分支的血管(图 41A)。部分学者采用颅骨膜作为一种供血组织,将颅骨膜贴敷于脑组织表面,进行血管重建术,即脑 - 颅骨膜贴敷术(Encephalo-periosteal-synangiosis,EPS)。颅骨膜同样可单独使用,Kinugasa 和 Kim 等联合使用颅骨膜与帽状腱膜为烟雾病患者行大脑前动脉供血区血管重建术。Kuroda 等在行联合重建术时,将颅骨膜覆盖于大脑前动脉供血区。同样在颅骨多处钻孔中,颅骨膜也可作为供血组织之一参与其中。

Kinugasa 等在 1994 年同时使用颅骨膜与帽状腱膜为 8 例儿童烟雾病患者的大脑前动脉供血区进行了间接血管重建。他们在冠状缝前 2cm 处做一 8cm 长的冠状切口切开皮肤,分离皮下组织,充分暴露帽状腱膜。对于双侧病变的患者,"Z"形切开帽状腱膜与颅骨膜（图 41B），双击电凝切口，使腱膜与骨膜黏合，做两条足够长的相楔的三角形帽状腱膜－颅骨膜条，剥离暴露颅骨。在中线处做一个 1.5cm×1.5cm 的小骨瓣，在两侧矢状窦旁剪开硬膜 1cm 弧形切口（图 41C）。将腱膜－骨膜条，通过硬膜切口插入两侧的大脑纵裂。再将小骨瓣还纳固定，确保对插入的腱膜－骨膜条无挤压、移位等影响（图 41D）。缝合皮肤。术后，6 例患者的 TIA 症状完全消失，2 例改善。6 例患者随访造影显示出大面积的重建侧支循环。

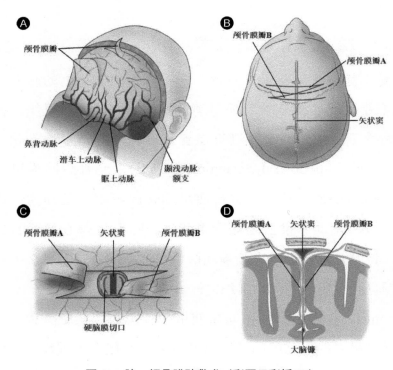

图 41 脑－颅骨膜贴敷术（彩图见彩插 25）

注：A：在做颅骨膜瓣时应注意保护眶上动脉或颞浅动脉等供血动脉；B：冠状切口切开皮肤（蓝虚线），"Z"形切开帽状腱膜与颅骨膜（红线）；C：在中线处做一个小骨瓣；D：将腱膜 - 骨膜条插入两侧的大脑纵裂

73. 颅骨多处钻孔术

颅骨多处钻孔术（Multiple bur holes，MBH）作为一种可促进新生侧支血管形成的术式，可独立运用于烟雾病的治疗，也可间接或直接与重建手术联合使用。

Endo 等报道意外发现通过颅骨钻孔形成侧支循环，1 例脑室出血的儿童烟雾病患者行额部的钻孔引流术，3 个月后复查脑血管造影，意外发现新建的侧支循环通过颅骨孔从颅外向颅内代偿。随后他们对 5 例儿童烟雾病患者行其他术式治疗时，在发际线和冠状缝之间，距中线 3 ～ 5cm 处均行双侧额叶颅骨多处钻孔，发现每位患者均有通过颅骨空形成的颅内外侧支循环。Kawaguchi 等和 Oliveira 等也报道了颅骨钻孔可以形成颅内外侧支循环血供。对于颞浅动脉直径较小，直接或间接重建术可能无法获得足够的代偿血供时，尤其是分水岭区和大脑前动脉供血区，这种术式不失为一种好的选择。

该术式相对简单，但是术前必须考虑以下两点：

①钻孔的位置及数量应根据有梗死风险的缺血区而定，术前应行脑血流灌注成像和脑血管造影，明确缺血及存在梗死风险的区域，以及是否存在已形成的侧支循环；

②切口的选择应根据术前造影选择切口，应避免损伤颈外动脉系统的颞浅动脉和枕动脉及其分支，这些分支血管为钻孔后新建侧支循环的主要供血来源。术中可使用便携式多普勒超声辅助

探查头皮动脉。

常用的切口有两种：冠状切口或矢状切口。锯齿状的冠后切口，对外观的影响相对较小。中线的矢状切口可避免损伤颈外动脉分支并且可以行后循环供血区的钻孔。

手术步骤

（1）沿冠状缝做波浪形冠状切口，头皮夹夹住切口边缘，牵开器撑开切口，显露骨膜。

（2）在所选钻空位置局部"∧"形切开骨膜，显露颅骨。使用颅骨钻钻孔，显露硬膜。"十"字形切开显露的硬膜，并将剪开的硬膜瓣内翻，使硬膜骨膜层与软脑膜接触（图42）。

（3）将掀起的骨膜尖端放置裸露的软脑膜表面。根据大脑皮层缺血状况，依次在术区钻多个颅骨孔。

（4）留置引流管，逐层缝合皮下组织与皮肤。

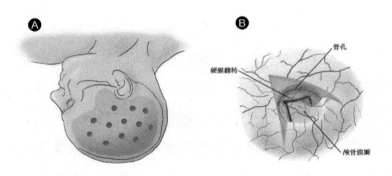

图42 颅骨多处钻孔术（彩图见彩插26）

注：A：根据大脑皮层缺血情况，依次在受累半球的额、顶、枕部钻多个颅骨孔；B：在每个钻孔位置覆盖骨孔"∧"形切开颅骨膜，切开硬膜后将颅骨膜瓣置于大脑皮层表面

此术式的钻孔位置和数量各不相同，应该根据患者的症状与脑灌注成像共同决定，大脑前、大脑中、大脑后动脉供血区均可考虑。Kawaguchi 等对 10 例成人烟雾病患者行多处颅骨钻孔，每个大脑半球上钻 1 ～ 4 个孔，共留置了 43 个孔，其中 36 个孔分布于大脑中动脉供血区，7 个分布在大脑前动脉供血区。在术后平均 34.7 个月的随访中，其中 41 个孔发现了重建的颅内外侧支循环，所有患者的短暂性脑缺血症状均缓解或减轻。Sainte-Rose 等对 14 例儿童烟雾病患者行此术式，在每个需要处理半球的额颞枕部钻 10 ～ 24 个孔。术后无缺血事件发生。2 名患者出现迟发癫痫（分别在术后 2 周和 5 个月）。

此术式切口较长，增加了皮下积液与切口感染的风险，术前消毒需严谨，换药需严格无菌操作。如发生皮下积液，予以抽吸并加压包扎。

74. 脑－大网膜贴敷术

1978 年，Karasawa 等人首次在颅内进行大网膜移植，为烟雾病患者行间接血管重建术，即脑－大网膜贴敷术（Encephalo-omental-synangiosis，EOS）。通过将大网膜的动静脉分别与颞浅动脉、颞浅静脉进行端－端吻合，再将大网膜直接置于脑表面，可以向大脑皮层建立侧支循环，改善烟雾病患者的临床功能。大网膜贴敷术可用于治疗行其他术式治疗后仍存在症状的患者。部分神经外科医生选择此术式治疗大脑前动脉和大脑后动脉供血区受影响的烟雾病患者。这种术式主要存在两种弊端：①大网膜移至颅内引起占位效应；②存在大网膜坏死引起颅内感染的潜在风险。

手术步骤：

（1）做腹部正中切口，取带有动静脉的大网膜，使用肝素盐水冲洗动静脉后备用。

（2）在术侧颞部做"?"形大切口，分离皮瓣，暴露并游离颞浅动脉与颞浅静脉，保留其分支。

（3）离端颞浅动脉与静脉，整理横断面，先端-端吻合将颞浅动脉与大网膜动脉。观察大网膜动静脉回流是否通畅，以及静脉血液流出量，再做静脉吻合。用吲哚菁绿荧光透视验证动脉通畅性。

（4）根据缺血区选取开颅术部位，剥离术区皮下组织，包括肌肉、筋膜与骨膜，做开颅术。剪开硬膜，将大网膜贴敷于暴露的软脑膜表面，过程中保护好移植的大网膜（图43）。

（5）修整还纳骨瓣，避免压迫穿过颅骨缝隙的大网膜。留置引流管。逐层缝合皮下组织与皮肤。

大网膜贴敷术可以根据缺血面积选取所需的大网膜长短与宽度，选取大网膜时需注意留取的动静脉直径与颞浅动静脉相近。同样腹部切口逐层缝合，防止腹部疝的发生。术后严密观察，有无癫痫及术侧半球的无压迫征兆。

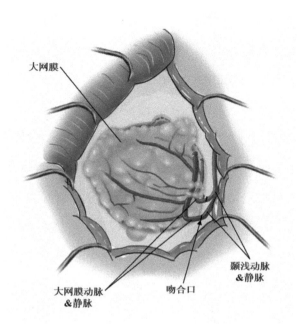

图 43　脑 – 大网膜贴敷术（彩图见彩插 27）

　　Havlik 等报道一位女性烟雾病患者在行 STA-MCA 吻合术后仍存在缺血症状，通过大网膜贴敷术成功解决了缺血症状。Touho 等报道在 5 例既往行 EDAS 和 STA-MCA 吻合术后仍存在持续的神经系统症状的儿童烟雾病患者中，在行大网膜贴敷术后，在 4 例短暂性缺血症状完全消失，另 1 例发作频率降低。Karasawa 等对 30 例儿童烟雾病患者行大脑前动脉与大脑后动脉供血区的大网膜贴敷术，在术后平均 3.8 年的随访中，所有大脑前动脉供血区的症状与 85% 的大脑后动脉供血区症状得到改善，而且大部分在术后 1 个月便出现改善，且没有报道任何并发症。

小结

不同术式各有利弊，效果也不尽相同。Fujita 等在 10 例烟雾病患者中比较了 EDAS 和 EMS 手术疗效，术后血管造影显示经 EDAS 治疗的大脑半球新建的侧支循环较 EMS 治疗的半球更加丰富。Isono 等比较了 EDAS、EDAMS 与 EMS 的疗效，结果显示 92% 经 EDAS 治疗的患者可见明显的侧支循环，而经 EDAMS 与 EMS 治疗的大脑半球仅有 50% 可见明显新建的侧支循环。Kinugasa 等对行 EDAMS 手术治疗的患者术后复查脑血管造影，与先前在同一机构接受 EDAS 手术的患者进行比较，发现行 EDAMS 治疗的患者新建侧支循环面积较大者比例更高。

当然这些结果说法不一，主要与病例的选取及术后复查造影的时间相关。我们认为重建侧支循环面积主要与大脑缺血程度相关，对于脑灌注不足更加严重的患者，可获得更高的侧支循环代偿。Park 等的研究也指出了随着时间的延长，新建侧支循环面积会有所变化。所以对于不同术式的选择，应根据患者的具体情况，个体化制定治疗方案；其次，根据不同团队的习惯，应该选择更熟悉的手术方式，尽可能地减少手术时间和创伤，对患者的脑血流动力学影响尽可能小，将围术期并发症的发生率降到最低。

参考文献

1. Gonzalez NR，Dusick JR，Connolly M，et al. Encephaloduroarteriosynangiosis

for adult intracranial arterial steno-occlusive disease: long-term single-center experience with 107 operations. J Neurosurg, 2015, 123 (3): 654-661.

2. Park SE, Kim JS, Park EK, et al. Direct versus indirect revascularization in the treatment of moyamoya disease. J Neurosurg, 2018, 129 (2): 480-489.

3. Zhang Y, Bao XY, DuanL, etal.Encephaloduroarteriosynangiosis for pediatric moyamoya disease: long-term follow-up of 100 cases at a single center.JNeurosurgPediatr. 2018 Aug; 22 (2): 173-180.

（张　勇　整理）

直接及联合血管重建术

烟雾病的手术治疗旨在增强患者的脑血流量以降低卒中风险。手术技术主要包括直接和间接血管重建术，这些术式的目的均是将颅外的血供来源引向颅内，以补偿颈内动脉系统的供血不足。本章节重点介绍各种颅内－外直接血管吻合术的适应证、手术技术、并发症和治疗预后。

75. 直接血管重建术的手术指征

烟雾病患者应该选择哪种方法进行颅内外血管重建手术目前还没有标准化的指导方案。通常医生在接诊时患者已经发生过脑梗死或脑出血，然而患者最理想的手术时机应争取在发生卒中事件之前进行。如果患者已经出现缺血症状，血管重建术可有效预防脑梗死的再次发生。但出血型烟雾病患者是否应接受血管重建术治疗目前仍存在争议，尽管一些研究证明手术可能会降低再出血的风险，但单纯手术肯定不能完全防止出血的再次发生。此外，在脑梗死或脑出血的急性期不宜立即行血管重建术已得到大多数医生的普遍认同。

76. 直接血管重建术的术前评估方法

烟雾病患者在拟行血管重建术前，需要完善一些必要的影像学检查，并且需要考虑几个因素。首先，脑血管造影仍然是烟雾病诊断的"金标准"，它不仅可以最直观地显示颈内动脉系统的病变程度，还可显示患者的颈外动脉系统情况，以利于供体受体血管的选择，并明确已有侧支循环的范围。在烟雾病的早期，受体血管的口径可保持相对正常，而大脑皮层尚未建立广泛的侧支循环，是行血管吻合术的理想阶段。相反，在烟雾病的末期，位于大脑皮层的末梢血管直径减小，并且侧支循环增多、扩张，此时被认为不太适合行直接血管重建术，因为这可能会增加围手术期脑梗死和高灌注综合征的风险。此外，患者解剖结构的个体差异在选择手术方式中也很重要，如供体和受体血管直径很小的儿童患者，直接血管吻合术实施很困难。

其次，脑血流动力学检查也十分重要，它可以较为准确地评估患者脑血流灌注受损的程度，以及可能出现脑梗死的部位。单光子发射计算机断层成像（Single photon emission computedtomography，SPECT）、CT 灌注和 MRI 灌注等是目前较为普及、可行的脑血流动力学检查手段，它们对烟雾病患者脑血流灌注状态评估的有效性已经得到认可。此外，在这些影像学技术的基础上进行乙酰唑胺激发试验还可提供患者的脑血管储备 (cerebrovascular reserve capacity，CVRC) 等有价值的信息，对于手术指征的掌握和手术方式的选择有重要的帮助。

77. 直接、快速恢复血供是直接血管重建术最重要的优势

与间接手术相比，直接血管吻合术可将颅外动脉中的血流直接引入颅内动脉中，立即提供血运重建，无需等待其自发形成侧支循环，更迅速地使烟雾病患者免受脑血流动力学受损的影响。经典的直接血管重建术为颞浅动脉－大脑中动脉（STA-MCA）端侧吻合术。1972 年，也就是 Takeuchi 和 Shimizu 最初描述烟雾病的 15 年以后，Yasargil 第一次对 1 例 4 岁的烟雾病患儿成功实施了 STA-MCA 端端吻合术。经过了 2 年的随访，该患儿术前偏身运动障碍和言语障碍均得到改善，脑血管造影也证实搭桥手术成功地增加了颅内血供。后来根据患者的具体情况，有些外科医生将传统的 STA-MCA 吻合术改为颞浅动脉－大脑前动脉（STA-ACA）吻合术治疗大脑前动脉供血区的缺血。

大量文献和报道证实了直接血管吻合术或直接联合间接血管重建术治疗成人烟雾病患者的有效性。尽管在技术上具有挑战性，但也有报道直接血管重建术可使儿童患者受益。目前仍需要前瞻性、多中心、大样本的随机双盲临床试验及长期随访来评估直接血管重建术治疗出血型烟雾病的有效性。

78. 直接血管重建术的围手术期管理

在围手术期必须考虑几个重要因素，以降低缺血性并发症出现的风险。

（1）经验丰富的麻醉团队对于获得良好的手术预后至关重要。

（2）术前和术后患者应使用阿司匹林或其他抗血小板药物治疗。

（3）在术中常规监测体感诱发电位和脑电图，以帮助避免并发症的出现。

（4）整个手术过程中平均动脉压应保持在基础水平或稍高范围，并应扩充患者的血容量以预防脑缺血事件的发生。

（5）在麻醉过程中应避免过度通气，以尽量减少脑血管收缩。

（6）在围手术期，通常使用晶体扩大体液容量（术后第 1 天通常维持在 1.25 ~ 1.5 倍），特别是儿童患者。

（7）血压控制是术后管理的主要目标。血压过高可导致术区渗血过多，并且脑灌注压增高可使吻合口出现渗漏，造成颅内出血。相反，血压过低可能导致缺血性并发症。

79. 直接血管重建术的技术要点

（1）颞浅动面 - 大脑中动脉吻合术（STA-MCA）

①术中取仰卧位，头偏向手术侧对侧约 60°，以颞弓为最高点，此时注意尽量将患者的头部高于心脏，以减少脑部静脉充血。通过手摸或在多普勒探头帮助下，根据患者术前颅外血管造

影，自患者的颧弓根部向上在头皮上标记颞浅动脉的走行。如果拟行联合血管重建术，应自颧弓将颞浅动脉的顶支和额支均标记出来，并标记得尽量长（通常为 9 ～ 10cm）。不使用局部麻浸润，因为在皮下注射时可能无意伤及颞浅动脉，或引起血管痉挛。

②用 15 号刀片（小圆刀）沿颞浅动脉走行逐层切开头皮，切开的同时可逐步将颞浅动脉与周围皮下组织分离。此步骤我们习惯自颞浅动脉的根部向上进行。分离颞浅动脉的操作过程中必须小心、仔细，因为颞浅动脉实际的走行通常是迂曲的，并且越靠近颧弓越表浅，必要时可在显微镜下操作。分离时保留颞浅动脉周围的筋膜，这可减少对动脉的直接损伤，并防止血管痉挛。将颞浅动脉分离得尽可能长（约 9cm），使其贴敷在大脑表面时可额外形成更多的间接侧支循环。颞浅动脉较小的分支可使用双极电凝，较大的分支在切断时应给予结扎。在皮下组织中颞浅静脉与颞浅动脉伴行，其通常位于颞浅动脉的后方，并且更加表浅。在术中如果难以辨别动脉和静脉，可通过手摸或使用术中多普勒探头来验证动脉搏动。应尽可能地保留颞浅动脉的 2 个分支，因为在某些情况下，需要将 2 支血管进行搭桥以提供充足的侧支血流量。切开头皮及分离颞浅动脉完成后，沿颞浅动脉两侧切开颞浅筋膜，将颞浅动脉游离出来。游离的颞浅动脉应保持湿润，并避免过度牵拉。在行吻合术前，罂粟碱浸泡的脑棉可用于舒张颞浅动脉。

③纵行切开颞肌和骨膜，用拉钩牵开以暴露颅骨，同时注意

不要牵拉颞浅动脉。在游离的颞浅动脉根部下方靠近颅中窝处钻一骨孔，骨孔要足够大，以利于颞浅动脉筋膜条从骨孔中通过。在颞浅动脉远端上方也钻一骨孔，并以外侧裂为中心开一骨窗，以暴露额叶和颞叶。在开颅过程中应特别注意保护颅骨下脑膜中动脉，因为其可能是给大脑皮层供血的重要侧支循环。取下的骨瓣要将其骨孔处的内板修成斜面，以避免在还纳骨瓣后对颞浅动脉造成压迫。"十"字形切开硬脑膜并暴露大脑皮层，切开硬膜时应避免切断脑膜中动脉，并尽量减少对硬膜渗血的电凝止血，以保护可能存在的侧支循环。剪开的硬脑膜翻至骨窗边缘备用，因为有时可能会联合脑 - 硬膜 - 动脉血管融通术。

④行 STA-MCA 吻合术需要神经外科医生经过严格的训练，熟练掌握显微血管缝合的操作，并具有充足的经验，以保证动脉吻合口牢固、通畅，并减少血管临时阻断的时间。首先，要在术区寻找一个最适合行血管吻合术的受体动脉，通常是大脑中动脉的 M4 段分支。理想的受体动脉应与拟行吻合的颞浅动脉口径大致相同（≥ 1mm），其最好位于大脑表面，走行相对较直，垂直于外侧裂并距离外侧裂的位置越近越好。此外，位于术区中心的受体动脉比邻近边缘的更容易操作。如果皮层表面没有合适的受体动脉，则可以分离外侧裂寻找合适的 M3 段分支，但从技术上讲会增加吻合的难度。

⑤选择合适的受体动脉后，将其周围的蛛网膜剥离，并将血管小心地游离，同时注意保护供应皮层的侧枝血管。尽可能地

将受体动脉游离 10mm 以上，为临时阻断夹的使用提供足够空间而不会使受体动脉变形。将一小块乳胶或塑料片置于受体动脉下方，其不仅起到固定受体动脉的作用，还为接下来的操作提供有色背景以改善可视性。可将吸引器头放置在彩色背景之下或骨窗边缘以保持清晰的视野。

⑥接下来处理颞浅动脉。颞浅动脉拟行吻合的部位距根部要保证一定的长度，以便于在吻合过程中来回移动。使用显微剪将颞浅动脉拟作吻合的部位周围软组织及动脉外膜清除约 10mm。于近心端放置临时阻断夹，斜向切断颞浅动脉，将吻合口做成鱼嘴状，使其宽度为受体血管直径的 2 ～ 3 倍（通常 2.5 ～ 3.0mm）（图 44），并用肝素盐水冲洗血管。

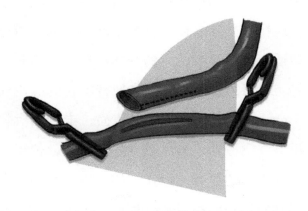

图 44　颞浅动脉 - 大脑中动脉端侧吻合（彩图见彩插 28）

⑦放置临时阻断夹于受体动脉的两端（图 44），注意必须在夹闭大脑中动脉前通知麻醉师，保证收缩压保持在或略高于患者的基线水平以防止缺血型并发症的发生。用 11 号刀片（尖刀）

或蛛网膜刀切开受体动脉，切口可用显微剪扩大，然后用肝素盐水冲洗血管腔。吻合口为受体动脉直径的 2 ～ 3 倍有助于使血流入量最大化。受体动脉切口部位可用染料（如亚甲蓝等）标记以增加动脉壁细微结构的可视化程度。

　　⑧下面使用带针尼龙缝合线（10-0）对吻合口进行端 – 侧吻合。首先各用一根缝合线将颞浅动脉吻合口的足跟部和足尖部各自缝合在受体动脉切口的两端（图 45A），使吻合口固定并面向主刀医生，以便于下面的操作。在吻合口的两端缝合完毕后，先勿将缝合线剪断，接下来可通过连续缝合或间断缝合来完成吻合，通常先做更难操作的一边（图 45B）。如果使用连续缝合，通常每一边需要 6 ～ 12 针，每一针必须包含动脉的内膜层。在收紧缝合线之前要仔细检查血管腔以确保对侧血管壁没有被缝进来，最后与另一端缝合线的尾端打结（图 45C）。间断缝合也是一个同样有效的选择，特别是在吻合口的直径过小而难以进行连续缝合的情况下，并且在理论上间断缝合具有其吻合口随着时间而逐渐扩大的优势。

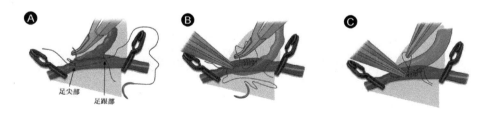

足尖部
足跟部

图 45　颞浅动脉 – 大脑中动脉端侧吻合（彩图见彩插 29）

注：A：将箭头所指颞浅动脉吻合口的足跟部和足尖部各自缝合在受体动脉切口的两端；B：使用连续或间断的方式先将更难操作的一边缝合；C：收紧缝合线，与另一端缝合线的尾端打结

⑨吻合完成后，先打开受体动脉远心端的临时阻断夹来评估吻合口出血的程度和具体位置，并在活动性出血的部位增加间断缝合，小的出血点可用可吸收止血纱布压迫止血。接下来取下受体动脉近心端的阻断夹使血流通过，最后取下颞浅动脉的阻断夹并再次检查吻合口是否通畅及有无渗血。大脑中动脉夹闭时间通常控制在 30 分钟以内。

⑩术中吲哚菁绿血管造影或多普勒超声可用于评估吻合口是否通畅。缝合所致的吻合口狭窄可能是吻合口不通畅的原因，其补救措施为拆除不合格的缝线并重新缝合。另一种常见的原因是血栓形成，可通过挤压血凝块，或者在相邻的颞浅动脉上做一小的切口并用肝素冲洗，待吻合口通畅后再间断缝合动脉切口来解决。

充分止血后还纳骨瓣，间断缝合骨膜、颞肌、颞筋膜并全层缝合头皮，注意勿将靠近颞浅动脉的颞肌缝合过紧以防止颞浅动脉收缩。术后患者应继续服用阿司匹林或其他抗血小板药物预防血栓形成。

（2）颞浅动脉 - 大脑前动脉吻合术（STA-ACA）

大脑前动脉（anterior cerebral artery，ACA）供血区的血运重建术常使用间接技术，如使用颅骨多点钻孔、帽状腱膜或颞浅动脉额支等。因大脑前动脉远端分支和颞浅动脉额支的口径相对较小，STA-ACA 直接吻合术的技术难度较大，其增加的血流量有限，因此使用该技术在大脑前动脉供血区进行血运重建并不总是可行的。尽管如此，也不乏一些 STA-ACA 吻合术治疗烟雾病的成功案例被报道。

这个技术有 4 个特点：①使用额颞切口，颞浅动脉额支从切口正面分离，而顶支从皮瓣背侧分离，2 个颞浅动脉分支被游离约 10cm 或尽可能长；②对大脑中动脉和大脑前动脉区域分别进行开颅，制作约 4cm 大小的额骨和额颞骨瓣；③在前囟附近寻找大脑前动脉分支作为受体动脉；④在 STA-ACA 吻合时，每个侧边仅使用 10-0 缝合线行 3 针较宽的间断缝合。

（3）其他技术

除颞浅动脉外，还可以使用颈外动脉的其他分支进行直接血管重建术治疗烟雾病，如使用枕动脉与大脑中动脉或大脑后动脉分支做直接吻合，此外耳后动脉也可作为大脑中动脉的供体动脉。Taniguchi 在 STA-MCA 吻合后使用同一颞浅动脉的残端进行附加的血管重建术，并显示出良好的手术效果。之前一些外科医生使用高血流量的静脉移植术治疗烟雾病，但该技术因容易增加术后高灌注所致出血的风险而逐渐被放弃。Hori 等将桡动脉移植术作为补救手术对 STA-MCA 吻合失败的患者进行二次血管重建，将颈外动脉通过移植的桡动脉与大脑中动脉的 M2 段或 M3 段搭桥，在补救术后平均 8.5 个月的随访期内无患者再次出现脑血管事件，证明了桡动脉移植术是 STA-MCA 吻合失败的烟雾病患者可行的补救治疗措施。

80. 联合血管重建术

目前直接血管重建术很少被单独使用，越来越多的神经外科医生将其与各种间接技术相结合，其优势在于既可从直接血管吻合中迅速获取来自颅外较高流量的血液供应，也可从间接血运重建中获得覆盖广泛面积的侧支循环。此外，在吻合口及供体血管可能出现延迟闭塞的情况下，额外的间接血运重建对患者的长期预后是一种有力的保障。常用于与 STA-MCA 吻合术联合的间接技术包括脑 – 颞肌贴敷术、脑 – 硬膜 – 动脉血管融通术、脑 – 硬膜 – 动脉 – 颞肌血管融通术、脑 – 硬膜 – 颞肌 – 动脉 – 骨膜血管融通术、脑 – 硬膜 – 帽状腱膜贴敷术及脑 – 硬膜 – 动脉 – 帽状腱膜血管融通术等。下面我们着重介绍几种较常用的联合血管重建技术。

（1）颞浅动脉 – 大脑中动脉吻合术联合脑 – 颞肌贴敷术（EMS）

①患者取仰卧位，头偏向对侧，固定。术前标记颞肌上缘、颞浅动脉额支及顶支的位置。做额颞弧形切口，皮瓣须覆盖颞浅动脉顶支及足够面积的颞肌。

②分离皮瓣，当分离到颞浅动脉走形区时应注意小心操作，以保持颞浅动脉的完整性，并尽可能地保留颞浅动脉的 2 个分支，以便于根据患者的颅内缺血、解剖及其他情况提供多一项选择。在颞浅筋膜 – 帽状腱膜层游离出颞浅动脉顶支或额支，以备行 STA-MCA 吻合术。

③剥离、修整颞肌，做颞肌瓣。剥离颞肌时须细致，避免损伤颞肌的供血血管。

④使用磨头与铣刀开颅，尽可能扩大骨窗，操作中避免损伤颞浅动脉筋膜条与颞肌瓣。"十"字形切开硬脑膜，术区脑膜中动脉予以保留，切开的硬脑膜瓣可向内翻转。

⑤将颞浅动脉绕过颞肌瓣，或从颞肌瓣蒂部穿过，使颞浅动脉位于颞肌下方。下一步进行 STA-MCA 吻合术，操作步骤详见本章节。如果条件允许，可使用颞浅动脉的 2 个分支，行双吻合术，或变化为 STA-MCA 吻合术联合脑 – 硬膜 – 动脉 – 颞肌血管融通术（EDAMS）。

④将颞肌瓣覆盖于暴露的大脑皮层表面，其边缘以较低的张力与硬脑膜缝合。

⑤修整骨瓣，将骨瓣下缘打磨，防止其压迫颞肌瓣及颞浅动脉。还纳、固定骨瓣，留置引流管，逐层缝合头皮。

（2）颞浅动脉 – 大脑中动脉吻合术联合脑 – 硬膜 – 动脉血管融通术（EDAS）

①术前需标记颞浅动脉额支和顶支的走行，并根据其走行设计"U"形切口。为保证血管的完整性，尽可能将颞浅动脉的 2 个分支从切口正面分离，或将拟行贴敷的血管从正面分离，另一支从皮瓣背侧分离。

②分离皮瓣后，分别沿 2 个颞浅动脉分支的两侧平行切开颞浅筋膜和帽状腱膜，游离出包裹颞浅动脉 2 个分支的"Y"字形

筋膜条。

　　③剥离颞肌，暴露颅骨，分别于颞浅动脉起始部及其 2 个分支远端位置钻 3 个骨孔，使用铣刀开颅，并尽量扩大骨窗。在尽量保留脑膜中动脉分支的前提下切开硬脑膜，暴露额叶和颞叶皮层，切开的硬脑膜瓣可向内翻转。

　　④选择合适的受体动脉，并与拟行直接吻合的颞浅动脉分支做 STA-MCA 吻合术，然后将另一个颞浅动脉分支贴敷于脑表面，其附着的筋膜条边缘与硬脑膜缝合，完成 EDAS 术；整个过程须保证行 EDAS 术动脉的完整性，可选择将筋膜条翻转，使其向外的一面贴敷在大脑皮层表面，即 2006 年 Kim 等描述的脑 - 硬膜 - 动脉 - 帽状腱膜血管融通术（EDAGS）（图 46）。

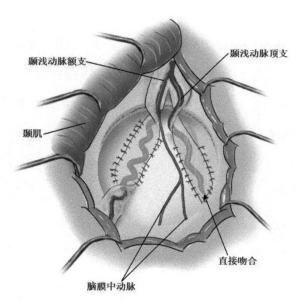

图 46　颞浅动脉 - 大脑中动脉吻合术联合脑 - 硬膜 - 动脉 - 帽状腱膜
血管融通术（彩图见彩插 30）

⑤将颞浅动脉进、出两端的骨孔打磨，防止其压迫颞浅动脉。还纳、固定骨瓣，留置引流管，逐层缝合颞肌、头皮。

（3）颞浅动脉－大脑中动脉吻合术联合脑－硬膜－动脉－颞肌血管融通术（EDAMS）

①在间接血管重建术中，EDAMS 术相当于 EMS 术和 EDAS 术的结合。术前需标记颞浅动脉额支和顶支的走行，做可以覆盖两个颞浅动脉分支的弧形大切口。

②分离皮瓣，保留颞浅动脉的 2 个分支，并游离出带颞浅动脉的筋膜条。切开、剥离颞肌，做颞肌瓣，暴露颅骨。

③使用磨头与铣刀开颅，尽可能扩大骨窗，在尽量保留脑膜中动脉分支的前提下切开硬脑膜，切开的硬脑膜瓣可向内翻转。

⑤完成 STA-MCA 吻合术，之后将另一个颞浅动脉分支附着的筋膜条边缘与硬脑膜缝合，完成 EDAS 术（图 47A）。

④将颞肌瓣覆盖于暴露的大脑皮层表面，并与硬脑膜和筋膜条其余的边缘缝合。

⑤将骨瓣下缘打磨，防止其压迫颞肌瓣及颞浅动脉，还纳并固定骨瓣。

（4）颞浅动脉－大脑中动脉吻合术联合脑－硬膜－颞肌－动脉－骨膜血管融通术（EDMAPS）

在 STA-MCA 联合 EDAMS 术的基础上，为进一步改善与内侧额叶缺血相关的认知功能损害，可在大脑前动脉供血区增加颅骨膜的间接血运重建，技术要点如下：

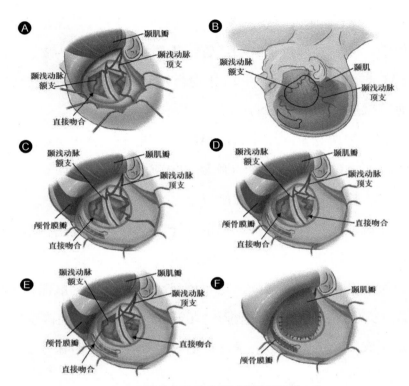

图 47 联合血管重建术（彩图见彩插 31）

注：A：使用颞浅动脉额支进行 STA-MCA 吻合术，用顶支完成 EDAS 术，在将颞肌覆盖于暴露的大脑皮层表面，最终完成 STA-MCA 吻合术联合脑 - 硬膜 - 动脉 - 颞肌血管融通术（EDAMS）；B：STA-MCA 吻合术联合脑 - 硬膜 - 颞肌 - 动脉 - 骨膜血管融通术（EDMAPS）：沿颞浅动脉顶支走形至前囟，再沿中线向前延伸至发际线，做额颞弧形大切口，以便于在颞肌下做额颞骨窗及矢状窦旁做前额骨窗，并保留额骨膜和颞浅动脉的 2 个分支；C：使用颞浅动脉额支进行 STA-MCA 吻合术，再用顶支完成 EDAS 术；D：亦可将颞浅动脉的 2 个分支均与大脑中动脉皮层分支做直接吻合；E：如果颞浅动脉额支分离得足够远，可通过前额骨窗与大脑前动脉做 STA-ACA 吻合术，再用顶支完成 STA-MCA 吻合术；F：分别将颞肌瓣和额骨膜瓣与各自骨窗中的硬膜缝合

①头皮切口沿颞浅动脉顶支走形至前囟，再沿中线向前延伸至发际线，做额颞弧形大切口（图 47B）。分离颞浅动脉顶支并保持其完整性，剥离皮瓣，同时颞浅动脉额支也尽可能地向远端分离。

②将术野中的整块颞肌剥离并做成颞肌瓣。小心分离前额部

的额骨骨膜，并注意保护来自滑车上和眶上动、静脉的分支和属支，做成一片拥有宽大根蒂的骨膜瓣，使其能够广泛覆盖额叶。

③在颞肌下方开一额颞骨窗，在尽量保留脑膜中动脉分支的前提下切开硬脑膜，切开的硬脑膜瓣可向内翻转。使用颞浅动脉额支进行 STA-MCA 吻合术，再用顶支完成 EDAS 术（图 47C），也可选择将颞浅动脉的 2 个分支均用于直接吻合（图 47D）。将颞肌瓣覆盖于脑表面，其边缘与硬脑膜缝合，完成 EDAMS 术。

④在前额部矢状窦旁另外开一骨窗，切开硬脑膜并向内翻转至骨窗边缘。将游离的骨膜瓣贴敷在额叶皮层，边缘与硬膜缝合。

⑤如果术中颞浅动脉额支分离得足够远，可选择与矢状窦旁骨窗中额叶皮层的大脑前动脉 A4 段分支做 STA-ACA 吻合术，同时用颞浅动脉顶支完成 STA-MCA 吻合术（图 47E），最后分别将颞肌瓣和额骨骨膜瓣与各自骨窗中的硬膜缝合（图 47F）。

⑥分别将 2 个骨瓣下缘打磨，防止其压迫颞肌瓣、骨膜瓣及颞浅动脉，并还纳、固定骨瓣。

（5）颞浅动脉 – 大脑中动脉吻合术联合脑 – 硬膜 – 帽状腱膜贴敷术（EDGS）

①术前标记颞浅动脉顶支的走行，取经颞入路，因为该入路可使帽状腱膜瓣与颞肌瓣的方向相互垂直，以便于将帽状腱膜瓣置于颞肌下方。沿颞浅动脉走形切开头皮，将颞浅动脉暴露得尽可能远，然后转向后方，做一"U"形切口。

②分离皮瓣，游离颞浅动脉并保持其完整性，然后将剩余的

帽状腱膜剥离，做成一片单薄的帽状腱膜瓣。

③切开、剥离颞肌，在帽状腱膜瓣下方开一额颞骨窗，在尽量保留脑膜中动脉分支的前提下切开硬脑膜，切开的硬脑膜瓣可向内翻转。

④使用颞浅动脉进行 STA-MCA 吻合术，再将帽状腱膜瓣贴敷在脑表面，其边缘与硬膜缝合。

⑤修整骨瓣，防止其压迫颞浅动脉及帽状腱膜瓣。还纳、固定骨瓣，留置引流管，逐层缝合颞肌、头皮。

81. 直接和联合血管重建术的术后随访

数字减影血管造影（digital subtraction angiography，DSA）仍是评估烟雾病直接血管重建术后吻合口是否通畅和侧支循环形成的金标准。此外，高分辨率的 CT 血管造影（computed tomographyangiography，CTA）也可以清晰地描绘供体和受体动脉的情况。

82. 直接和联合血管重建术的长期预后

（1）缺血型烟雾病的手术预后

尽管技术要求更高、手术时间更长，但许多神经外科医生倾向于选择直接血管重建术，因为该术式可立即增加脑血流量，恢复正常的脑血流储备，以快速降低短暂性脑缺血发作（transient ischemic attack，TIA）和脑梗死复发的风险，特别是在成人烟雾病患者中。据报道，行保守治疗的烟雾病患者卒中的发生率为 3.2%～ 19.6%/ 年。在随访期超过 1 年的研究中，成人烟雾病患者经直接或联合血管重建术后的卒中率为 0 ～ 5.4%/ 年，明显低于保守治疗的结果（表 17）。

表 17　直接／联合血管重建术治疗成人烟雾病的长期随访研究

作者	发表时间	地区	患者数	手术方式	随访时间（月）	术后卒中（例）	卒中率（%/ 年）
Mizoi et al.	1995	日本	14	STA-MCA+EMS	36	0	0
Kuroda et al.	2010	日本	47	STA-MCA+EDMAPS	63	1	0.4
Czabanka et al.	2011	德国	24	STA-MCA+EMS	12	0	0
Bang et al.	2012	韩国	54	STA-MCA/STA-MCA+EDAS 等	64	1	0.3
Lee et al.	2012	韩国	56	STA-MCA /STA-MCA+EDAGS	55	5	2.0
Amin-hanjani et al.	2013	美国	13	STA-MCA+EDAS	20	0	0
Gross et al.	2013	美国	29	STA-MCA	16	2	5.4
Cho et al.	2014	韩国	60	STA-MCA+EDGS	71	3	0.8
Arias et al.	2015	美国	8	STA-MCA/STA-MCA+EDAS 等	28	0	0
Imai et al.	2015	美国	36	STA-MCA+EMS	72	1	0.5
Kim et al.	2016	韩国	301	STA-MCA/STA-MCA+EDAS 等	45	18	1.6

续表

作者	发表时间	地区	患者数	手术方式	随访时间（月）	术后卒中（例）	卒中率（%/年）
Zhao et al.	2017	中国	91	STA-MCA/STA-MCA+EDAS 等	40	5	1.6
Deng et al.	2018	中国	143	STA-MCA	41	2	0.4
Zhao et al.	2018	中国	64	STA-MCA+EDMS	24	2	1.6

Gross 对 29 例成人烟雾病患者进行了 35 侧 STA-MCA 吻合术治疗，每年脑梗死、脑出血和总卒中率由术前的 8.9%、2.0% 和 11% 将至 4.5%、0、4.5%，并且所有卒中均在围手术期间发生。在平均 1.3 年的随访期内，72% 的患者症状得到改善。

Cho 对 60 例成人烟雾病患者的 77 侧大脑半球进行了 STA-MCA 吻合术联合脑 - 硬膜 - 帽状腱膜贴敷术（encephalo-duro-galeo-synangiosis，EDGS），伴随着随访期由短（≈6 个月）至长（≈5 年），术后形成的侧支循环逐渐增多，患者的 CBF 逐渐得到改善，每年脑出血和脑梗死的发生率控制在 0.4% 和 0.2%。

Kim 等报道了 301 例接受直接或联合血管重建术的成人缺血型烟雾病患者，尽管 1 年和 5 年缺血性卒中的发生率无明显差异，但手术组（9.4%）的 10 年累积发病率显著低于保守治疗组（19.6%，$P=0.04$）。而在手术组中大多数卒中事件发生在术后早期，因此控制术后卒中似乎对确保血管重建术的早期和中期（5 年）预后至关重要。

Guzman 等报道了 233 例成人和 96 例儿童烟雾病患者的

治疗效果，其中 95.1% 的成人和 76.2% 的儿童行直接血管重建术，术后 15 例出现神经功能缺损（缺血事件：$n=8$；出血事件，$n=7$），死亡或卒中的 5 年累积风险为 5.5%。基于改良 Rankin 量表（modifiedRankin scale，mRS），患者的生活质量显著改善（P < 0.0001）。

Miyamoto 等回顾了 113 例行 STA-MCA 吻合术或联合了脑 – 硬膜 – 动脉 – 颞肌血管融通术（EDAMS）的烟雾病患者长达 24 年的临床病程，其中 110 例患者终止了脑缺血症状的发作，100 例患者恢复了正常的生活。因此，血管重建术对于预防远期缺血性卒中的发生是有效的。

尽管由于脑表面血管更加细长而脆弱，对儿童行血管吻合比成人困难得多，但越来越多的神经外科医生尝试对儿童烟雾病患者进行直接或联合血管重建术。据报道，在随访期超过 1 年的研究中，儿童烟雾病患者行直接或联合血管重建术后的卒中率为 0 ～ 1.6%/ 年（表 18）。

表 18　直接／联合血管重建术治疗儿童烟雾病的长期随访研究

作者	发表时间	地区	患者数	手术方式	随访时间（月）	术后卒中（例）	卒中率（%/ 年）
Mizoi et al.	1995	日本	6	STA-MCA+EMS	44	0	0
Darwish et al.	2005	澳大利亚	7	STA-MCA/STA-MCA+EMS	85	0	0
Nagata et al.	2006	日本	5	EDAS+EMAS	151	0	0
Fujimura et al.	2008	日本	9	STA-MCA	25	0	0

续表

作者	发表时间	地区	患者数	手术方式	随访时间（月）	术后卒中（例）	卒中率（%/年）
Kuroda et al.	2010	日本	28	STA-MCA+EDMAPS	73	0	0
Czabanka et al.	2011	德国	6	STA-MCA+EMS	12	0	0
Funaki et al.	2013	日本	56	STA-MCA/STA-MCA+EMS	217	4	0.4
Rashad et al.	2016	日本	23	STA-MCA+EDMS	77	0	0
Zhao et al.	2017	中国	42	STA-MCA/STA-MCA+EDAS 等	35	2	1.6

Fujimura 对儿童烟雾病患者进行的 17 例 STA-MCA 吻合术中，14 例在术后 TIA 症状消失，其余 3 例 TIA 症状减少，除 1 例出现过度灌注外，无患儿出现围手术期并发症，在平均 24.9 个月的随访期内表现为稳定的神经功能状态。

Rashad 对 23 例儿童烟雾病患者的 38 侧大脑半球进行了 STA-MCA 吻合术联合脑 – 硬膜 – 颞肌贴敷术，在平均 77 个月的随访期内，除 3 例围手术期并发症（2 例过度灌注，1 例脑梗死）外，无卒中事件发生，无神经功能恶化，其中 20 例患儿的 mRS 评分得到改善。

Funaki 对 56 例儿童烟雾病患者进行了 STA-MCA 吻合术，在长达 18.1 年的随访中，4 例出现脑血管事件，包括 1 例脑梗死和 3 例脑出血，卒中率为 0.41%/ 年，10 年、20 年和 30 年的累积卒中率为 1.8%、7.3% 和 13.1%。因此，直接血管重建术对儿童烟雾病患者也是相对安全的，并可有效预防远期卒中事件的发生。

（2）出血型烟雾病的手术预后

血管重建术是否可降低烟雾病患者颅内再出血的风险目前仍存在争议。出血型烟雾病患者的再出血率较高，其 5 年再出血率为 16.9%，10 年再出血率为 26.3%。在随访时间超过 2 年的研究中，出血型烟雾病患者经直接或联合血管重建术后的再出血率为 0 ～ 3.0%/ 年，而行保守治疗的患者再出血率为 2.3% ～ 9.9%/ 年（表 19）。

表 19　直接／联合血管重建术治疗出血型烟雾病的长期随访研究

作者	发表时间	国家	随访时间（年）	再出血／患者数（年卒中率 %/ 年）		P 值
				手术组	保守组	
Yoshida et al.	1999	日本	14.2	0/2（0）	5/13（2.7）	0.28
Kawaguchi et al.	2000	日本	8.0	0/6（0）	2/11（2.3）	0.27
Lee et al.	2012	韩国	4.5	2/17（2.6）	4/9（9.9）	0.06
Liu et al.	2013	中国	7.1	0/40（0）	17/43（5.6）	＜ 0.01*
Miyamoto et al.	2014	日本	5.0	5/42（2.7）	12/38（7.6）	0.03*
Huang et al.	2015	中国	3.0	8/90（3.0）	6/28（7.1）	0.73
合计				15/197	46/142	＜ 0.01*

部分报道显示血管重建术预防进一步出血的效果并不令人满意。Huang 等回顾了 154 例出血型烟雾病患者，在平均 36.12 个月的随访期内，再出血率在直接手术（10.17%）、间接手术

（20.69%）、联合手术（6.45%）和保守治疗（21.43%）组之间无统计学差异。Ishiguro 对 36 例成人出血型烟雾病患者的 52 侧大脑半球进行 STA-MCA 双搭桥术治疗，在平均 64.6 个月的随访期内，5 例（13.9%）患者经历再次出血，再出血率在手术侧与非手术侧大脑半球之间无统计学差异。

但也有一些研究表明血管重建术可减少出血性卒中的发生。Liu 对出血型烟雾病患者进行了平均 7.1 年的长期随访，发现在接受直接或联合血管重建术治疗的 40 例患者中无人经历再次出血，而在保守治疗的 43 例患者中 17 例经历再出血。日本一项针对成人出血型烟雾病患者的前瞻性、多中心随机对照试验中，接受直接或联合血管重建术治疗的患者再出血率为 2.7%/ 年，而非手术组为 7.6%/ 年（$P < 0.05$），为血管重建术可有效预防再出血提供了有力的证据。

血管重建术预防出血型烟雾病患者再次出血的具体机制目前仍不明确。Jiang 对 93 例成人出血型烟雾病患者进行 STA-MCA 吻合术联合 EDMS 术治疗，在平均 77 个月的随访期内，12 例经历再次出血，其中 6 例死亡，再出血率为 1.1%/ 年。复查脑血管造影结果显示 51.2% 的患者烟雾状血管较前减少，30.4% 的患者原先异常扩张的 AChA-PCoA 得到改善，并且这种改变与再出血风险的降低密切相关。AChA-PCoA 异常扩张已经被证明是烟雾病颅内出血的独立危险因素，而该研究证明了良好的侧支循环可缓解 AChA-PCoA 的压力，改善其异常扩张，从而降低其破裂出血的风险。

小结

虽然相对于间接血管重建术更难操作，但直接血管重建术能够立即改善脑血流量，使烟雾病患者尽早避免缺血性症状的再次发生，并且可能更有效地降低出血型患者再出血的风险。

参考文献

1. Hori S，Acker G，Vajkoczy P. Radial Artery Grafts as Rescue Strategy for Patients with Moyamoya Disease for Whom Conventional Revascularization Failed. World Neurosurg，2016，85:77-84.

2. Gross BA，Du R. The natural history of moyamoya in a North American adult cohort. J ClinNeurosci，2013，20（1）：44-48.

3. Cho WS，Chung YS，Kim JE，et al. The natural clinical course of hemodynamically stable adult moyamoya disease. J Neurosurg，2015，122（1）：82-89.

4. Noh HJ，Kim SJ，Kim JS，et al. Long term outcome and predictors of ischemic stroke recurrence in adult moyamoya disease. J NeurolSci，2015，359（1-2）：381-388.

5. Kim T，Oh CW，Kwon OK，et al. Stroke prevention by direct revascularization for patients with adult-onset moyamoya disease presenting with ischemia. J Neurosurg，2016，124（6）：1788-1793.

6. Kim KM, Kim JE, Cho WS, et al. Natural history and risk factor of recurrent hemorrhage in hemorrhagic adult moyamoya disease. Neurosurgery, 2017, 81 (2): 289-296.

（汪　汇　杨伟中　整理）

血管重建术的并发症及治疗

烟雾病的病理生理学机制较为复杂，由于患者的脑血流动力学不稳定，血流储备能力差，并且烟雾状血管较脆弱，因此在行颅内－外血管重建术中易受到麻醉等围手术期危险因素的影响，手术并发症的发生率较高。据报道烟雾病血管重建术并发症的发生率为 3.5%，死亡率为 0.7%，尤其在脑血流动力学不稳定的患者中更高，而脑血流动力学稳定的烟雾病患者手术风险要低得多。

烟雾病的手术并发症主要包括术后脑梗死、高灌注综合征、术后脑出血、搭桥血管闭塞、吻合口动脉瘤和头皮坏死等。当烟雾病患者的血流动力学平衡受到影响时，脑组织易发生梗死。当脑组织不能耐受立即增加的脑血流时，易出现高灌注综合征，导致神经功能缺失，严重者甚至会造成颅内出血。另外，当血流阻力增加时，搭桥血管容易堵塞或萎缩，甚至颞肌的收缩运动也可影响搭桥血管。由于颞浅动脉被用于与颅内动脉吻合，头皮可能因缺血发生坏死或感染。上述烟雾病的手术并发症通常难以控制。本章节就这些并发症的特征、发生机制、治疗和预防措施作一综述。

83. 围手术期脑梗死

（1）发生率

烟雾病围手术期脑梗死是指在血管重建术后 CT 上观察到任何的新发低密度影，包括腔隙性脑梗死。烟雾病术后脑梗死并不少见，Kazumata 等的大样本量研究结果显示，烟雾病在直接和间接血运重建术后缺血性卒中的发生率为 4.1%，这与其他研究结果相近。

（2）原因

烟雾病围手术期缺血性并发症与患者的血流动力学不稳定密切相关。许多研究发现，高碳酸血症、低血压和红细胞压积降低等因素会增加术后缺血的风险。术前急性脑梗死和脑血管储备能力差是直接血管重建术后出现严重缺血性并发症的独立危险因素。上述这些危险因素与麻醉和围手术期管理相关。

烟雾病围手术期脑梗死的另一个重要原因是在 STA-MCA 吻合期间临时阻断了皮层动脉，导致大脑皮层局部灌注不足，由于烟雾病血管的代偿能力差，手术后经常出现临床症状。有文献报道直接血管重建术中临时阻断皮层动脉是术中缺血的重要危险因素。此外，吻合口的早期闭塞也可导致脑缺血事件的发生。

（3）发生部位和时间

缺血性并发症常发生在手术侧半球，但也可发生在对侧半球。Guzman 等报道了 8 例直接血管重建术后发生脑梗死的烟雾病患者，他们发现 4 例发生在手术侧半球，4 例发生在对侧。

烟雾病直接血管重建术后脑梗死的发生时间尚不清楚，有报道显示可发生在术后 3～4 天，也有报道显示可在术后 24 小时内发生。Schubert 等发现大多数缺血事件发生在直接血管重建术后 7 天内。因此，烟雾病血管重建术后脑梗死在术后 1 天内至术后 1 周均可能发生。

（4）预后

烟雾病血管重建术后脑梗死的预后取决于其位置和严重程度。一些脑梗死是静息性的，其面积相对较小，不会引起临床症状，仅通过术后 MRI 弥散加权像才被发现。然而，无症状的脑梗死也会导致烟雾病病情出现不稳定的情况，应给予密切监测，否则可能会导致严重的缺血性或出血性卒中。一些卒中可能是致命的，Guzman 等报道了 8 例术后新发脑梗死的患者，其中只有 4 例完全康复，3 例遗留有神经功能障碍，1 例死亡。

（5）预防

烟雾病血管重建术后应给予充分补液，保持血流动力学稳定，以防止术后脑梗死的发生。一些学者研究了防止术后脑梗死发生的其他方法。Schubert 等提出使用抗血小板药物治疗，报道显示其不仅没有增加出血性并发症的风险，还有可能改善预后。

相反，也有报道称不支持抗血小板治疗的。Yamada 等发现抗血小板组与非抗血小板组之间脑梗死的发生率没有显著差异。

84. 高灌注综合征

（1）高灌注综合征（hyperperfusion syndrome，HS）的发生率

由 HS 引起的局灶性神经功能障碍是烟雾病直接血管重建术最常见的并发症。吻合口部位的 CBF 显著增加，并导致明显的神经系统体征，通常称之为症状性 HS。据报道，烟雾病行直接血管重建术后 HS 的发生率为 18.0% ～ 27.5%，而有些报道甚至高达 50%。值得注意的是，与儿童患者相比，成人患者术后高灌注的风险更高。

除了头痛和局灶性神经功能障碍之外，HS 最严重的后果是颅内出血。据报道，烟雾病行直接血管重建术后因 HS 导致颅内出血的发生率为 1.7%，所有出血均发生在手术半球先前缺血的区域。

（2）HS 的发病机制

HS 的发病机制可能有以下几点：①由于长期处于缺血状态，烟雾病患者的大脑皮层动脉出现萎缩，并且自身调节功能减退，当其与口径不匹配的颞浅动脉相吻合后，对立即增加的血流无法进行相适应的自身调节，这与颈内动脉狭窄术后 HS 的发病机制相似；②直接血管重建术后脑血流的方向可能出现变化，改变了原有的血流动力学状态，导致神经功能障碍；③血管吻合术

后再灌注可导致大量氧自由基的产生，从而促进或加重 HS 的发展；④由于烟雾病大脑皮层长期处于缺血状态，血管生长因子和细胞外基质蛋白的表达水平可能升高，从而影响血管的通透性，诱导 HS 的发生；⑤炎症可能也参与到 HS 的发病机制当中。

（3）HS 的临床表现

HS 的临床表现可分为两类，即短暂性神经功能缺失和由 HS 引起的颅内出血，而后者是一个严重的并发症。1998 年，Uno 首次报道了 STA-MCA 吻合术后 HS 的确诊病例，一名 47 岁女性烟雾病患者在手术后第 2 天出现偏瘫和失语，行 MRI 检查显示吻合区域有水肿，SPECT 提示局部血流增加。上述症状出现后 17 天内逐渐消退，并最终消失。直接血管重建术后，大多数由 HS 引起的局灶性神经系统症状可得到缓解。有报道显示 HS 的症状一般在术后第 1 周出现，术后第 2 周缓解，而在一些情况下，HS 一直持续到术后第 5 周。如果 HS 造成不可逆的神经损伤，甚至可导致永久性的后遗症。

HS 引起的出血可表现为脑实质出血和蛛网膜下腔出血。2009 年，Fujimura 等报道了一名 47 岁女性烟雾病患者，其术后 MRI 和 SPECT 结果显示吻合区域的血流增加，提示血管性脑水肿和 HS。患者于术后第 4 天突然出现剧烈头痛和上肢偏瘫，头颅 CT 显示脑实质出血。另外，他们还报道了一组 13 例 HS 患者，其中 2 例发生了蛛网膜下腔出血。Schubert 等发现 HS 引起的出血多发生于直接血管重建术后 7 天内。而 Guzman 报道的 8

例行直接血管重建术的烟雾病患者中，1 例术中发生出血，其他患者术后 4 ～ 10 天发生出血。Kazumata 等发现出血事件既可发生在联合血管重建术的术中，也可发生在术后 4 周内。根据这些报道，从术中到术后 1 个月随时都可能发生出血。

（4）HS 的影像学表现

用于检测 HS 的方法包括 CT、MRI、TCD 和 SPECT 等。CT 和 MRI 可识别 HS 的形态学改变，如局部水肿或出血等。TCD 和 SPECT 可用于动态监测吻合口周围的血流动力学变化。SPECT 是血管重建术前后监测颅内血流的金标准，常在术后 48 ～ 72 小时内进行，以便早期发现 HS。此外，CT 和 MRI 灌注可用作检测吻合区域血流增加的替代方法。Noguchi 等使用无创的 ASL-MRI 绘制烟雾病患者的脑血流图，并用它来检测 HS 的发生。也有使用激光多普勒监测血管重建术前后烟雾病患者的脑血流量，发现当血流速度增加超过 100%时可预测 HS 的发生。此外，还有通过用红外线监测周围脑组织的温度来预测 HS 的发生，他们发现血管重建术后，如果吻合口周围组织的温度升高至一定程度，就会出现 HS。Machida 等发现术中静脉红肿也可能是高灌注的标志。

（5）HS 的治疗和预后

HS 最直接的治疗方式是控制血压。有学者建议应将血压维持在正常范围内，即收缩压为 120 ～ 140mmHg，但也有学者提出收缩压应保持在 90 ～ 120mmHg。由于直接血管吻合术后脑组织发生缺血再灌注，可产生大量氧自由基，因此可以给予氧自由基清除剂，如依达拉奉。受 HS 影响的脑组织可能出现水肿，此时可用脱水剂治疗。此外，米诺环素是一种神经保护性抗生素，其可阻断 MMP-9，而 MMP-9 可促使脑缺血再灌注后的水肿形成和出血转化。Fujimura 等发现米诺环素可有效控制直接血管重建术后出现的 HS。烟雾病患者在直接血管重建术后发生的 HS，如果给予正确的治疗，在大多数情况下可以达到令人满意的结果，HS 的症状常在 2 周内缓解。

出血性 HS 的预后主要取决于出血量。一些报道显示烟雾病患者在直接血管重建术后出现 HS 诱发的颅内血肿，由于出血量较少，经保守治疗后恢复良好。因此在理想的情况下，从 HS 引起的出血恢复后，可不遗留有任何症状和体征。但如果出血量较大，则预后非常差。Guzman 等报道的 8 例术后出血患者，其中仅 5 例完全康复，2 例死亡，1 例发生偏瘫和失语。

85. 非 HS 引起的颅内出血

烟雾病直接血管重建术后发生的大多数脑出血是由 HS 引起的，但有些脑出血很难找出原因，尤其是非手术侧出血。推测这些非 HS 引起的脑出血可能与术后脑梗死具有相似的机制，它们与烟雾病的血流动力学不稳定密切相关。如烟雾病患者行一侧直接血管重建术时，可能造成对侧半球脑血管调节障碍，从而可能导致对侧脑梗死或脑出血，甚至麻醉和围手术期间血流动力学变化也可诱导侧支血管破裂出血。因此，烟雾病患者在围手术期间应予以保持血流动力学的稳定。

86. 供体血管相关并发症

（1）供体血管闭塞

在烟雾病直接血管重建术后，移植的颞浅动脉可能会发生闭塞。这种闭塞与多种因素相关，除吻合口自身的因素外，另一个重要的原因是搭桥后供体血管的血流阻力升高。

①血流动力学机制

Kazumata 等在术中通过吲哚菁绿造影，将 STA-MCA 吻合术根据血流特征分为以下 3 种类型：Ⅰ型，为最常见的类型，其特征是在动脉期的早期即表现为较强的顺行血流；Ⅱ型，其特征是虽然有延迟，但在毛细血管期或静脉期表现为较强的顺行血流；Ⅲ型，其特征是顺行血流延迟，并且血流较弱、不连续。他们还研究了这种分型在预测吻合口堵塞方面的意义，结果显示在36 例手术中，4 例出现吻合口堵塞，均发生在血流不畅的患者中，其中 1 例为Ⅱ型，3 例为Ⅲ型。上述现象的发生可能是由受体血管和供体血管的血流在局部构成直接竞争而引起，如果受体血管的血流量充足，则不需要供体血管输入的血流。

此外，Amin-Hanjani 等进行了一项针对烟雾病直接联合间接血管重建术侧支血流量的定量评估研究，发现直接血管吻合术的供体血管流量与 EDAS 术形成的侧支代偿情况呈直接相关，当间接旁路占主导地位时，直接血管吻合术的供体血管流量可逐渐缩小甚至闭塞。

②发生时间

供体血管闭塞所报告的时间有所不同。在 Kazumata 的研究中，大多数供体血管闭塞发生在手术后 24 ～ 72 小时内。Abla 等对 140 侧烟雾病大脑半球进行了 154 次血管重建术，术后有 4 例出现供体血管闭塞，其中 1 例在手术后立即发生，另外 3 例分别在手术后 9 个月、33 个月和 64 个月发生。因此，供体血管闭塞发生的时间是不确定的，主要与血管远端的阻力有关。

③治疗

一旦发生供体血管闭塞，如果没有联合间接血管重建术，或缺乏足够的侧支循环，可能需要二次手术进行修正。在 Abla 的研究中，4 例发生供体血管闭塞的烟雾病患者中有 2 例进行了补救手术，另外 2 例则根据病情进行了保守治疗。此外，当间接血管重建术形成的侧支循环丰富时，根据患者的具体情况可选择进行保守治疗。

（2）供体血管受压

在烟雾病 STA-MCA 吻合术中，由于颞浅动脉需要穿过颞肌和颅骨与大脑皮层的大脑中动脉分支吻合，在吻合口通畅的情况下，颞肌的运动可能导致大脑皮层出现暂时性缺血，如张口运动。Katsuta 等报道了 5 例成人烟雾病患者在吻合口通畅的情况下发生局部缺血。上述情况的出现可能有以下 2 种机制：①被拉伸的颞肌将颞浅动脉推向骨窗的边缘；②颞肌舒张时颞浅动脉冗余的部分出现扭转、打折。为了避免这种现象，建议在颞浅动脉和骨窗边缘之间保持足够的距离，并且避免颞浅动脉在肌肉层内穿行的部分过于冗余。

此外，由于供体血管经皮下通过面颊部，容易受到颞肌的影响，易发生血管痉挛。2010 年 Natarajan 报道了 1 例直接血管重建术后供体血管发生痉挛的烟雾病患者，他们进行了球囊扩张血管成形术，并在供体血管周围应用硝酸甘油贴剂以缓解血管痉挛。

87. 吻合口动脉瘤

STA-MCA 端 - 侧吻合术是治疗缺血型烟雾病的有效方法。但缝合的动脉吻合口长时间容易形成动脉瘤。此外，动脉瘤也可能出现在远离吻合口的部位，这种类型的动脉瘤可能是由血流动力学压力升高引起的。如果动脉瘤破裂，则需要手术治疗。2005年 Nishimoto 报道了 1 例接受 STA-MCA 吻合术治疗的烟雾病患者，其 20 年后发展为吻合口动脉瘤。患者接受了动脉瘤夹闭术治疗，夹闭后母动脉依然存在，患者预后良好。2010 年 Eom 报道了 1 例吻合口巨大动脉瘤，动脉瘤破裂出血后形成颅内血肿。给予清除血肿，并切除动脉瘤，但患者术后出现肢体偏瘫。因此，在烟雾病患者术后的复查和随访中，应考虑吻合口动脉瘤出现的可能性。

88. 头皮切口相关并发症

烟雾病血管重建术的大部分术式需要将颞浅动脉与头皮分离，这会破坏头皮的血液供应，因此在术后头皮易于愈合和感染。术中颞浅动脉的两个主要分支均被利用，以及合并糖尿病是头皮切口相关并发症的危险因素。

有关烟雾病血管重建术后头皮切口相关并发症的报道很少。1997 年 Houkin 等在 112 例血管重建术中，发现 2 例头皮切口发生坏死。2008 年 Mesiwala 报道了 65 例烟雾病患者，其中 3 例于术后出现切口感染。Abla 等对 140 侧烟雾病大脑半球进行了 153 次血管重建术，发现 1 例因头皮感染需要再次手术。

头皮坏死和感染难以治疗。2008 年 Kwon 等报道了行 STA-MCA 吻合术联合 EDAMS 术后出现头皮坏死的 5 例烟雾病患者，他们利用同侧枕动脉附近的头皮进行皮瓣移植，取得了令人满意的效果。

89. 其他并发症

除了上述并发症之外，其他并发症均与烟雾病血管重建术引起的脑血流增加相关。

（1）癫痫发作

烟雾病血管重建术后癫痫的发生率可高达 18.9%，不低于其他并发症的发生率。术后癫痫发作主要与间接血管融通术相关，其机制可能是增加的血流量引起了大脑皮质的兴奋性增加，血运重建的效果越好，癫痫发作的风险就越大。但烟雾病患者术后癫痫发作的预后也与血管重建术效果相关。此外，STA-MCA 吻合术引起的过度灌注也可导致癫痫发作。

（2）硬膜下血肿

一些脑萎缩或长期使用抗凝药物的烟雾病患者在血管重建术后容易出现硬膜下血肿。1992 年 Andoh 等报道了 3 例术后出现慢性硬膜下血肿的烟雾病患者，提示慢性硬膜下血肿可能发生于既往有脑萎缩和术后出现硬膜下积液的患者。此外，在血管重建术后早期应避免抗凝治疗。

（3）短暂性手 – 口综合征（cheiro-oral syndrome，COS）

COS 是指在对侧手部和口角出现感觉障碍，但不伴有运动障碍，其很少在烟雾病术后观察到。Sasamori 等对 35 侧烟雾病大脑半球进行血管重建术治疗，其中有 8 例（22.9%）出现短暂性 COS。通过 STA-MCA 吻合术增加的血流可能刺激疾病的快速进展和烟雾状血管的减少，导致在术后 3 周内出现短暂性 COS。

小结

由于脑血流量突然增加，或麻醉和围手术期危险因素引起的血流动力学改变，使烟雾病患者可能在血管重建术后出现多种并发症，如脑梗死、脑出血、HS、供体血管闭塞和受压、吻合口动脉瘤等。为确保烟雾病患者在接受血管重建术后能够获得良好的预后，这些并发症应给予足够的重视并尽可能地避免。

参考文献

1. Guzman R, Lee M, Achrol A, et al. Clinical outcome after 450 revascularization procedures for moyamoya disease.Clinical article. J Neurosurg, 2009, 111 (5): 927-935.

2. Kazumata K, Ito M, Tokairin K, et al. The frequency of postoperative stroke in moyamoya disease following combined revascularization: a single-university series and systematic review. J Neurosurg, 2014, 121 (2): 432-440.

3. Antonucci MU, Burns TC, Pulling TM, et al. Acute Preoperative Infarcts and Poor Cerebrovascular Reserve Are Independent Risk Factors for Severe Ischemic Complications following Direct Extracranial-Intracranial Bypass for Moyamoya Disease. AJNR Am J Neuroradiol, 2016, 37 (2): 228-235.

4. Abla AA, Gandhoke G, Clark JC, etal. Surgical outcomes for moyamoya angiopathy at barrow neurological institute with comparison of adult indirect encephaloduroarteriosynangiosis bypass, adult direct superficial temporal artery-to-middle cerebral artery bypass, and pediatric bypass: 154 revascularization surgeries in 140 affected hemispheres. Neurosurgery, 2013, 73 (3): 430-439.

5. Schubert GA, Biermann P, Weiss C, et al.Risk profile in extracranial/ intracranial bypass surgery--the role of antiplatelet agents, disease pathology, and surgical technique in 168 direct revascularization procedures. World Neurosurg, 2014, 82 (5): 672-677.

6. Yamada S, Oki K, Itoh Y, et al. Effects of Surgery and Antiplatelet Therapy in Ten-Year Follow-Up from the Registry Study of Research Committee on Moyamoya

Disease in Japan. J Stroke Cerebrovasc Dis，2016，25（2）：340-349.

7. Zhao WG，Luo Q，Jia JB，et al. Cerebral hyperperfusion syndrome after revascularization surgery in patients with moyamoya disease. Br J Neurosurg，2013，27（3）：321-325.

8. Hwang JW，Yang HM，Lee H，et al. Predictive factors of symptomatic cerebral hyperperfusion after superficial temporal artery-middle cerebral artery anastomosis in adult patients with moyamoya disease. Br J Anaesth，2013，110（5）：773-779.

9. Noguchi T，Kawashima M，Nishihara M，et al.Noninvasive method for mapping CVR in moyamoya disease using ASL-MRI.Eur J Radiol，2015，84（6）：1137-1143.

10. Machida T，Ono J，Nomura R，et al. Venous reddening as a possible sign of hyperperfusion after superficial temporal artery-middle cerebral artery anastomosis for moyamoya disease: case report.Neurol Med Chir （Tokyo），2014，54（10）：827-831.

11. Fujimura M，Niizuma K，Inoue T，et al.Minocycline prevents focal neurological deterioration due to cerebral hyperperfusion after extracranial-intracranial bypass for moyamoya disease.Neurosurgery，2014，74（2）：163-170.

12. Januszewski J，Beecher JS，Chalif DJ，et al. Flow-based evaluation of cerebral revascularization using near-infrared indocyanine green videoangiography. Neurosurg Focus，2014，36（2）：E14.

13. Amin-Hanjani S，Singh A，Rifai H，et al.Combined direct and indirect

bypass for moyamoya: quantitative assessment of direct bypass flow over time. Neurosurgery, 2013, 73 (6): 962-967.

14. Katsuta T, Abe H, Miki K, et al. Reversible occlusion of donor vessel caused by mouth opening after superficial temporal artery-middle cerebral artery anastomosis in adult moyamoya patients. J Neurosurg, 2015, 123 (3): 670-675.

15. Takanari K, Araki Y, Okamoto S, et al. Operative wound-related complications after cranial revascularization surgeries. J Neurosurg, 2015, 123 (5): 1145-1150.

16. Sasamori T, Kuroda S, Nakayama N, et al. Incidence and pathogenesis of transient cheiro-oral syndrome after surgical revascularization for moyamoya disease. Neurosurgery, 2010, 67 (4): 1054-1059.

（汪　汇　整理）

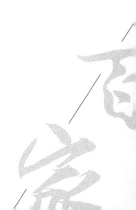

烟雾病典型病例

90. 缺血型烟雾病的手术治疗

【病例一】

患者女性，41岁，10年前开始间断发作头晕，休息后可缓解，未予重视。近1年头晕渐频繁且程度加重，并伴有间断头痛，记忆力下降，偶感右上肢无力，每次持续约半小时。当地医院检查诊断为烟雾病，转至我院。入院查体：神清语利，记忆力减退，双侧肢体浅感觉正常，双侧肢体肌力及肌张力正常，病理征未引出。

入院后行全脑血管造影示双侧颈内动脉末端闭塞伴少量烟雾状血管形成（左Ⅳ期，右Ⅳ期）（图48）。患者依次接受左侧颞浅动脉（superficial temporal artery，STA）－大脑中动脉（middle cerebral artery，MCA）吻合术及右侧脑颞肌贴敷术（encephalo-myo-synangiosis，EMS），术后右上肢无力症状未再发作，偶有头晕，但较术前明显减轻。术后第5个月来我院复查DSA示双侧颅内外血运重建良好（图49）。

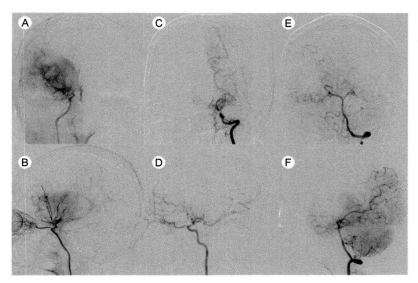

图 48　女性患者，41 岁，间断头晕 10 年，加重 1 年，术前 DSA 确诊为烟雾病（左Ⅳ期，右Ⅳ期）

注：A：右侧颈内动脉（right internal carotid artery，R-ICA）正位；B：R-ICA 侧位；C：L-ICA 正位；D：L-ICA 侧位；E：左椎动脉（left vertebral artery，LVA）正位；F：LVA 侧位

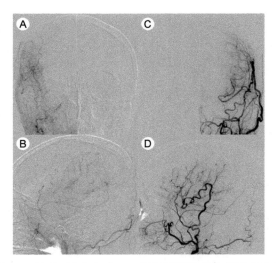

图 49　术后 5 个月复查 DSA 示双侧颅内外血运重建良好

注：A：右侧颈外动脉（right external carotid artery，R-ECA）正位；B：R-ECA 侧位；C：L-ECA 正位；D：L-ECA 侧位

【病例二】

患者女性，48岁，因间断右侧肢体无力就诊于当地医院，行头颅 MRI+MRA 检查诊断为烟雾病，转至我院。入院查体：神清语利，双侧肢体浅感觉正常，双侧肢体肌力及肌张力正常，病理征未引出。

入院后行全脑血管造影示双侧颈内动脉末端闭塞（左Ⅴ期，右Ⅲ期）（图50），磁共振灌注显示左侧大脑中动脉供血区达峰时间（time to peak，TTP）延迟 4.59s，右侧延迟 3.38s（图 51E）。患者依次接受左侧 STA-MCA 吻合术及右侧 EDAS，术后恢复良好，上述症状未再发作。术后 1 年来我院复查 DSA 示双侧颞浅动脉向颅内代偿良好（图 51），磁共振灌注显示左侧大脑中动脉供血区 TTP 延迟降至 0.42s，右侧降至 1.63s（图 51F）。

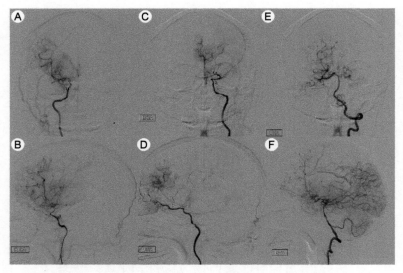

图50　女性患者，48岁，间断右侧肢体无力，术前DSA确诊为烟雾病（左Ⅴ期，右Ⅲ期）
注：A：R-ICA正位；B：R-ICA侧位；C：L-ICA正位；D：L-ICA侧位；E：LVA正位；F：LVA侧位

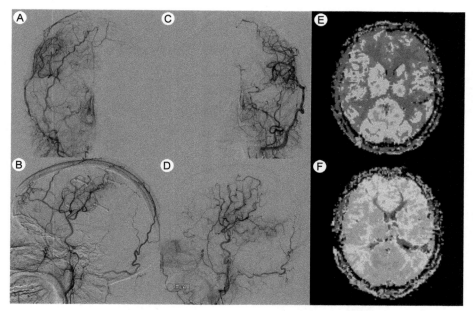

图51　术后1年复查DSA示双侧颞浅动脉向颅内代偿良好，磁共振灌注（magnetic resonance perfusion，MRP）示双侧大脑半球TTP较前缩短（彩图见彩插32）

注：A：R-ECA正位；B：R-ECA侧位；C：L-ECA正位；D：L-ECA侧位；E：术前MRP；F：术后MRP

【病例三】

患者女性，30岁，于2年前反复出现左手麻木无力，有时伴有言语不利，持续约几分钟可自行缓解，多于情绪激动或者劳累后出现，当时未予重视。2个月前突发左侧肢体无力，以左上肢为重，至当地医院行头颅CT检查诊断为脑梗死，予以保守治疗半个月后上述症状消失，期间行头颅MRI+MRA检查考虑为烟雾病，后转至我院。入院查体：神清语利，双侧肢体浅感觉正常，双侧肢体肌力及肌张力正常，病理征未引出。

入院后行全脑血管造影示双侧颈内动脉末端闭塞伴烟雾状血

管形成（左Ⅴ期，右Ⅲ期）（图52），磁共振灌注显示左侧大脑中动脉供血区 TTP 延迟 3.45s，右侧延迟 5.47s（图 54E）。患者接受双侧 EDAS 术治疗，术后左侧肢体麻木、无力等症状未再发作。术后第 8 个月来我院复查 DSA 示双侧颈内动脉病变均较前加重（左Ⅵ期，右Ⅴ期）（图 53），但双侧颞浅动脉向颅内大量代偿供血（图 54），磁共振灌注显示左侧大脑中动脉供血区 TTP 延迟降至 0.06s，右侧降至 0.54s（图 54F）。

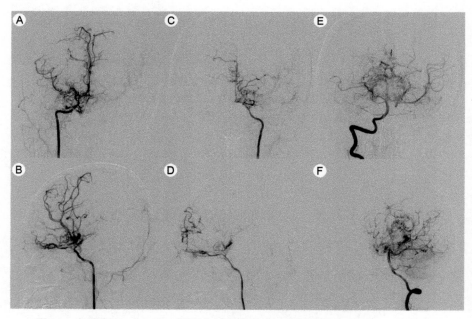

图 52　女性患者，30 岁，间断左侧肢体麻木无力伴言语不利 2 年，术前 DSA
确诊为烟雾病（左Ⅴ期，右Ⅲ期）

注：A：R-ICA 正位；B：R-ICA 侧位；C：L-ICA 正位；D：L-ICA 侧位；E：RVA 正位；F：RVA 侧位

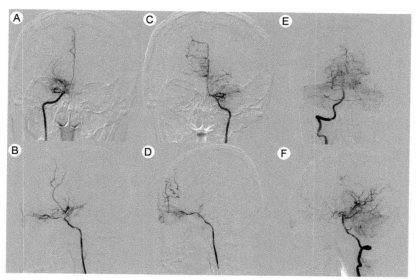

图 53　术后 8 个月复查 DSA 示双侧颈内动脉病变均较前进展（左Ⅵ期，右Ⅴ期）

注：A：R-ICA 正位；B：R-ICA 侧位；C：L-ICA 正位；D：L-ICA 侧位；E：RVA 正位；F：RVA 侧位

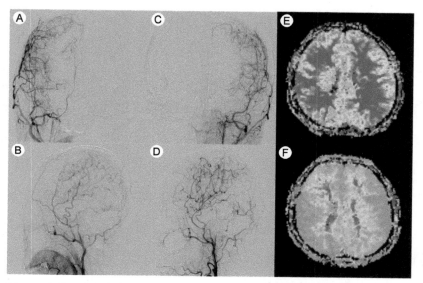

图 54　术后 8 个月复查 DSA 示双侧颞浅动脉向颅内大量代偿供血，MRP 示双侧
大脑半球 TTP 较前缩短（彩图见彩插 33）

注：A：R-ECA 正位；B：R-ECA 侧位；C：L-ECA 正位；D：L-ECA 侧位；E：术前 MRP；F：术后 MRP

91. 儿童烟雾病的手术治疗

患儿男性，于2岁间断出现右手持物不稳，右下肢无力，多于哭闹后出现，每次持续约数分钟后缓解，当地医院行头颅MRI+MRA检查怀疑为烟雾病，予以保守观察。3个月后出现右手僵直，持续不缓解，当地医院给予"营养神经"等治疗无好转，经过自行锻炼2个月后，右手活动较前灵活，但仍未完全恢复正常。后来我院就诊，入院查体：神清语利，智力正常，右手肌力Ⅳ级，精细活动差，余肢体肌力、肌张力正常，病理征（－）。

入院后行全脑血管造影示左侧颈内动脉末端闭塞伴少量烟雾状血管形成（Ⅳ期），左侧后交通开放并通过脉络膜前动脉等向前循环代偿供血，右侧颈内动脉及大脑前动脉、大脑中动脉正常显影，双侧大脑后动脉正常显影（图55）。患儿接受左侧EDAS术治疗，术后恢复良好，但仍遗留右手活动欠灵活。

患儿于4岁间断出现左下肢无力，每次持续约数分钟缓解，来我院复查，行DSA示左侧颞浅动脉向颅内代偿良好；左侧颈内动脉末端闭塞伴少量烟雾状血管形成（Ⅳ期），但左侧后交通动脉未显影；右侧颈内动脉末端闭塞伴少量烟雾状血管形成（Ⅳ期），右侧后交通开放并通过脉络膜前动脉等向前循环代偿供血；双侧大脑后动脉显影正常（图56）。患儿双侧颈内动脉病变均较前明显进展，遂进行右侧EDAS术治疗，术后偶有一过性言语不利及左侧肢体无力症状。

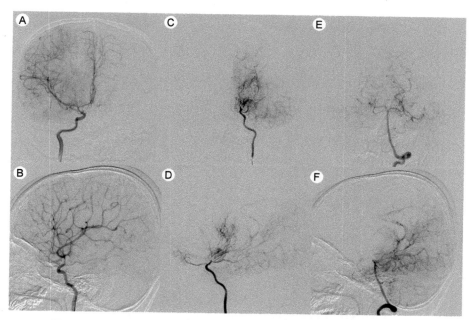

图 55　男性患者，2 岁，间断右侧肢体无力，并持续性加重，术前 DSA
诊断为单侧烟雾病（左Ⅳ期）

注：A：R-ICA 正位，B：R-ICA 侧位，C：L-ICA 正位，D：L-ICA 侧位，E：LVA 正位，F：LVA 侧位

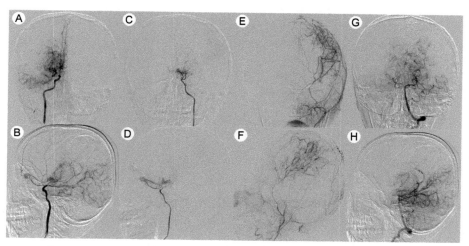

图 56　4 岁时复查 DSA 示左侧颞浅动脉向颅内代偿良好，双侧颈内动脉
病变均较前进展（左Ⅳ期，右Ⅳ期）

注：A：R-ICA 正位，B：R-ICA 侧位，C：L-ICA 正位，D：L-ICA 侧位，E：L-ECA 正位，F：L-ECA
侧位，G：LVA 正位，H：LVA 侧位

患儿 8 岁在上课时出现视物不清症状，持续约 5 分钟缓解，再次来我院复查，行 DSA 示双侧颞浅动脉均向颅内代偿良好（图57）；左侧颈内动脉病变较前无明显变化（Ⅳ期）；右侧颈内动脉末端闭塞伴少量烟雾状血管形成（Ⅳ期），但右侧后交通动脉未显影；双侧大脑后动脉狭窄伴烟雾状血管形成（图58）。患儿右侧颈内动脉及双侧大脑后动脉病变均较前明显进展，拟进一步行双侧枕部血管重建术。

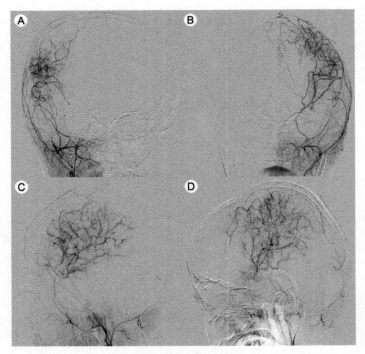

图 57　8 岁时复查 DSA 示双侧颞浅动脉向颅内代偿良好

注：A：R-ECA 正位；B：R-ECA 侧位；C：L-ECA 正位；D：L-ECA 侧位

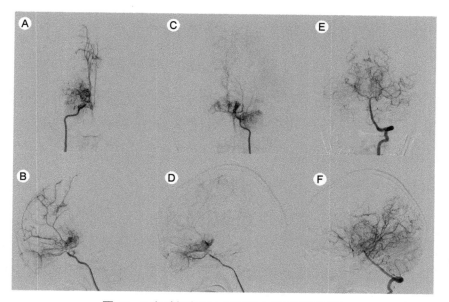

图58　8岁时复查 DSA 示双侧大脑后动脉受累

注：A：R-ICA 正位；B：R-ICA 侧位；C：L-ICA 正位；D：L-ICA 侧位；E：LVA 正位；F：LVA 侧位

　　既往研究表明，相较于成年患者，儿童烟雾病的进展更快，并且幼儿（＜3岁）患者的预后更差。此患儿的首发症状年龄为2岁，其在6年内完成了由单侧至双侧病变、由前循环至后循环病变的自然演化，病情进展迅速，如果不及时进行干预，则有可能对其生活质量、智力发育等造成严重影响。影响烟雾病病情进展的因素有很多，近年来发现 *RNF213* 基因的 p.R4810K 位点突变与发病年龄早、病情进展块密切相关。但幸运的是，相较于成年患者，儿童烟雾病更容易从血管重建术中获益，获得更良好的侧支代偿。因此，对于儿童烟雾病患者，尤其是首发症状年龄较早的患儿，一旦确诊应立即给予手术干预，并密切随访观察，以及时发现病情变化，保证其长期预后。

92. 老年烟雾病患者的手术治疗

患者女性，65岁，因突发头晕，并出现舌头麻木、言语不清、右腿麻木等症状，当地医院给予药物治疗后症状缓解，后来我院就诊。既往有高血压病病史5年，血压最高达210/100mmHg。入院查体：神清语利，双侧肢体浅感觉正常，双侧肢体肌力及肌张力正常，病理征未引出。

入院查血清总胆固醇 6.43mmol/L↑，低密度脂蛋白 4.02 mmol/L↑，血尿酸 457 mmol/L↑，同型半胱氨酸 19.8 mmol/L↑。行全脑血管造影示双侧颈内动脉末端闭塞（左Ⅵ期，右Ⅵ期）（图59）。

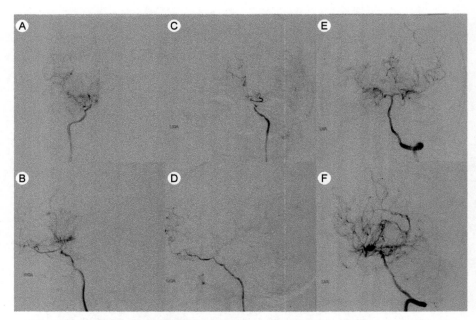

图 59 女性患者，65岁，突发头晕伴舌头麻木、言语不清、右腿麻木，术前 DSA 确诊为烟雾病（左Ⅵ期，右Ⅵ期）

注：A：R-ICA 正位；B：R-ICA 侧位；C：L-ICA 正位；D：L-ICA 侧位；E：LVA 正位；F：LVA 侧位

　　给予双侧 EDAS 术，并给予控制血压、血脂、同型半胱氨酸等药物治疗，5 年后来院复查，DSA 示双侧颞浅动脉向颅内大量代偿供血（图 60），随访期间偶发头晕，但言语不清、肢体麻木等脑缺血症状未再发作。

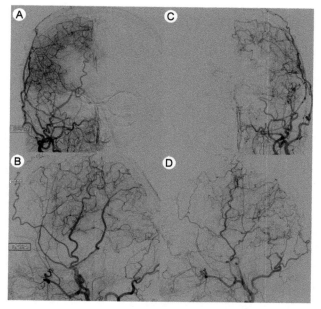

图 60　术后 5 年复查 DSA 示双侧颞浅动脉向颅内大量代偿供血
注：A：R-ECA 正位；B：R-ECA 侧位；C：L-ECA 正位；D：L-ECA 侧位

　　先前文献报道间接血管重建术治疗成人烟雾病患者术后卒中的发生率为 0 ~ 14.3%/ 年，略高于直接血管重建术（0 ~ 5.4%/年）。而我科使用 EDAS 术治疗成人缺血型烟雾病患者的术后 1 年、5 年和 10 年的卒中率分别为 2.1%、6.8% 和 8.9%，每年的卒中率为 0.73%，低于多数既往的报道，并且术后侧支循环形成的优良率为 79%。间接血管重建术治疗老年烟雾病患者的长期疗效目前尚无报道，但此患者在接受双侧 EDAS 术后，血运重建的效果优秀，证明了该术式也是治疗老年烟雾病患者的一种安全、有效的方法。

此外，该病例的另一个有趣的点是，患者 5 年前第一次在我院治疗期间，其女儿（27 岁）行经颅 TCD 筛查示左侧大脑中动脉轻度狭窄（图 61A），其他颅内血管的血流正常，当时选择保守观察，期间未出现任何不适。5 年后患者在我院复查期间，其女儿再次行 TCD 检查示左侧大脑前动脉、大脑中动脉及右侧大脑前动脉闭塞（图 61B），遂入院完善一系列检查，其中全脑血管造影与 TCD 结果相吻合（图 62）。虽然其女儿尚未出现临床症状，但考虑到颅内血管病变出现动态进展，为避免将来进一步加重导致脑血管事件的发生，也选择行血管重建术治疗。

我科通过 TCD 对患者的直系亲属进行筛查中发现家族性烟雾病患者占 15%，接近国外的报道，并且新发现的病例中有 57% 先前无任何临床症状。日本一项多中心的报道显示，40 例无症状型烟雾病患者在平均 43.7 个月的随访期内，6 例行手术治疗的患者未发生脑血管事件，而行保守治疗的 34 例患者中有 3 例出现短暂性脑缺血发作，1 例脑梗死，3 例脑出血。因此，无症状型烟雾病并不是一种"静息"的疾病，早期手术干预有利于保证患者的长期预后。

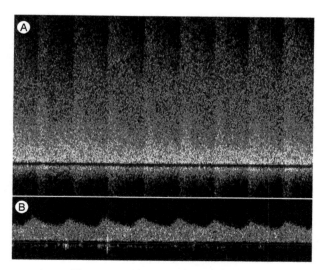

图 61　TCD 筛查（彩图见彩插 34）

注：A：5 年前 TCD 显示左侧大脑中动脉血流速度增快，频谱形态紊乱，伴涡流杂音，提示左侧大脑中动脉轻度狭窄；B：5 年后 TCD 显示左侧大脑中动脉血流速度减慢，频谱低平圆钝，提示左侧大脑中动脉闭塞

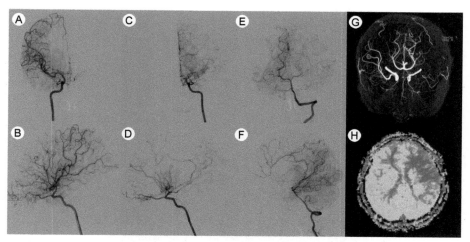

图 62　患者女儿（32 岁）进一步行 DSA 检查确诊为烟雾病（彩图见彩插 35）

注：A：R-ICA 正位；B：R-ICA 侧位；C：L-ICA 正位；D：L-ICA 侧位；E：LVA 正位；F：LVA 侧位；G：MRA；H：MRP，左侧大脑中动脉供血区 TTP 延迟 2.55s，右侧延迟 −0.24s

93. 烟雾病累及后循环病变的手术治疗

患者女性，30岁，于10年前常在吃面条时出现左侧肢体无力症状，每次持续约5分钟可自行缓解，一直未予重视。后自觉记忆力下降，失读，偶有言语困难。1个月前发烧38.2℃后恶心、呕吐，并出现突发视物不清、不能分辨红绿灯等症状，外院行头颅MRI+MRA检查考虑为烟雾病，后来我院就诊。入院查体：神清语利，记忆力减退，双眼右侧视野部分缺损，双侧肢体浅感觉正常，双侧肢体肌力及肌张力正常，病理征未引出。

入院后行头颅MRI示右侧枕叶脑梗死（图63），行DSA示双侧颈内动脉末端闭塞伴少量烟雾状血管形成（左V期，右V期），双侧大脑后动脉P1段闭塞（图64）。

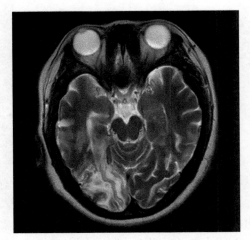

图63 女性患者，30岁，头颅磁共振T2加权像显示右侧枕叶陈旧性梗死灶

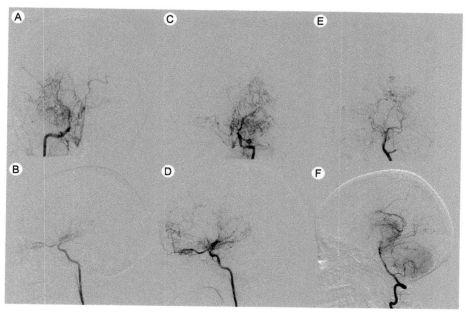

图 64　术前 DSA 确诊为烟雾病（左 V 期，右 V 期），双侧大脑后动脉 P1 段闭塞
注：A：R-ICA 正位；B：R-ICA 侧位；C：L-ICA 正位；D：L-ICA 侧位；E：LVA 正位；F：LVA
侧位

　　患者依次接受双侧颞部及枕部 EDAS 术，术后恢复良好，视力较前有所改善，但仍存在视野部分缺损，并遗留有脸盲症，未再出现肢体无力症状。复查 DSA 示双侧颞浅动脉及枕动脉均向颅内代偿优秀（图 65）。

　　据报道，约 29% 的烟雾病患者（26% 的儿童和 33% 的成人）累及后循环病变，其中约 17% 存在大脑后动脉供血区梗死，并且后循环病变常预示着预后不良。因此，对于此类患者，如果条件允许，应在双侧前循环血运重建后追加枕部的血管重建术。

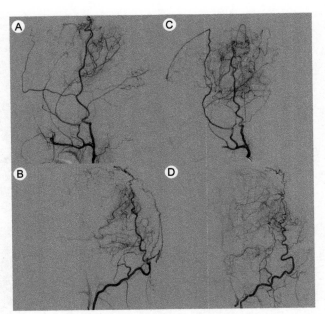

图 65 术后复查 DSA 示双侧颞浅动脉及枕动脉均向颅内代偿优秀

注：A：右侧颞浅动脉（superficial temporal artery，STA）；B：右侧枕动脉（occipital artery，OA）；C：L-STA；D：L-OA

94. 烟雾病血管病变的进展

【病例一】

患者女性，30岁，首发症状为短暂性脑缺血发作（transient ischemic attack，TIA），表现为反复出现一过性左上肢无力，当地医院行 CTA 检查诊断为烟雾病，后来我院就诊。入院后行全脑血管造影示右侧颈内动脉末端闭塞伴烟雾状血管形成（Ⅲ期），左侧颈内动脉及双侧大脑后动脉显影大致正常（图66）。患者接受右侧 EDAS 术治疗，术后上述症状未再发作。

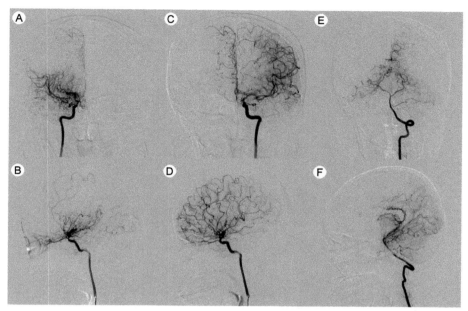

图 66　女性患者，30 岁，间断左上肢无力，术前 DSA 诊断为单侧烟雾病（右 III 期）
注：A：R-ICA 正位；B：R-ICA 侧位；C：L-ICA 正位；D：L-ICA 侧位；E：LVA 正位；F：LVA 侧位

于首次术后半年患者来我院复查，行全脑血管造影示右侧颞浅动脉向颅内大量代偿，但发现左侧大脑前动脉闭塞，血管病变较前有所进展（图 67），因此我们建议密切动态监测病情变化，甚至可考虑积极行手术干预，但患者予以拒绝，并失访 3 年余。

3 年后，患者情绪激动后出现左颞部针扎样疼痛，伴言语不清、呕吐，在当地医院行头颅 MRI 示左侧颞叶急性脑梗死（图 68），再次转至我院。入院时神志淡漠，言语含糊，答非所问，智力、记忆力、定向力减退，四肢肌力、肌张力正常。复查 DSA 示双侧颈内动脉末端闭塞伴少量烟雾状血管（左 V 期，右 V 期），

中国医学临床百家

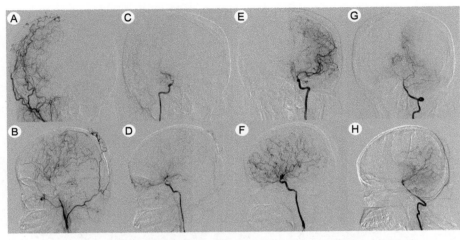

图 67　术后半年复查 DSA 示右侧颞浅动脉向颅内大量代偿，左侧大脑
前动脉病变较前进展

注：A：R-ECA 正位；B：R-ECA 侧位；C：R-ICA 正位；D：R-ICA 侧位；E：L-ICA 正位；F：L-ICA
侧位；G：LVA 正位；H：LVA 侧位

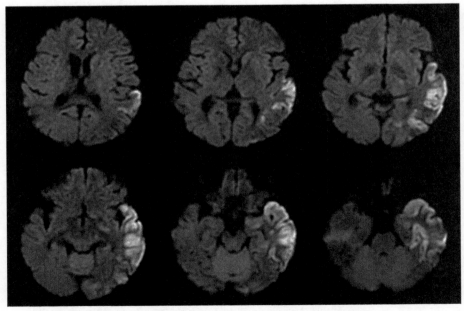

图 68　3 年后头颅磁共振弥散加权像显示左侧颞叶大面积亚急性梗死灶

双侧大脑后动脉 P1 段闭塞，血管病变较前明显进展（图 69）。进一步完善相关检查，排除了患者存在高血压病、糖尿病、高脂血症、感染、血栓性疾病及甲状腺功能异常等基础疾病，遂给予扩容、扩血管、保护脑神经等治疗，待脑梗死亚急性期过后，进行左侧 EDAS 术。

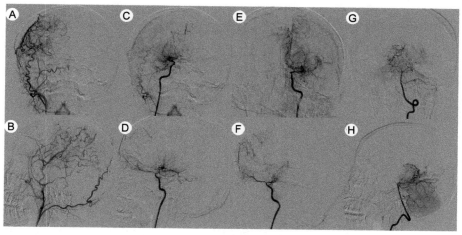

图 69　3 年后复查 DSA 示双侧颈内动脉病变均较前进展（左Ⅴ期，右Ⅴ期），双侧
大脑后动脉受累

注：A：R-ECA 正位；B：R-ECA 侧位；C：R-ICA 正位；D：R-ICA 侧位；E：L-ICA 正位；F：L-ICA
侧位；G：LVA 正位；H：LVA 侧位

患者术后恢复良好，再次复查 DSA 示双侧颞浅动脉均向颅内大量代偿（图 70）。考虑到当前存在后循环病变，继续给予枕部血管重建术治疗。

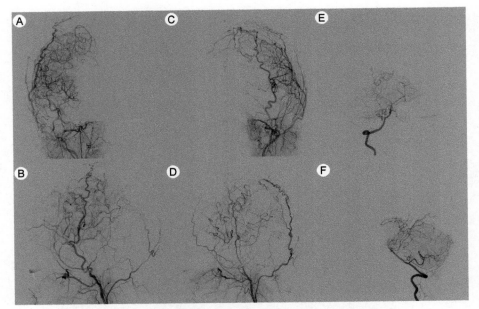

图 70 左侧术后复查 DSA 示双侧颞浅动脉均向颅内大量代偿

注：A：R-ECA 正位；B：R-ECA 侧位；C：L-ECA 正位；D：L-ECA 侧位；E：RVA 正位；F：RVA 侧位

【病例二】

患者女性，47 岁，因反复发作头晕、恶心伴全身无力，于外院确诊为烟雾病，后转至我院。在我院行全脑血管造影示双侧颈内动脉末端闭塞（左 V 期，右 V 期），双侧大脑后动脉正常显影，并通过后交通及后胼周动脉向前循环代偿供血（图 71）。

患者接受双侧 EDAS 术治疗后便失访，于 4 年后无明显诱因间断出现头晕、头痛伴右侧视物范围缩小，每次持续约 10 分钟可自行缓解，当地医院给予阿司匹林、阿托伐他汀等药物治疗，症状未见明显改善，遂再次来我院就诊。复查 DSA 示双侧颞浅动脉向颅内代偿良好，但发现左侧大脑后动脉 P2 段闭塞，血管病变较前明显进展（图 72）。拟行枕部血管重建术治疗。

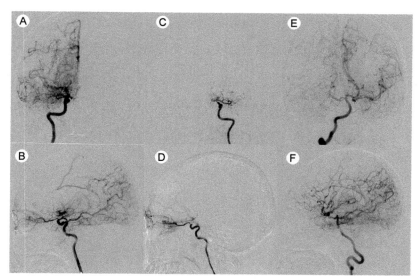

图 71　女性患者，47 岁，反复发作头晕、恶心伴全身无力，术前 DSA
确诊为烟雾病（左 V 期，右 V 期）

注：A：R-ICA 正位；B：R-ICA 侧位；C：L-ICA 正位；D：L-ICA 侧位；E：RVA 正位；F：RVA 侧位

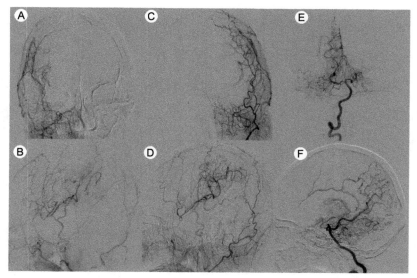

图 72　术后 4 年复查 DSA 示双侧颞浅动脉向颅内代偿良好，左侧大脑后动脉受累

注：A：R-ECA 正位；B：R-ECA 侧位；C：L-ECA 正位；D：L-ECA 侧位；E：RVA 正位；F：RVA 侧位

烟雾病是一种进展性的脑血管疾病，据报道 10.0% ～ 70.6% 的单侧烟雾病会进展为双侧，而多少比例的患者会进展为后循环病变，以及什么样的患者容易进展为后循环病变，目前尚不清楚。近期一项国外的研究显示，$RNF213$ 基因的 c.14576G ＞ A 纯合子突变可能是后循环进展的预测因子。因此对于烟雾病患者，不仅推荐积极进行手术干预，也应密切监测疾病的动态变化，以尽早发现病情的进展，从而保证其长期预后。

95. 自发性颅内外代偿丰富的烟雾病患者

患者男性，36 岁，间断发作一过性右侧肢体无力 1 个月，有时伴有言语不能、舌头麻木，每次持续 2 ～ 3 分钟可自行缓解，当地医院行头颅 MRI+MRA 检查诊断为烟雾病，转至我院。入院查体：神志清楚，语言流利，四肢肌力 Ⅴ 级，双侧肌张力正常，未引出阳性病理征。

入我院后行全脑血管造影示双侧颈内动脉末端狭窄、闭塞伴烟雾状血管形成（左Ⅳ期，右Ⅱ期），此外行颈外动脉造影发现患者双侧颞浅动脉及脑膜中动脉自发地向颅内形成大量侧支代偿。磁共振灌注显示左侧大脑中动脉供血区 TTP 延迟 0.42s，右侧延迟 1.12s（图 73）。

因患者自发性颅内外代偿丰富，如果行血管重建术则可能破坏已建立的侧支循环，打破当前脑血流动力学的平衡，导致患者缺血症状加重。因此，对于该患者我们给予阿司匹林、阿托伐他

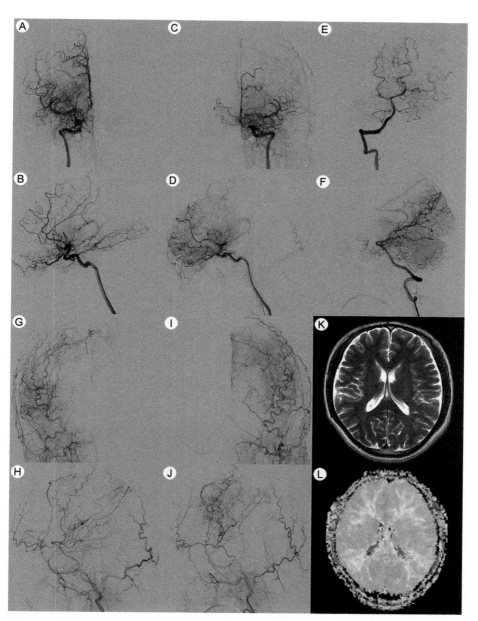

图 73 男性患者，36 岁，间断右侧肢体无力伴言语不能 1 个月，术前 DSA 确诊为烟雾
病（左Ⅳ期，右Ⅱ期），双侧颞浅动脉及脑膜中动脉自发
形成大量侧支代偿（彩图见彩插 36）

注：A：R-ICA 正位；B：R-ICA 侧位；C：L-ICA 正位；D：L-ICA 侧位；E：RVA 正位；F：RVA 侧位；
G：R-ECA 正位；H：R-ECA 侧位；I：L-ECA 正位；J：L-ECA 侧位；K：头颅磁共振 T2 加权像；L：MRP

汀等药物保守治疗，同时控制动脉粥样硬化的高危因素，并密切随访，嘱其定期复查，以动态观察病情变化。出院后患者上述言语不能伴右侧肢体无力症状未再发作，并于 1 年后来院复查头颅MRI、DSA 等检查显示较前无明显变化。

96. 出血型烟雾病的手术治疗

【病例一】

患者女性，27 岁，1 个月前无明显诱因突发头痛、呕吐，随后出现意识丧失、抽搐、小便失禁，至当地医院行头颅 CT 检查示脑室出血（图 74A），急诊行双侧侧脑室钻孔置管引流术，术后恢复良好。住院期间行 DSA 检查确诊为烟雾病，待病情稳定后转至我院。入院查体：神志清楚，语言流利，四肢肌力、肌张力正常，病理征（-）。

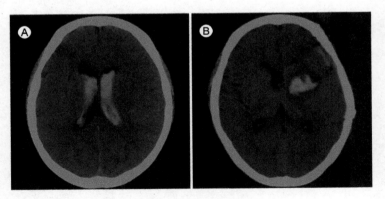

图 74 头颅 CT 检查

注：A：当地医院头颅 CT 显示脑室出血；B：STA-MCA 吻合术后第 2 天，头颅 CT 显示左侧基底节区出血

入院后行全脑血管造影示双侧颈内动脉末端闭塞伴烟雾状血管形成（左Ⅳ期，右Ⅳ期）（图 75）。先进行 STA-MCA 吻合术，术后第 2 天出现持续头痛，并出现言语不利伴右侧肢体无力，行头颅 CT 检查示左侧基底节区出血（图 74B），考虑为术后高灌注引起，给予保守治疗 2 周后出院行康复治疗。

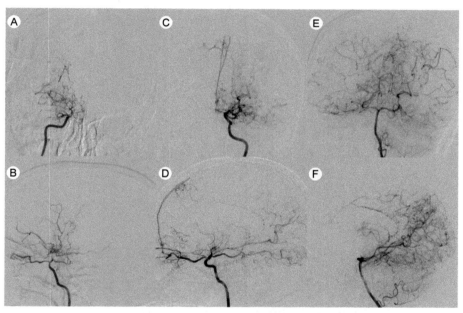

图 75　女性患者，27 岁，突发头痛、呕吐、意识丧失 1 个月，术前 DSA 确诊为烟雾病（左Ⅳ期，右Ⅳ期）

注：A：R-ICA 正位；B：R-ICA 侧位；C：L-ICA 正位；D：L-ICA 侧位；E：LVA 正位；F：LVA 侧位

3 个月后患者来我院行右侧颞肌贴敷术，术后恢复良好，1 年后再次来我院复查，言语不利伴右侧肢体无力症状基本恢复，DSA 示双侧血运重建效果优秀（图 76）。术后至今 5 年的随访期间，脑缺血及出血事件未再发生。

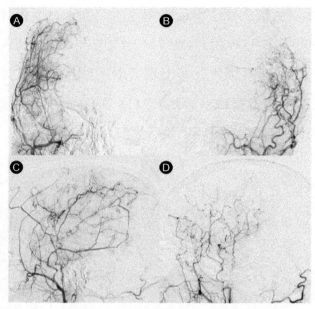

图 76　术后 1 年复查 DSA 示双侧血运重建效果优秀

注：A：R-ECA 正位；B：R-ECA 侧位；C：L-ECA 正位；D：L-ECA 侧位

【病例二】

患者女性，26 岁，2 个月前晨起时突发剧烈头痛，呈持续性，并伴有恶心呕吐，二便失禁，之后出现进行性意识障碍，至当地医院行头颅 CT 检查示脑室出血，急诊行双侧侧脑室钻孔置管引流术，术后恢复良好。住院期间行 DSA 检查确诊为烟雾病，待病情稳定后转至我院。入院查体：神清语利，记忆力正常，双侧肢体浅感觉正常，双侧肢体肌力及肌张力正常，病理征未引出。

入院后行全脑血管造影示双侧颈内动脉末端闭塞伴烟雾状血管形成（左Ⅳ期，右Ⅳ期），双侧后交通动脉及脉络膜前动脉扩张（图 77）。

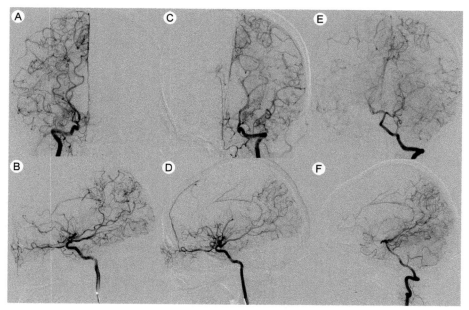

图 77　女性患者，26 岁，突发头痛、呕吐、意识障碍 2 个月，术前 DSA
确诊为烟雾病（左Ⅳ期，右Ⅳ期），双侧后交通动脉及脉络膜前动脉扩张

注：A：R-ICA 正位；B：R-ICA 侧位；C：L-ICA 正位；D：L-ICA 侧位；E：LVA 正位；F：LVA
侧位

　　我们给予双侧 EDAS 术治疗，术后患者偶尔出现头痛症状，伴呕吐。术后 8 个月来我院复查 DSA 示双侧颞浅动脉向颅内代偿良好，双侧后交通动脉及脉络膜前动脉扩张较前减轻（图78）。但头颅 CT 示脑室系统扩张，考虑患者术后头痛症状为出血继发脑积水所致，因此我们对其进行脑室腹腔分流术，术后患者头痛症状较前缓解（图 79）。至今 3 年的随访期间，患者无脑缺血及出血事件发生。

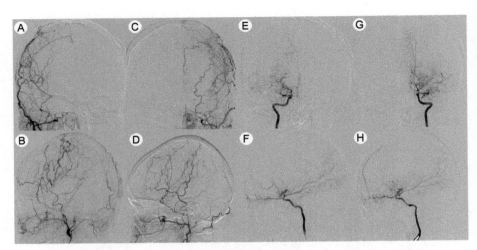

**图 78 术后 8 个月复查 DSA 示双侧颞浅动脉向颅内代偿良好，双侧后
交通动脉及脉络膜前动脉扩张较前减轻**

注：A：R-ECA 正位；B：R-ECA 侧位；C：L-ECA 正位；D：L-ECA 侧位；E：R-ICA 正位；F：R-ICA
侧位；G：L-ICA 正位；H：L-ICA 侧位

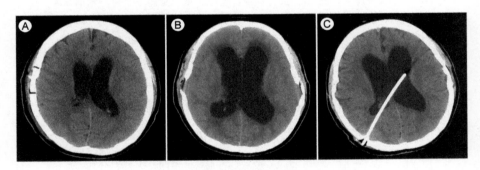

图 79 头颅 CT 检查

注：A：患者首次入院时头颅 CT；B：三次入院时头颅 CT 显示脑室系统扩张，双侧侧脑室周水肿；
C：脑室腹腔分流术后复查头颅 CT

　　目前血管重建术是否可降低出血型烟雾病的再出血风险尚存
争议。我科使用 EDAS 术治疗成人出血型烟雾病患者，术后出血
的发生率为 2.2%/ 年，而我们报道的 30 例接受双侧 EDAS 术治
疗的儿童出血型烟雾病患者，在平均 6.4 年的随访期内，仅 1 例

患儿再发出血。因此，我们证明 EDAS 术对于出血型烟雾病患者有效。血管重建术治疗出血型烟雾病的具体机制目前仍不明确，有研究表明，出血型烟雾病在血管重建术后，30.4% 的患者原先异常扩张的脉络膜前动脉 AChA 和后交通动脉 PCoA 得到改善，并且这种改变与再出血风险的降低密切相关。AChA-PCoA 异常扩张是烟雾病颅内出血的独立危险因素，而良好的侧支循环可缓解 AChA-PCoA 的压力，改善其异常扩张，从而降低其破裂出血的风险。此患者双侧 AChA-PCoA 在 EDAS 术前后出现明显的变化，有效地证明了上述观点。

97. 烟雾病行去骨瓣减压术后的处理

患者男性，21 岁，于 10 年前开始间断出现一过性右下肢无力，未予重视。3 年前如厕时突发全身无力，并出现恶心、呕吐，随后意识不清，当地医院行头颅 CT 检查示右侧颞顶叶脑出血，量约 80ml，立即行颅内血肿清除术 + 去骨瓣减压术，术后恢复尚可，康复治疗后遗留左侧肢体活动不利。期间行 DSA 检查考虑为烟雾病，转至我院。入院查体：神清语利，粗测双眼左侧视野缺损，四肢浅感觉正常，左侧肢体肌力Ⅳ级，左手精细活动差，右侧肌力Ⅴ级，肌张力正常，病理征（-）。

入院后行全脑血管造影 + 三维重建显示双侧颈内动脉末端闭塞伴烟雾状血管形成（左Ⅲ期，右Ⅳ期）（图 80），右侧颈外动脉自颅骨缺损处自发向颅内形成大量代偿（图 81）。

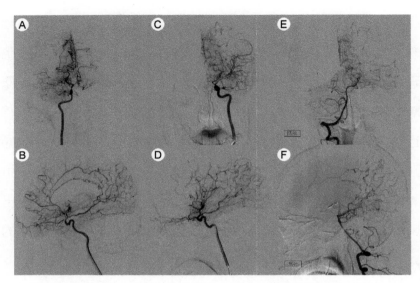

图 80 男性患者，21 岁，突发恶心、呕吐、意识不清 3 年，术前 DSA
确诊为烟雾病（左Ⅲ期，右Ⅳ期）

注：A：R-ICA 正位；B：R-ICA 侧位；C：L-ICA 正位；D：L-ICA 侧位；E：RVA 正位；F：RVA
侧位

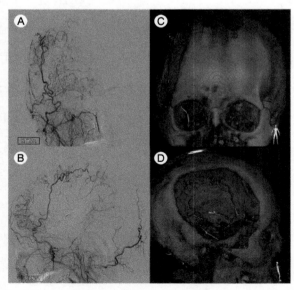

图 81 术前 DSA 示右侧颈外动脉自颅骨缺损处自发向颅内形成大量代偿

注：A：R-ECA 正位；B：R-ECA 侧位；C-D：R-ECA 三维重建融合头颅 CT 显示 R-ECA 自颅骨
缺损处向颅内形成大量沟通血管

患者由于大脑半球存在缺血，再加上去骨瓣减压术使其少了颅骨这一"屏障"，自发地完成了颅内外血管重建，此时如果破坏了这些向颅内代偿的血管，则有可能加重其脑缺血。但考虑患者年龄较轻，以及家长的强烈要求，我们根据其颅骨 CT 三维重建定制了颅面部个体化内植物系统（强生），并尝试进行颅骨缺损修补术。

术中沿原手术"U"形切口全层切开头皮，并沿原切口向皮瓣内侧，帽状腱膜下层分离皮瓣。分离宽度约 3cm 时可见到向脑内供血的颞浅动脉及分支动脉，为避免伤及颅内代偿血管造成术后脑缺血，遂停止分离皮瓣。随后沿骨窗边缘外侧约 1cm 宽度，分开骨窗边缘骨膜，显露颅骨外板。根据暴露的骨窗大小修整颅骨修补材料，对其进行部分颅骨修补，并保持进入颅内血管的完整性，将帽状腱膜下于大脑表面形成的"假膜"组织置于修补材料下方，边缘用钛钉、钛板固定材料，最后逐层缝合头皮。

术后患者未出现脑缺血及头皮切口等相关并发症，颅骨缺损处得到了部分修复，外观得到部分改善（图 82）。因此对于此类患者，进行颅骨修补时须特别注意避免损伤颅内外已经形成沟通的血管，以防止出现新发脑梗死。

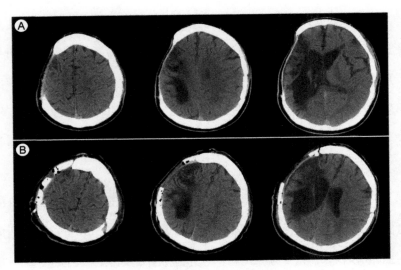

图 82　头颅 CT 检查

注：A：颅骨修补术前头颅 CT；B：颅骨修补术后头颅 CT

98. 烟雾病合并动脉瘤的处理

【病例一】

患者女性，16 岁，因突发意识丧失、四肢抽搐，至当地医院行头颅 CT 检查示左侧丘脑出血破入脑室系统（图 83），行双侧侧脑室钻孔置管引流术，术后第 4 天患者意识恢复，遗留右侧

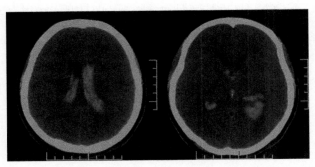

图 83　女性患者，16 岁，当地医院头颅 CT 显示左侧丘脑出血破入脑室系统

肢体活动障碍。住院期间行CTA检查确诊烟雾病，后转至我院。入院查体：神清语利，记忆力及智力减退，走路稍跛行，双侧肢体浅感觉正常，双侧肢体肌力及肌张力正常，病理征未引出。

入院后行全脑血管造影示双侧颈内动脉末端闭塞伴烟雾状血管形成（左Ⅴ期，右Ⅳ期），并发现左侧脉络膜前动脉动脉瘤（图84）。根据动脉瘤的位置可推测其为患者颅内出血的原因，因此我们先使用Onyx胶对该动脉瘤进行血管内栓塞（图85），栓塞后第10天行左侧EDAS术，于3个月后行右侧EDAS术。患者于术后1年来我院复查DSA示双侧颞浅动脉向颅内代偿良好，动脉瘤无复发（图86）。

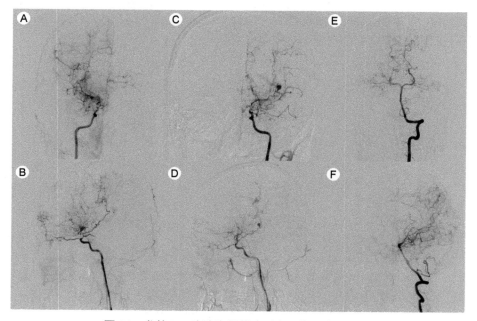

图84 术前DSA确诊为烟雾病（左Ⅴ期，右Ⅳ期）

注：A：R-ICA正位；B：R-ICA侧位；C：L-ICA正位；D：L-ICA侧位；E：LVA正位；F：LVA侧位

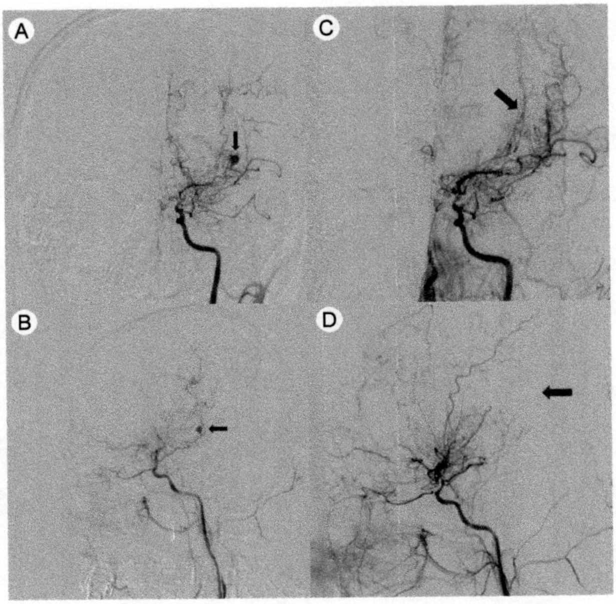

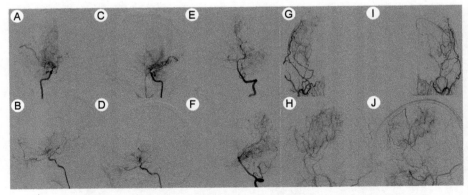

图 85　术前 DSA 发现左侧脉络膜前动脉动脉瘤，随即进行介入栓塞术

注：A-B：术前 DSA，黑色箭头示左侧脉络膜前动脉动脉瘤；C-D：介入栓塞术后 DSA，黑色箭头示左侧脉络膜前动脉动脉瘤消失

图 86　术后 1 年复查 DSA 示双侧颞浅动脉向颅内代偿良好，动脉瘤无复发

注：A：R-ICA 正位；B：R-ICA 侧位；C：L-ICA 正位；D：L-ICA 侧位；E：LVA 正位；F：LVA 侧位；G：R-ECA 正位；H：R-ECA 侧位；I：L-ECA 正位；J：L-ECA 侧位

【病例二】

患者女性，37 岁，因突发头痛伴呕吐，至当地医院行头 CT 检查提示右颞叶脑出血（图 87F），量较少，给予保守治疗 1 周后，头痛症状明显减轻。住院期间曾行 MRA 检查诊断为"烟雾病"，转至我院。入院查体：神清语利，记忆力正常，双侧肢体浅感觉正常，双侧肢体肌力及肌张力正常，病理征未引出。

入院后行全脑血管造影示双侧颈内动脉末端闭塞伴烟雾状血管形成（左Ⅳ期，右Ⅲ期），右侧脉络膜前动脉假性动脉瘤形成，三维重建显示载瘤动脉较细（图 87），很难给予介入处理，因此我们选择先进行双侧血管重建术。

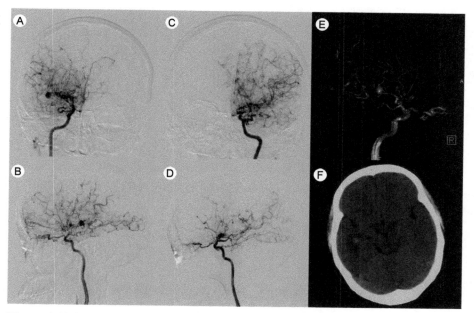

图 87　女性患者，37 岁，突发头痛伴呕吐，术前 DSA 确诊为烟雾病（左Ⅳ期，右Ⅲ期），右侧脉络膜前动脉假性动脉瘤形成

注：A：R-ICA 正位；B：R-ICA 侧位；C：L-ICA 正位；D：L-ICA 侧位；E：R-ICA 三维重建显示右侧脉络膜前动脉假性动脉瘤形成，载瘤动脉较细；F：当地医院头 CT 显示右颞叶少量出血

300 烟雾病 段炼 2019观点

中国医学临床百家

患者接受双侧 EDAS 术后 8 个月复查 DSA，显示双侧颞浅动脉向颅内代偿良好，而原先右侧脉络膜前动脉动脉瘤消失（图88）。术后随访 2 年期间，无脑缺血及出血事件发生。我们推测良好的侧支循环可能减轻了异常扩张的侧支循环的压力，从而使动脉瘤趋于稳定，甚至发生重构，降低破裂出血的风险。因此，对于此类动脉瘤很难介入处理的患者，可以根据情况先选择处理烟雾病，该措施可能会对脑血流动力学状态进行良好的重塑。

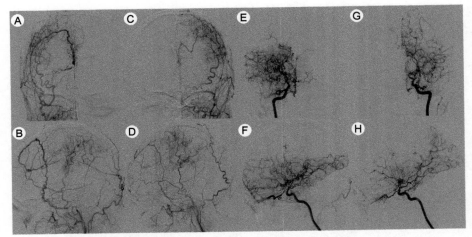

图 88 术后 8 个月复查 DSA 示双侧颞浅动脉向颅内代偿良好，右侧脉络膜前动脉动脉瘤消失

注：A：R-ECA 正位；B：R-ECA 侧位；C：L-ECA 正位；D：L-ECA 侧位；E：R-ICA 正位；F：R-ICA 侧位；G：L-ICA 正位；H：L-ICA 侧位

99. 烟雾病合并动脉硬化的复合治疗

患者女性，40 岁，因反复发作左侧肢体不自主运动伴无力 20 天，在当地医院行头颅 MRI+MRA 检查怀疑为烟雾病，转至

我院就诊。患者既往有 1 型糖尿病病史 16 年，并伴有周围神经病变、眼底病变等并发症，另外此次发病发现血压偏高，最高达 160/100mmHg，并发现高脂血症。入院查体：神清语利，记忆力正常，裸眼视力右眼 0.3，左眼 0.5，双眼下方视野缺损，双侧肢体浅感觉正常，双侧肢体肌力及肌张力正常，病理征未引出。

入我院后行全脑血管 + 主动脉弓 + 肾动脉造影示双侧颈内动脉末端闭塞伴烟雾状血管形成（左Ⅲ期，右Ⅲ期），表现为典型的烟雾病血管病变（图 89）。此外，DSA 还发现双侧颈动脉多发斑块、双侧椎动脉开口狭窄及双肾动脉狭窄，其中右侧颈外动脉起始部狭窄 > 70%，双侧椎动脉开口狭窄均 > 70%，双肾动脉狭窄均约 50%（图 90）。

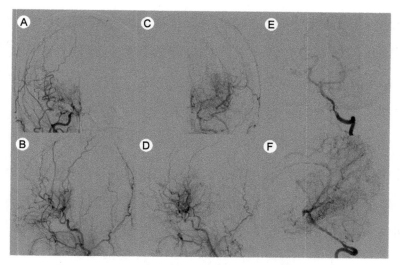

图 89　女性患者，40 岁，反复发作左侧肢体不自主运动伴无力 20 天，术前 DSA 表现为典型的烟雾病血管病变（左Ⅲ期，右Ⅲ期）

注：A：右侧颈总动脉（right common carotid artery，R-CCA）正位；B：R-CCA 侧位；C：L-CCA 正位；D：L-CCA 侧位；E：LVA 正位；F：LVA 侧位

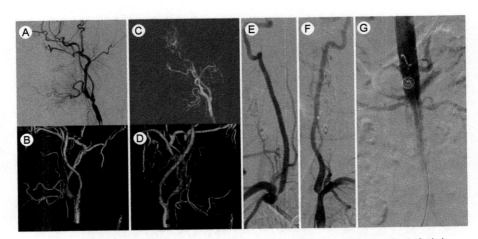

图 90 术前 DSA 示双侧颈动脉多发斑块、双侧椎动脉开口狭窄及双肾动脉狭窄

注：A-B：R-CCA 和三维重建；C-D：L-CCA 和三维重建；E：右侧锁骨下动脉；F：左侧锁骨下动脉；G：双侧肾动脉

鉴于患者存在长期糖尿病病史等高危因素，其双侧颈动脉多发斑块、双侧椎动脉开口狭窄及双肾动脉狭窄考虑为动脉粥样硬化所致。但其颅内血管病变符合典型的烟雾病血管表现，并且在高分辨率核磁共振上未表现出明显的强化，因此我们考虑患者同时存在烟雾病及动脉粥样硬化两种疾病。

结合患者局灶性脑缺血症状及灌注检查结果（图 91E），其有行血管重建术的指征，并且应先行右侧手术。但患者双侧椎动脉开口极重度狭窄，也需要给予介入处理，同时右侧颈外动脉起始部极重度狭窄，将来可能影响颅内外血运重建。考虑到介入手术后在一定时间内需要口服双抗治疗，将延误血管重建术时机，因此我们决定先对患者进行右侧 EDAS 术，3 个月后进行左侧 EDAS 术，在第二次术后约 2 周进行右侧颈外动脉、左侧椎动脉支架成形术。

患者在接受右侧 EDAS 术后恢复良好，术后 1 个月内间断左侧肢体不自主运动伴无力症状发作频率逐渐减少，1 个月后上述症状未再发作。于术后第 3 个月进行左侧 EDAS 术，术程顺利，术后第 8 天拆线，在排除出血风险后开始口服阿司匹林、氯吡格雷抗血小板治疗，并于 1 周后行右侧颈外动脉、左侧椎动脉支架成形术。

术中造影发现患者 3 个月前的 EDAS 术（右侧）向颅内形成大量侧支代偿，而 2 周前的 EDAS 术由于时间短，尚未形成明显的颅内代偿（图 91）。右侧颈外动脉、左侧椎动脉支架置入顺

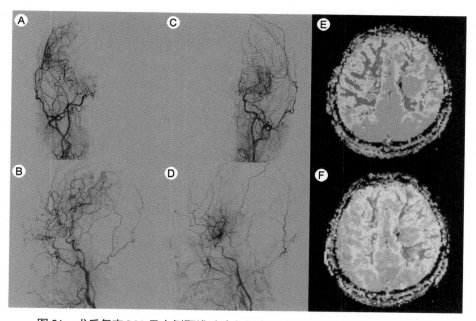

图 91　术后复查 DSA 示右侧颞浅动脉向颅内形成大量侧支代偿，MRP 示右侧大脑半球 TTP 较前缩短（彩图见彩插 37）

注：A：R-CCA 正位；B：R-CCA 侧位；C：L-CCA 正位；D：L-CCA 侧位；E：术前 MRP，右侧大脑中动脉供血区 TTP 延迟 5.53s，左侧延迟 3.64s；F：术后 MRP，右侧大脑中动脉供血区 TTP 延迟 0.88s，较术前明显缩短，左侧延迟 2.83s

利（图92），术后患者血压出现反射性降低，给予维持血压治疗（90～120/60～80mmHg），期间未出现任何神经系统缺血或出血性症状，于术后1周停药后血压可维持在100/70mmHg。

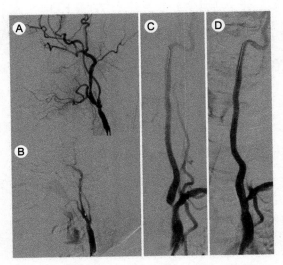

图92　右侧颈外动脉、左侧椎动脉支架成形术
注：A：支架成形术前 R-CCA；B：支架成形术后 R-CCA；C：支架成形术前左侧锁骨下动脉；D：支架成形术后左侧锁骨下动脉

　　对于此类烟雾病及动脉粥样硬化并存的患者，可考虑依次进行血管重建术和介入治疗，但应充分考虑手术时机和出血风险。在支架成形术后应严格控制血压，以避免因血压过低而导致的缺血性并发症，或因血压过高而导致的出血性并发症。

参考文献

1. Bao XY, Duan L, Yang WZ, et al. Clinical features, surgical treatment, and

long-term outcome in pediatric patients with moyamoya disease in China. Cerebrovasc Dis, 2015, 39 (2) : 75-81.

2. Zhang Y, Bao XY, Duan L, et al. Encephaloduroarteriosynangiosis for pediatric moyamoya disease: long-term follow-up of 100 cases at a single center. J Neurosurg Pediatr, 2018, 22 (2) : 173-180.

3. Kim EH, Yum MS, Ra YS, et al. Importance of RNF213 polymorphism on clinical features and long-term outcome in moyamoya disease. J Neurosurg, 2016, 124 (5) : 1221-1227.

4. Zhang Q, Liu Y, Zhang D, et al. RNF213 as the major susceptibility gene for Chinese patients with moyamoya disease and its clinical relevance. J Neurosurg, 2017, 126 (4) : 1106-1113.

5. Bao XY, Zhang Y, Wang QN, et al.Long-term Outcomes After Encephaloduroarteriosynangiosis in Adult Patients with Moyamoya Disease Presenting with Ischemia.World Neurosurg, 2018, 115:e482-e489.

6. Han C, Feng H, Han YQ, et al. Prospective screening of family members with moyamoya disease patients. PLoS One, 2014, 9 (2) : e88765.

7. Kuroda S, Hashimoto N, Yoshimoto T, et al. Radiological findings, clinical course, and outcome in asymptomatic moyamoya disease: results of multicenter survey in Japan. Stroke, 2007, 38 (5) : 1430-1435.

8. Hishikawa T, Tokunaga K, Sugiu K, et al. Assessment of the difference in posterior circulation involvement between pediatric and adult patients with moyamoya disease. J Neurosurg, 2013, 119 (4) : 961-965.

中国医学临床百家

9. Kim SK, Cho BK, Phi JH, et al. Pediatric moyamoya disease: An analysis of 410 consecutive cases. Ann Neurol, 2010, 68 (1): 92-101.

10. Zhang Q, Wang R, Liu Y, et al. Clinical Features and Long-Term Outcomes of Unilateral Moyamoya Disease. World Neurosurg, 2016, 96:474-482.

11. Miyatake S, Miyake N, Touho H, et al. Homozygous c.14576G>A variant of RNF213 predicts early-onset and severe form of moyamoya disease. Neurology, 2012, 13; 78 (11): 803-810.

12. Wang QN, Bao XY, Zhang Y, et al. Encephaloduroarteriosynangiosis for hemorrhagic moyamoya disease: long-term outcome of a consecutive series of 95 adult patients from a single center. J Neurosurg, 2018:1-8.

13. Liu P, Han C1, Li DS, et al.Hemorrhagic Moyamoya Disease in Children: Clinical, Angiographic features, and Long-Term Surgical Outcome.Stroke, 2016, 47(1): 240-243.

14. Karunanithi K, Han C, Lee CJ, et al.Identification of a hemodynamic parameter for assessing treatment outcome of EDAS in Moyamoya disease. J Biomech, 2015, 48 (2): 304-309.

15. Liu P, Lv XL, Liu AH, et al.Intracranial Aneurysms Associated with Moyamoya Disease in Children: Clinical Features and Long-Term Surgical Outcome. World Neurosurg, 2016, 94:513-520.

（汪 汇 杨日森 整理）

附　录

2012 年烟雾病（自发性 Willis 环闭塞）诊断和治疗指南

自发性 Willis 环闭塞病理学与治疗研究委员会

日本厚生劳动省疑难病症对策科学研究基金

1. 烟雾病的概念

烟雾病又称自发性 willis 环闭塞或脑血管"烟雾"病，其脑血管造影特征于 1957 年被首次报道。20 世纪 60 年代，烟雾病作为一种独立疾病的概念得到正式确立。烟雾病的病理学特征表现为：双侧颈内动脉末端慢性进行性狭窄，进而导致脑基底部出现由大量侧支循环形成的异常血管网（脑基底部烟雾状血管，"moyamoya"是日语中"烟雾升起"的意思，用来形象地描述这些侧支循环血管在脑血管造影上的特征）。最后，随着双侧颈内动脉闭塞，起源于颈内动脉的脑底烟雾状血管消失，整个大脑由颈外动脉系统和椎基底动脉系统供血。该病已被日本厚生省纳入疑难病症对策研究目录和特殊疾病治疗研究项目目录。目前该组织制定的烟雾病诊断标准如下。

1.1 诊断标准

（1）脑血管造影是诊断烟雾病所必需的，并且至少要满足如下标准：

① 颈内动脉末端或大脑前动脉和 / 或大脑中动脉起始部狭窄或闭塞；

② 造影动脉期在狭窄或闭塞血管附近出现异常脑血管网；

③ 双侧均符合①和②的表现。

（2）当磁共振成像（magnetic resonance imaging，MRI）和磁共振造影（magnetic resonance angiography，MRA）的表现符合以下所有标准时，可不行脑血管造影检查。请参见"MRI 和 MRA 影像学诊断指南"：

① MRA 显示颈内动脉末端或大脑前动脉和 / 或大脑中动脉起始部狭窄或闭塞；

② MRA 显示在基底部出现异常脑血管网；

注：当 MRI 显示至少在单侧基底节区出现 2 个或以上可见的流空影时，可将其视为异常血管网的表现。

③ 双侧均符合①和②的表现。

（3）烟雾病病因学未明确，需要与以下与烟雾病有相似脑血管损害表现的疾病进行鉴别：①动脉粥样硬化，②自身免疫性疾病，③脑膜炎，④脑瘤，⑤ Down 综合征，⑥神经纤维瘤病，⑦头部外伤，⑧头部放射线照射后脑血管损伤，⑨其他。

（4）病理学结果可以作为诊断参考：

①动脉内膜增厚，主要位于双侧颈内动脉末端以及血管管腔狭窄或闭塞部位；在增厚的内膜中偶见脂质沉积；

②构成 Willis 环的动脉如大脑前、中、后动脉有时会表现为与血管内膜纤维细胞增厚、内弹力膜扭曲以及中膜变薄相关的不同程度的狭窄或闭塞；

③ Willis 环周围可见大量小血管（穿支和吻合支）通道；

④软脑膜可见网状小血管团。

1.2 诊断性分类

烟雾病可以基于上述（1）～（4）标准诊断为确诊的烟雾病和可疑的烟雾病。在未行脑血管造影但行尸检解剖的情况下，应参考诊断标准（4）。

确诊的烟雾病：符合诊断标准（1）或（2）并符合诊断标准（3）。在儿童烟雾病患者中，如果一侧脑血管符合诊断标准（1）或（2）中的①和②，同时对侧颈内动脉末端明显狭窄，也足以诊断为确诊的烟雾病。

可疑的烟雾病：除诊断标准（1）③和／或（2）③之外，符合诊断标准（1）或（2）和（3）。

2．烟雾病的流行病学

烟雾病多发于包括日本在内的亚洲各国，西方国家少发，日本的流行病学数据在世界范围内都是非常有价值的。

日本早期的流行病学调查包括 1970 年由 Kudo 对 376 例患者进行的评估以及 Mizukawa 等对 518 例患者进行的评估。此后，1977 年建立了自发性 Willis 环闭塞研究委员会。1983 年开始，委员会成员所在的医疗机构及其相关单位在全日本范围内开展了病例注册和随访调查。截至 2006 年，该研究委员会的自发性 Willis 环闭塞数据库中总共纳入 962 例患者，其中有 785 例确诊的烟雾病患者、60 例可疑的烟雾病患者以及 62 例类烟雾病患者。

除了通过该委员会数据库进行的资料统计外，在 1984 年、1990 年和 1994 年分别开展了 3 次大规模的全国性流行病学调查。

2.1　患病人数及男女比例

1994 年，Wakai 等进行的全国性流行病学调查估计约 3900 人罹患烟雾病（这是接受过检查的患者人数），患病率为 3.16/10 万，发病率为 0.35/10 万。根据难治性（特殊）疾病：Willis 环闭塞性疾病的注册登记数据，烟雾病患者数量从 1994 年的 5 227 例显著增加至 2005 年的 10 812 例。如果现在再次进行全国性调查，预期烟雾病的患者数量会进一步增多。这与疾病宣传力度的加大以及人们对烟雾病认识的不断加深密切相关，同时，1995 年版本的"烟雾病 MRI 和 MRA 影像学诊断指南"使得仅通过 MRA 即可诊断烟雾病。

不同研究报道的男女比例相似，为 1 :（1.8 ～ 1.9）。女性多发，约 10% 的患者有家族史。

2.2　首发年龄

1994 年的日本全国性调查和 2006 年的数据库评估发现，烟雾病的首发年龄具有相似的趋势，均表现为"双峰型"，主要高峰在 10 岁以前，第 2 个高峰为 20 ～ 30 岁（图 1）。然而，最近一项报告指出烟雾病的峰值发病年龄较上述数据更大。

不同类型烟雾病的首发症状将在第 4 章介绍。2006 年的数据库评估表明，出血型烟雾病的首发年龄以 25 ～ 29 岁为高峰，呈单峰型分布（图 2），而其他类型烟雾病的首发年龄均呈双峰型分布。然而，另一项研究结果表明，出血型烟雾病首发年龄的峰值范围是 40 ～ 60 岁（第 4 章；图 3）。

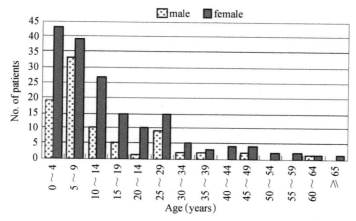

图 1　不同性别烟雾病患者的首发年龄

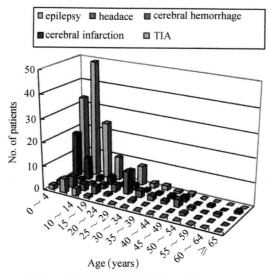

图 2　不同类型烟雾病患者的首发年龄

TIA：短暂性脑缺血发作

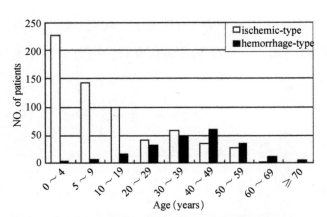

图3　缺血型和出血型烟雾病患者的首发年龄（*n*=1127）

2.3　无症状型烟雾病

近年来，无症状型烟雾病和症状不典型（例如头痛）的烟雾病逐渐引起人们的关注。上述类型患者数量的增加至少部分归因于 MRI 的广泛应用以及在体检时进行颅脑检查的人数增多。

Ikeda 等对 11 402 名健康体检者（男性 7570 人，女性 3832 人）进行了 MRI/MRA 检查，估计健康（无症状）人群的烟雾病患病率为 50.7/10 万。Baba 等对北海道地区进行的流行病学调查显示，烟雾病的患病率约为 10.5/10 万，该数据远远高于此前全国性调查得出的结果。除了可能未排除动脉粥样硬化患者之外，该研究还包含了大量的潜在烟雾病患者（无症状或仅表现为轻微症状）。

2.4　烟雾病的全球分布

Goto 和 Yonekawa 对 1972 至 1989 年期间发表的文献进行回顾发现，除日本外全世界总共报道了 1063 例烟雾病，其中 625 例为亚洲人（韩国 289 例，中国 245 例），201 例为欧洲人，176 例为北美或南美人。

1990 年的日本全国性调查报道了约 3000 例烟雾病患者，即使考虑到对本病认识程度的差异，烟雾病也更常见于亚洲，而且最多的病例数来自日本。更有意思的是，欧洲和北美 / 南美洲报道的烟雾病患者中有许多亚裔和非裔患者，而白种人几乎很少有报道。在 1995 年的调查中，Ikezaki 等也报道了来自韩国 29 家医疗机构的 451 例烟雾病患者。

3. 烟雾病的病理学及病因学

3.1　病理学

尸检研究发现，烟雾病的主要病理学表现为颈内动脉末端狭窄或闭塞。据推测，烟雾状血管是侧支循环的一种表现，它是为了代偿血管狭窄造成的脑缺血而形成的。在疾病的早期阶段（铃木 I 期），烟雾状血管少见。中膜平滑肌细胞的变性以及随后出现的血管平滑肌细胞死亡导致中膜变薄。内弹力膜扭曲和重叠、间质内坏死细胞成分的堆积以及血管平滑肌细胞的增殖共同导致血管内膜增厚和管腔狭窄，这些均为导致血管闭塞的原因。

在颈内动脉末端发现的这些病理学变化在全身动脉亦可发生，血管平滑肌细胞的异常被认为是造成颈内动脉闭塞的潜在原因。转录因子（如肿瘤生长因子 -β）和生长因子（如碱性成纤维细胞生长因子和人生长因子）也参与了烟雾病的病理学变化过程。

遗传因素也被认为与疾病发生密切相关；然而，由于基因型的不完全外显和年龄因素，遗传因素的累积作用被认为是导致血管平滑肌细胞死亡和增殖的原因。

3.2 家族性烟雾病

家族性烟雾病（亲属中也有烟雾病患者）与散发烟雾病（亲属中没有烟雾病患者）目前均有报道。研究发现，家族性烟雾病约占所有病例的 10%。不过，随着 MRA 等无创性检查的发展和广泛应用，在患者亲属中发现的无症状型烟雾病数量正在日益增多。

3.3 遗传因素

在家族性烟雾病患者中，采用全基因组分析方法确认了位于 3p24-p26 和 8q23 的易感基因位点，采用染色体分析方法确定了位于 6q25（D6S441）和 17q25 的易感基因位点。在具有强遗传因素的家族（即 3 代或 3 代以上受累）中，其遗传模式可能为常染色体显性遗传，而且在这些家族中发现 17q25.3 有显著的遗传连锁。目前认为，烟雾病具有多个易感基因位点，从而表现出遗传异质性。

单侧烟雾病向双侧进展的病例以及病变向疾病初始阶段受累动脉的对侧动脉进展的病例均已有报道。因此，主要动脉狭窄、单侧烟雾病以及狭义的双侧烟雾病被认为是一系列的连续性病变，并且它们与家族性烟雾病具有相同的基因易感性。此外，家族性烟雾病是一种不完全外显的常染色体显性遗传病，在同一家族中可出现处于疾病各个阶段（分期）的病例。因此，遗传因素和年龄或环境因素之间的相互作用被认为是疾病发生和发展的必要因素。

4. 烟雾病的症状

4.1 首发症状

烟雾病可以在从儿童到成年期的任何年龄段发病。一般而言，儿童的首发症状主要表现为脑缺血症状，而成年患者除了脑缺血症状外还表现为脑出血症状。图 3 对烟雾病研究委员会截至 2000 年注册的 1127 例烟雾病患者中缺血型和出血型的年龄分布进行了描述。烟雾病的症状和病程因首发年龄和疾病分型而异，症状的严重程度也存在不同，例如一过性发作以及导致永久性神经功能缺损等。近来随着 MRI 的广泛应用，许多处于无症状期或仅表现为头痛的患者被偶然确诊为烟雾病。

1979 年，烟雾病研究委员会将首发症状分为 6 种类型：出血型、癫痫型、梗死型、短暂性脑缺血发作（transient ischemic attack，TIA）型、频发 TIA 型（每月发作 2 次或以上）以及其他型。随后增加了"无症状型"，2003 年又增加了"头痛型"。表 1 列出了 2003 至 2006 年期间注册的 962 例烟雾病患者中各首发症状类型的比例。这些数据主要来自于委员会成员所属医学机构的患者。北海道地区的一项调查显示，与先前报道的数据相比，无症状型烟雾病和成年烟雾病的比例较有所提高。

4.2　发作频率

表 2 列出了日本截止到 2000 年注册登记的 1127 例确诊的烟雾病患者分为缺血型（梗死型、TIA 型和频发 TIA 型）和出血型后各种首发症状的频率。在这 2 种类型中，肌无力、意识障碍、头痛、言语障碍和感觉障碍均最为常见，但出血型烟雾病的意识障碍和头痛发生率要高于缺血型烟雾病，而肌无力发生率要低于缺血型烟雾病（$P < 0.01$）。

表1 根据首发症状进行的疾病分型 (n=962)

疾病分型	患者数量
TIA	353（37%）
频发性 TIA	63（7%）
脑梗死	165（17%）
脑出血	186（19%）
头痛	57（6%）
癫痫	29（3%）
无症状	32（3%）
其他	13（1%）
详细情况未明	64（7%）

表2 首发症状 (n=1127)

首发症状	出血型（%）	缺血型（%）
肌无力	58.6	79.8[a]
意识障碍	70.4*	14.1
头痛	64.6*	18.8
癫痫发作	8.5	8.0
精神症状	8.7	2.5
言语障碍	24.5	20.1
感觉异常	18.4	19.3
不自主运动	3.3	3.0
智力下降	5.3	6.2
视力下降	2.0	3.2
视野缺损	3.9	5.0

[a] 与其他类型相比发生率显著更高 ($P < 0.05$)

4.3　不同年龄和类型的症状特点

烟雾病的症状随年龄和疾病分型而异。儿童患者的首发症状以脑缺血为主，尤其易发生在剧烈运动、哭闹、吹口琴、食用热食等导致的过度换气情况下，可表现为突发或反复发作的猝倒（四肢瘫、偏瘫、单瘫）、意识障碍、感觉障碍、癫痫发作和头痛症状。许多患者症状几乎均出现在同侧，但偶尔也会出现左右侧交替发病的情况。此外，有些患者会出现不自主运动，例如舞蹈病和肢体抖动，上述脑缺血发作症状可持续存在或自行缓解。反复脑缺血发作的患者会出现脑萎缩，造成精神障碍或智力下降，可能会遗留脑梗死后遗症。烟雾病患者的大脑后动脉通常直到疾病后期才会受累，但在某些患者中，大脑后动脉病变可导致视力下降或视野缺损症状。与成年患者不同，儿童患者尤其是5岁以下的儿童患者颅内出血较为罕见。

成年患者尤其是年龄≥25岁的患者，烟雾病经常表现为突发颅内出血（脑室出血、蛛网膜下腔出血和脑实质出血），根据出血位置的不同，其临床症状可表现为意识障碍、头痛、肌无力和言语障碍。颅内出血常为脑室少量出血，因此症状轻微，但仍可能导致神经功能缺损或发展到严重程度甚至导致死亡。此外，患者再出血的风险很高，约半数患者会死于再次出血。

除了上述出血症状外，成年烟雾病患者也会表现为与儿童患者类似的脑缺血症状。这些患者也会出现年龄相关的血管改变，这会导致脑梗死发病，许多患者会遗留永久性神经功能缺损。

如前所述，近年来随着MRI的广泛应用，越来越多仅表现为头痛甚至无症状的患者被确诊为烟雾病。头痛的特征多种多样，包括偏头痛样的跳痛或是紧张性头痛的钝痛。头痛的确切发病机制迄今尚不完全清楚。

5. 类似的疾病

5.1　类烟雾病

5.1.1　定义

类烟雾病是指表现为颈内动脉末端或大脑前和 / 或大脑中动脉起始部狭窄 / 闭塞、异常血管网并且伴有一种基础疾病。即使在单侧烟雾病中，如果存在基础疾病，也将其视为"类烟雾病"。

这种情况在日语被叫作"rui-moyamoya disease"，在英语中被称为"quasi-moyamoya disease"（"烟雾综合征"和"近似烟雾病"的近义词）。不合并基础疾病的单侧烟雾病应被认为是可能的烟雾病，并且要与"类烟雾病"区分开来。

5.1.2　补充事项

以下疾病被认为是基础疾病：动脉粥样硬化、自身免疫性疾病（系统性红斑狼疮、抗磷脂抗体综合征、结节性多动脉炎、干燥综合征）、脑脊膜炎、神经纤维瘤病、脑瘤、Down 综合征、头部外伤、放射性损伤、甲状腺功能亢进、头狭窄、先天性卵巢发育不全、先天性肝内胆管发育不良征、William 综合征、Noonan 综合征、Marfan 综合征、结节性硬化、Hirschsprung 病、糖原累积病 1 型、Parder-Willi 综合征、Wilms 肿瘤、原发性草酸盐沉积病、镰状细胞性贫血、Fanconi 贫血、球形红细胞增多症、嗜酸性粒细胞增多症、2 型纤溶酶原缺乏、钩端螺旋体病、丙酮酸盐激酶缺乏、蛋白 S 缺乏、蛋白 C 缺乏、纤维肌性增生、成骨不全症、多囊肾病、口服避孕药以及药物中毒（可卡因等）。

5.1.3 证据

类烟雾病可以发生于所有人种。其中，儿童患者多伴发先天性疾病，而成年患者则更多合并后天性获得性疾病。类烟雾病可表现为癫痫、头痛或无症状。基础疾病造成的精神发育迟滞以及合并脑血管病相关的症状会导致复杂的临床表现。

类烟雾病的血管造影结果差异很大，可以与烟雾病血管表现非常相似，也可以有明显不同，例如动脉粥样硬化的造影表现。在一项关于类烟雾病合并神经纤维瘤病的研究中，单侧病变占30%。在放疗引起的类烟雾病患者中，注射对比剂后会导致受累动脉出现显著增强，而确诊的烟雾病患者则不会出现这种现象。在放疗相关的烟雾病患者中，常可形成由颈外动脉参与的良好侧支循环。类烟雾病的病理学表现也因基础疾病而异。对于合并神经纤维瘤病的类烟雾病，病变内可发现炎性细胞浸润。而对于继发于脑脊髓膜炎的类烟雾病患者，其病理学表现与确诊的烟雾病相似。

类烟雾病的治疗与确诊的烟雾病相似。对于合并激素分泌异常的类烟雾病，例如甲状腺功能亢进或自身免疫性疾病，分别联合内分泌治疗和免疫抑制治疗被认为是有效的。对于合并神经纤维瘤病、Down综合征以及放射性疾病的类烟雾病患者，血管重建手术（直接或间接）被证明是有效的。血管重建术预防类烟雾病患者再次出血的效果尚未明确。在类烟雾病中，单侧病变可能会逐步发展成双侧。基础疾病的性质对类烟雾病患者的预后有很大影响。

5.2　单侧烟雾病

5.2.1　定义

单侧烟雾病也被称为可能的烟雾病，是指单侧颈内动脉末端狭窄或闭塞并伴有烟雾状血管形成。单侧病变可能合并有其他的基础疾病，例如甲状腺功能亢进、颅内动静脉畸形、Down 综合征、Apert 综合征、神经纤维瘤病、头部放射治疗后、系统性红斑狼疮以及干燥综合征；当合并上述基础疾病时，我们称之为类烟雾病而非单侧烟雾病。在儿童中，单侧烟雾病合并对侧颈内动脉末端狭窄应该视为确诊的烟雾病而非单侧烟雾病。

5.2.2　流行病学

2006 年对 2998 家日本机构进行的初步调查发现，在 2635 例首次诊断和既往诊断的烟雾病患者中，单侧病变的比例为 10.6%。单侧烟雾病患者偶有家族病史，对 15 个 3 代或以上均有患者的家族进行分析发现，除 43 例明确的烟雾病外，还有 5 例为单侧烟雾病，推断该病同样为常染色体显性遗传。因此，具有家族病史的单侧烟雾病也被认为是烟雾病的一种亚型。此外，单侧烟雾病与确诊的烟雾病有所不同，因为单侧烟雾病没有阳性家族病史，同时脑脊液内碱性成纤维细胞生长因子水平也没有增高。

5.2.3　症状和诊断标准

单侧烟雾病的症状与确诊的烟雾病相同，除了缺血症状，还包括出血症状、并发脑动脉瘤、不自主运动等。需要通过脑血管造影进行明确诊断，并根据脑血流灌注显像确定脑缺血的严重程度。

5.2.4 单侧型烟雾病向双侧性烟雾病的进展

从不同的报道中发现，单侧烟雾病发展到双侧的比例为10%～39%。一项研究对10例单侧烟雾病患者随访10年后发现，仅有1例（10%）儿童患者进展为双侧烟雾病。然而，另一项对儿童患者进行的研究发现，6例患者中有2例（33%）从单侧病变进展为双侧病变。一项研究对64例单侧烟雾病患者随访1～7年后发现，17例（27%）进展为双侧病变，并且发现在5年内进展为双侧病变的患者多为首发年龄较小（≤10岁）的儿童。另一项对12例儿童患者和5例成年患者进行随访发现，只有6例儿童患者在随访20个月内进展为双侧病变。

相比之下，最近一项研究对28例单侧烟雾病患者随访发现，有7例（25%）进展为双侧病变，其中5例为成年患者。因此，儿童和成年单侧烟雾病患者都会出现进展为双侧病变的情况。对侧颈内动脉、大脑中动脉或大脑前动脉存在可疑或轻度狭窄性改变被认为是进展为双侧病变的显著危险因素。

6. 烟雾病的诊断

6.1 脑血管造影、MRI 等

6.1.1 推荐意见

脑血管造影是诊断烟雾病的金标准（第1章，诊断标准）。当利用磁场强度≥1.5 T（尤其是3.0 T）的扫描仪进行时间飞跃法成像发现符合下列标准，MRI 也可以确诊烟雾病。（1）MRA 显示颈内动脉末端或大脑前动脉和／或大脑中动脉起始部狭窄或闭塞；（2）MRA 显示在基底部出现异常脑血管网（注：当 MRI 显示至少在单侧基底节区出现 2 个或以上可见的流空影时，可将其视为异常血管网的表现）；（3）双侧均符合（1）和（2）的表现。

在某些病例中，可以依靠 MRI 结果对疾病进行分期，而且 MRI 是一种安全无创的检查方法（表 3，C1 推荐）。

表 3　指南中推荐等级的分类

	推荐级别详细内容
A	强烈推荐
B	推荐
C1	可以考虑，但缺乏足够的科学依据
C2	不推荐，因为缺乏科学依据
D	不推荐

6.1.2　解释

原则上，烟雾病的诊断应符合以下标准：（1）颈内动脉末端或大脑前动脉和 / 或大脑中动脉起始部狭窄或闭塞；（2）动脉期在狭窄或闭塞部位出现异常血管网；（3）符合（1）+（2）的双侧病变。

脑血管造影是诊断烟雾病的金标准，但上述 MRI 表现也被认为是诊断标准（表 4，Ⅲ级证据）。然而，诊断标准（1）～（3）是日本厚生省对这种难治性疾病制定的诊断标准，在考虑外科手术时，我们应尽可能进行常规脑血管造影来确诊（Ⅲ级证据）。

表 4 指南中证据级别的分类

证据级别详细内容	
	随机对照试验（RCT）的汇总分析（多项 RCT 结果一致）
Ⅰb	RCT
Ⅱa	严格设计的对照研究（非随机）
Ⅱb	严格设计的准试验性研究
Ⅲ严格设计的非试验性描述性研究（比较性研究 / 相关性研究 / 病例系列研究）	
Ⅳ报告 / 评论 / 专家经验	

注：该分级依据日本卒中学会"2004 年卒中治疗指南"采纳的分级标准

众所周知，我们可以根据脑血管造影进行分期（表 5），但也有学者提出了一种通过 MRA 进行分类的方法（表 6）。该系统对 MRA 结果进行简单地评分，然后通过统计总分来确定分期，其结果与常规血管造影分期具有良好的一致性，并且敏感性和特异性都很高（Ⅲ级证据）。

使用上述方法确定的 MRA 1 期相当于血管造影分期的 Ⅰ 期和 Ⅱ 期，MRA 2 期相当于血管造影分期的Ⅲ期，MRA 3 期相当于血管造影分期的Ⅳ期，MRA 4 期相当于血管造影分期的 Ⅴ 期和Ⅵ期（Ⅲ级证据）。MRA 对于评估手术效果和观察手术后的血管造影变化十分有效（Ⅲ级证据）。此外，MRI 灌注成像也是一种有效和简便的脑血流量（cerebral blood flow，CBF）评估手段（Ⅲ级证据）。

表5 铃木分期

分期脑血管造影表现
Ⅰ 颈动脉分叉处狭窄
Ⅱ 烟雾状血管初始阶段（脑内大动脉扩张，出现轻微烟雾状血网）
Ⅲ 烟雾状血管增加阶段（大脑中动脉和大脑前动脉消失，烟雾状血管多且确切清晰）
Ⅳ 烟雾状血管衰减阶段（大脑后动脉消失，烟雾状血管开始变细）
Ⅴ 烟雾状血管减少阶段（颈内动脉系统发出的主要动脉全部消失，烟雾状血管进一步狭窄和减少，颅外动脉系统侧支代偿增加）
Ⅵ 烟雾状血管消失阶段（烟雾状血管消失，脑血流仅来源于颅外动脉或椎动脉系统）

表6 基于磁共振血管造影（MRA）结果的烟雾病分类和评分系统

MRA 结果	分数
1）颈内动脉	
正常	0
C1 段狭窄	1
C1 段信号中断	2
颈内动脉消失	3
2）大脑中动脉	
正常	0
M1 段狭窄	1
M1 段信号中断	2
大脑中动脉消失	3
3）大脑前动脉	
A2 段及其远端正常	0
A2 段及其远端信号减少	1
大脑前动脉消失	2
4）大脑后动脉	

MRA 结果分数	
P2 段及其远端正常	0
P2 段及其远端信号减少	1
大脑后动脉消失	2

注：左侧和右侧单独评分，然后计算总分。MRA 总分 0 ～ 1=1 期，2 ～ 4=2 期，5 ～ 7=3 期，8 ～ 10=4 期

6.2　CBF-单光子发射计算体层摄影(single photon emission computed tomography，SPECT)、正电子发射体层摄影 (positron emission tomography，PET) 等

6.2.1　推荐意见

利用 SPECT 和 ECT 进行脑血流动力学评估有助于诊断和评估缺血型烟雾病的脑缺血严重程度（表 3，B 级推荐）。

6.2.2　解释

6.2.2.1　临床意义

CBF-SPECT 和 PET 已经应用于烟雾病患者的脑血流动力学评估。在烟雾病患者中利用这些诊断工具评估脑缺血的血流动力学严重程度对于确定脑血管重建术的指征以及评价治疗效果和预后均具有临床意义。

6.2.2.2　烟雾病患者的脑血流动力学

据报道，利用 PET 进行脑血流动力学评估能够在儿童和成年烟雾病患者中发现血流动力学损害诱导的脑缺血以及典型的灌注缺损（表 4；Ⅲ级证据）。这种临床病理学特征以脑缺血为主，同时继发一系列

代偿反应以维持脑氧代谢率，包括氧摄取分数增加（脑代谢储备降低），因为脑灌注压显著下降，仅通过脑血管舒张反应无法维持正常CBF（脑血容量增加但脑血管储备降低）。自从20世纪90年代中期开始，随着CBF示踪剂（^{123}I-IMP、^{99}mTc-HMPAO和^{99}mTc-ECD）的发展以及定量分析方法的进步，在安静状态和乙酰唑胺激活状态下均可利用SPECT定量测定CBF。SPECT技术的发展也使得在烟雾病患者中评估脑缺血的血流动力学变化严重程度成为可能（Ⅲ级证据）。在动脉粥样硬化性卒中患者中，通过SPECT测量的脑缺血血流动力学损害2期定义为：正常静息CBF ≤ 80%，脑血管储备 ≤ 10%，相当于利用PET测得的灌注不足期。使用相同的标准评估严重程度对于烟雾病患者是有效的，但尚未对SPECT与PET的评估效果进行过直接比较。在对存在严重缺血的烟雾病患儿进行乙酰唑胺激活的SPECT检查时应格外注意，因为在检查过程中脑缺血可能会加重。

6.2.2.3　脑血流动力学与转归

对于动脉粥样硬化性卒中患者，当PET检查提示灌注不足以及CBF-SPECT检查提示脑血流动力学损害2期时，复发率会显著增高。对于烟雾病患儿，当脑血管储备严重下降时，其脑缺血复发率亦较高（表4；Ⅱb级证据）。此外，血管重建术后脑血管储备改善不足的烟雾病患儿预后较差，其病程中出现神经功能缺损和反复性脑缺血发作的概率也增高（Ⅱa级证据）。

6.2.2.4　基于脑血流动力学评估的脑血管重建术指征

一般来讲，对于处于灌注不足（PET）和脑缺血血流动力学2期

（CBF-SPECT）的患者，进行脑血管重建（颅外－颅内血管旁路移植术）可以改善脑血流灌注压。因为儿童和成年烟雾病患者的缺血情况均呈进展性（Ⅱa级证据），所以当CBF-SPECT检查发现脑血管储备下降提示脑缺血时，我们应考虑行脑血管重建术（Ⅲ级证据）。尽管如此，对于仅有单侧症状的烟雾病患儿，只要无症状侧脑缺血不严重，我们可以待其出现缺血症状后行血管重建术（Ⅲ级证据）。相反，即使脑血管储备不下降，出血型烟雾病患者也应及时行脑血管重建术以预防再次出血。不过，实际上并没有研究支持上述观点。目前，日本成年烟雾病（Japanese Adult Moyamoya，JAM）试验正在日本成年出血型烟雾病患者中探讨脑血流动力学研究的作用（Ⅲ级证据）。

6.2.2.5　脑血管重建术后的脑血流动力学

虽然许多研究都报道了脑血管重建术后脑血流动力学的长期改善，但关于术后转归改善的报道数量有限（Ⅱb级证据）。此外，有研究发现成年烟雾病患者行脑血管重建术后会出现过度灌注现象伴随一过性神经症状恶化，有时候在术后立即发生（Ⅲ级证据）。

6.2.2.6　脑血管造影结果与脑血流动力学

对成年缺血型烟雾病患者进行脑血管造影和脑血流动力学评估后发现，烟雾状血管显著增加并超出基底部范围的患者脑缺血症状较烟雾状血管少的患者更加严重。因此，我们可以将脑血管造影所见的烟雾状血管状的发展程度作为评估脑缺血严重程度的指标（Ⅲ级证据）。

6.2.2.7　脑电图上的重建现象与脑血流动力学

对烟雾病脑缺血患儿进行的脑电图检查揭示了血流重建现象的特

征，并推测可能与过度换气后皮质 CBF 恢复延迟有关。CBF-SPECT 检查也提示，存在重建现象的区域脑血管储备显著下降，而在脑血管重建术后，重建现象消失区域的脑血流动力学出现明显改善（Ⅲ级证据）。

7. 烟雾病的治疗

7.1 外科治疗

7.1.1 推荐意见

外科血管重建术对于表现为脑缺血症状的烟雾病患者来说是有效的（表 3；B 级推荐）。

7.1.2 解释

7.1.2.1 手术指征

研究表明，对于表现为脑缺血发作的烟雾病患者，外科血管重建术可降低 TIA 发作频率和脑梗死风险，提高术后日常生活活动（activities of daily living，ADL）能力和改善高级脑功能的长期预后（表 4；Ⅱ b 级证据）。有报道显示，术前 SPECT 或 PET 评估提示脑血流动力学受损的患者行脑血管重建术后，其脑血流动力学及脑代谢均有所改善（Ⅱ b 级证据）。

7.1.2.2 手术方式

烟雾病的血管重建术包括直接吻合术和间接吻合术，前者包括颞浅动脉－大脑中动脉吻合术（superficial temporal artery-middle cerebral artery anastomosis，STA-MCA），后者包括脑－颞肌贴敷术（encephalo-myo-synangiosis，EMS）、脑－硬膜－动脉血管融通术（encephalo-duro-arteriosynangiosis，EDAS）、脑－动脉贴敷术（encephalo-arterio-synangiosis，EAS）、脑 – 硬 膜 贴 敷 术（encephalo-duro-synangiosis，EDS）以及多重钻孔孔术等。研究表明，不管是直接吻合术、间接吻合术还是联合吻合术，都能够改善脑血流动力学、降低脑缺血发作的严重程度和频率、减少脑梗死风险以及改善术后 ADL 和高级脑功能的长期预后（Ⅱb 级证据）。成年患者行间接吻合术的效果并不太明显，但直接吻合术通常有效。对于儿童患者，直接吻合术和间接吻合术都能够改善预后（Ⅱb 级证据）。

7.1.2.3　围手术期管理

围手术期需要维持血压、保证正常血碳酸水平和维持适当的体液平衡，同时注意缺血并发症（包括非手术侧）（Ⅲ级证据）。血管重建术后急性期会可能会出现神经系统症状，在进行血流动力学评估时应该考虑到一些临床情况，例如脑过度灌注综合征（Ⅲ级证据）。

7.1.2.4　术后评估

利用 SPECT 和 / 或 PET 对术后 CBF 和脑血管储备能力的改善程度进行评价是评估血管重建术效果的一种有效方法。脑血管造影和MRA 都可以有效评估术后吻合血管的血流状况（Ⅲ级证据）。

7.2　药物治疗

7.2.1　推荐意见

推荐烟雾病患者口服抗血小板药物，但该推荐仍然缺乏充分的科学依据（表 3；C 级推荐）。

7.2.2　解释

烟雾病的药物治疗大致分为卒中急性期治疗、卒中慢性期预防复发的治疗以及无症状型烟雾病的药物治疗。

7.2.2.1 卒中急性期

缺血型烟雾病患者禁用静脉组织型纤溶酶原激活剂（tissue plasminogen activator，tPA）（日本卒中学会静脉 tPA 合理应用指南）。对于表现为脑梗死的成年烟雾病患者，推荐应用依达拉奉（脑保护药）和抗栓药物（如奥扎格雷、阿加曲班、阿司匹林和肝素），同时这些也是动脉粥样硬化性脑梗死的指定用药。虽然缺乏足够的证据，但这些药物在治疗由烟雾病引起的脑梗死时被认为是有效的（表4；Ⅲ级证据）。对大面积梗死导致脑水肿和颅内高压的患者，甘油被认为有效（Ⅲ级证据）。此外，对症支持治疗在脑梗死急性期是十分重要的，例如使用退烧药治疗发热，使用抗癫痫药物治疗癫痫发作，适当控制血压，吸氧以维持动脉血氧饱和度，以及在严重病例中预防性应用抗溃疡药物（Ⅲ级证据）。当需要机械通气时，动脉血 CO_2 分压应维持在 40mmHg 之上。关于血压控制，与其他脑梗死治疗一样，急性期血压通常不宜控制过低（Ⅲ级证据）。

关于儿童烟雾病脑梗死药物治疗的报道较少。服用阿司匹林进行抗血小板治疗（1 ～ 5mg/kg）被认为有效（Ⅲ级证据）。与成年缺血型烟雾病患者相似，儿童患者可应用脑保护药依达拉奉以及抗栓药奥扎格雷或阿卡曲班。抗惊厥药物应该用于治疗惊厥。同时应该注意，阿司匹林会增加小儿瑞氏综合征的发病风险。

根据脑出血治疗指南，对于成年出血型烟雾病患者，当收缩压 ≥ 180mmhg、舒张压 ≥ 105mmhg 或平均动脉压 ≥ 130mmhg 时降低血压可能是有效的。此外，还应停止所有抗血小板和抗凝药物，同时考虑给予维生素 K 和血制品（新鲜冰冻血浆和Ⅸ因子复合物）（Ⅲ级证据）。

7.2.2.2 慢性期预防卒中复发

为了防止病情复发，表现为脑缺血的患者应首先考虑行外科治疗。在药物治疗方面，推荐口服阿司匹林，但应该注意长期服用阿司匹林会导致疾病类型由缺血型向出血型转变（Ⅲ级证据）。利用 MRI T2* 加权成像进行定期随访来检测脑微出血在预防脑出血方面是否有效还有待将来进一步验证。如果患者对阿司匹林不耐受或长期服用该药对预防缺血发作无效，则推荐使用氯吡格雷，它在儿童患者中也具有良好的耐受性和安全性。然而，长期联合应用阿司匹林和氯吡格雷已被证实会增加出血风险。尤其是对于伴有明显脑萎缩或大量血管壁较脆弱的烟雾状血管的烟雾病患者，联合使用 2 种或以上抗血小板药会增加脑出血风险（Ⅲ级证据）。

应按照以下原则控制卒中危险因素：对高血压进行降压治疗、对高脂血症进行降脂治疗、对糖尿病控制血糖、戒烟以及肥胖人群控制体重。在生活方式方面进行指导，例如过度换气会诱发烟雾病的症状，因此儿童患者应避免进食热食（面条、热汤等）、剧烈运动和吹奏管乐器、吹气球等（Ⅲ级证据），婴儿患者应尽量避免大哭。

7.2.2.3 无症状型烟雾病的药物治疗

即使是无症状烟雾病患者，在随访过程中发生脑血管事件的风险也会增高，无论是出血型还是缺血型。与合并基础疾病（例如动脉粥样硬化和血管炎）的类烟雾病不同，对于未知原因引起的烟雾病患者，缺乏有效的措施来预防血管病变。因此，无症状型烟雾病患者也可考虑进行外科治疗来预防将来的卒中。在药物治疗方面，应该根据慢性期预防卒中复发的原则进行危险因素管理和生活方式指导（Ⅲ级证据）。成年无症状型烟雾病患者不推荐口服抗血小板药物，因为其中半数患者有出血风险。

7.3 出血型烟雾病的治疗

7.3.1 推荐意见

出血型烟雾病可考虑行脑血管重建术，但尚缺乏足够的证据支持（表3；C1级推荐）。

7.3.2 解释

颅内出血是影响烟雾病患者生存和功能预后最重要的因素（表4；Ⅲ级证据）。据推测，出血是由于扩张的侧支循环血管破裂（脑血流动力学异常导致）和烟雾状血管上经常形成的周围动脉瘤破裂引起。有报道称，出血型烟雾病患者的再出血率为7.09%/年（Ⅲ级证据）。

尚无预防出血型烟雾病再出血的治疗指导原则。烟雾病患者在直接吻合术后的脑血管造影显示烟雾状血管数目减少和/或周围动脉瘤消失（Ⅲ级证据）。基于直接血管吻合术可以降低侧支血管血流动力学负荷的假设，理论上认为直接吻合术可以预防再次出血或降低再出血发生率。对缺血型烟雾病患者行直接吻合术，其转变成出血型烟雾病的概率与传统治疗相比大幅降低（Ⅲ级证据）。

有报道指出，与单纯药物治疗相比，出血型烟雾病患者接受血管重建治疗后的再出血率显著降低（Ⅲ级证据）。还有研究发现，出血型患者行直接吻合术后再出血和缺血发作的比例均显著降低（Ⅲ级证据）。不过，也有许多报道否认血管重建术具有预防再次出血的作用（Ⅲ级证据）。研究发现，间接血管重建术对出血型烟雾病的治疗效果不如缺血型烟雾病，其在许多患者中并不能达到新代偿血管产生和减少烟雾状血管数量的效果（Ⅲ级证据）。然而，有学者指出血管重建术在预防出血型烟雾病患者发生缺血事件方面是有效的。因此，对于合并缺血发作的出血型烟雾病患者，血管重建手术治疗的效果似乎更好。

日本在 2001 年启动了一项直接血管重建术预防烟雾病再出血的随机对照试验（randomized controlled trial，RCT），现在仍在进行中（JAM 试验）（Ⅱb级证据）。JAM 试验是一项多中心研究，对出血型烟雾病患者随机分组进行双侧血管重建术或单纯药物治疗，然后随访至少 5 年。

8．预后（自然史）

8.1 儿童烟雾病

在烟雾病首次发病后的前几年 TIA 发作最为频繁，之后发作频率通常会降低。然而，对于存在智力下降的患儿，发病频率会随着病程的延长而增高，病情也会恶化。年幼的婴儿经常会发生脑梗死，尤其是皮质梗死，而脑梗死的出现与否被认为是影响功能预后最重要的因素。许多患儿都会出现病情进展，但进展速度在青春期放缓。长期随访研究显示，单侧病变常常转为双侧病变，并且 65% 原本没有症状的患儿会出现大脑半球性 TIA。当疾病发展持续至成年期时，仅有少数患者的 ADL 良好，且个别患者可能由于颅内出血而死亡。

目前尚无评估脑血管重建手术效果的 RCT，但一般认为脑血管重建手术后患儿 TIA 的发作频率会显著下降甚至完全消失，而且无论采取何种手术，复发性脑梗死都相当罕见，功能预后也优于未接受治疗的患儿。已有研究表明，脑血管重建术可降低头痛的频率和严重程度；但也有报道称，尽管手术后脑循环血流动力学有所改善，但头痛仍然持续甚至会出现新发头痛。高级脑功能也是影响预后的一个重要因素，在发病 5 年或更长时间以后，智商通常会明显下降。目前认为，血管重建术可以改善智力预后。

8.2　成年烟雾病

不管首发症状和疾病类型如何，未经治疗的成年烟雾病患者与手术治疗者相比脑血管事件发生率更高且预后更差。与儿童烟雾病患者一样，成年烟雾病患者也应考虑进行脑血管重建手术。

近年来研究发现，烟雾病患者的疾病进展情况比先前预计的更加频繁。无论是有症状 / 无症状患者还是确诊 / 可能的烟雾病患者，约 20% 的病例在未行手术治疗侧的大脑半球都会出现病情进展，约半数患者出现 TIA/ 脑梗死或颅内出血，而女性患者似乎更易出现疾病进展。女性烟雾病患者在妊娠和分娩过程中有时会发生严重卒中事件，例如颅内出血。对于此类烟雾病患者，循证治疗原则目前尚未确立，因此推荐神经外科医生和妇产科医生在妊娠、分娩以及产褥期通力合作和严密管理。

8.2.1　成年缺血型烟雾病

与儿童缺血型烟雾病一样，目前尚无 RCT 来验证脑血管重建手术对于成年缺血型烟雾病患者的疗效。已有报道显示，脑血管重建手术后的 TIA 和脑梗死发作频率可明显下降。尽管如此，在随访过程中发现一些患者未行手术治疗的一侧半球会随疾病进展而出现颅内出血和脑梗死。因此，术后长期随访对于保持患者的良好预后十分重要。

8.2.2 成年出血型烟雾病

据估计，首发症状为颅内出血的患者病死率为 6.8% ～ 20%，再出血会导致功能预后恶化并且增加病死率。再出血可能发生在首次出血的相同部位，也可能发生在不同部位。

有报道指出，在保守治疗情况下，30% ～ 65% 的患者会在首次出血后 2 ～ 20 年再次发生出血，且随着随访时间的延长，再出血发生率呈现增长的趋势。脉络膜前动脉或后交通动脉分支异常扩张的患者再出血风险较高。此外，还有脑血管重建术后烟雾状血管周围动脉瘤消失的报道。

目前对于脑血管重建术预防再出血的效果未知，但不管患者是否行血管重建术，长期随访都是十分有必要的。

8.3 无症状型烟雾病的预后

近年来，随着无创性诊断影像学的发展和普及，大量患者在首次症状出现前即被诊断患有烟雾病。研究委员会近期的一项随访调查显示，无症状型烟雾病会随着年龄而进展，分别有 20% 和 40% 的患者发生脑梗死和脑循环紊乱，发生脑缺血的风险很高。

无症状型烟雾病患者的预后尚不清楚，先前有报道指出 33 例患者中有 4 例进展为 TIA，2 例由于颅内出血死亡，另有报道 10 例患者中有 1 例随着病情进展出现脑梗死。在最近的一项随访调查中，34 例未治疗的患者中有 5 例出现疾病进展，脑梗死和颅内出血的发生率为 3.2%/ 年。虽然体检时发现存在脑缺血的患者发生脑梗死的概率增加，但 6 例行脑血管重建术的患者无一例发生脑血管事件。因此，无症状型烟雾病患者有发生脑血管事件的潜在风险，当其接受保守观察时，使用 MRI/MRA 进行长期随访观察病情变化十分有必要。

参考文献

1. Baba T, Houkin K, Kuroda S. Novel epidemiological feature of moyamoya disease. J Neurol Neurosurg Psychiatry, 2008, 79 (8)：900-904.

2. Ikeda K, Iwasaki Y, Kashihara H, et al. Adult moyamoya disease in the asymptomatic Japanese population. J Clin Neurosci, 2006, 13 (3)：334-338.

3. Ohki K, Hoshino H, Suzuki N, et al. 2006 Datebase ecaluation by the Research Committee on Moyamoya Disease (Spontaneous occlusion of the circle of Willis), in: Research on Spontaneous occlusion of the circle of Willis of the Ministry of Health, Labour and Welfare (Group Leader: Hashimoto N). 2007, 19-25.

4. Yamaguchi K, Nogawa S, Fukuuchi Y. National survey on spontaneous occlusion of the circle of Willis (moyamoya disease). Shinkei Naika, 2001, 54: 319-327.

5. Inoue TK, Ikezaki K, Sasazuki T, et al. Linkage analysis of moyamoya disease on chromosome 6. J Child Neurol, 2000, 15 (3)：179-182.

6. Kelly ME, Bell-Stephens TE, Marks MP, et al. Progression of unilateral

moyamoya disease; A clinical series. Cerebrovasc Dis, 2006, 22 (2-3): 109-115.

7. Kuroda S, Ishikawa T, Houkin K, et al. Incidence and clinical features of disease progression in adult moyamoya disease. Stroke, 2005, 36 (10): 2148-2153.

8. Mineharu Y, Liu W, Inoue K, et al. Autosomal dominant moyamoya disease maps to chromosome 17q25. 3. Neurology, 2008, 70 (24 Pt 2): : 2357-2363

9. Mineharu Y, Takenaka K, Yamakawa et al. Inheritance pattern of familial moyamoya disease: autosomal dominant mode and genomic imprinting. J Neurol Neurosurg Psychiatry, 2006, 77 (9): 1025-1029.

10. Sakurai K, Horiuchi Y, Ikeda H, et al. A novel susceptibility locus for moyamoya disease on chromosome 8q23. J Hum Genet, 2004, 49 (5): 278-281.

11. Takagi Y, Kikuta K, Sadamasa N, et al. Caspase-3-dependent apoptosis in middle cerebral arteries in patients with moyamoya disease. Neurosurgery, 2006, 59 (4): 900-901.

12. Weber C, Tatò F, Brandl T, et al. Adult moyamoya disease with peripheral artery involvement. J Vasc Surg, 2001, 34 (5): 943-946.

13. Yamauchi T, Tada M, Houkin K, et al. Linkage of familial moyamoya disease (spontaneous occlusion of the circle of Willis) to chromosome 17q25. Stroke, 2000, 31 (4): 930-935.

14. Baba T, Kuroda S, Hokin K. [Recent trend of notified patients with moyamoya disease: Complete survey in Hokkaido 2002-2006], in: [Study on the Pathology and Treatment of spontaneous occlusion of the circle of Willis (Chief Researcher: Hashimoto N) 2006 Comprehensive/Subdivided Study Report]. 2007, 4-5.

15. Fukuuchi Y ed. [Research Committee on Moyamoya Disease (Spontaneous occlusion of the circle of Willis): New date base-importance of headache as a symptom], in: [Study on the Etiology and Pathology of spontaneous occlusion of the circle of Willis (Chief Researcher: Yoshimoto T) 2002-2004 General Study Report]. 2005, 9-13.

16. Kuroda S, Hashimoto N, Yoshimoto T, et al. Radiological findings, clinical course, and outcome in asymptomatic moyamoya disease: results of multicenter survey in Japan. Stroke, 2007, 38 (5): 1430-1435.

17. Lyoo CH, Oh SH, Joo JY, et al. Hemidystonia and hemichoreoathetosis as an initial manifestation of moyamoya disease. Arch Neurol, 2000, 57 (10): 1510-1512.

18. Aoki S, Hayashi N, Abe O, et al. Radiation-induced arteritis: thickened wall with prominent enhancement on cranial MR images report of five cases and comparison with 18 cases of Moyamoya disease. Radiology, 2002, 223 (3): 683-688.

19. Czartoski T, Hallam D, Lacy JM, et al. Postinfectious vasculopathy with evolution to moyamoya syndrome. J Neurol Neurosurg Psychiatry, 2005, 76 (2): 256-259.

20. Horn P, Pfister S, Bueltmann E, et al. Moyamoya-like vasculopathy (moyamoya syndrome) in children. Childs Nerv Syst, 2004, 20 (6): 382-391.

21. Im SH, Oh CW, Kwon OK, et al. Moyamoya disease associated with Graves disease:special considerations regarding clinical significance and management. J Neurosurg, 2005, 102 (6): 1013-1017.

22. Jea A，Smith ER，Robertson R，et al. Moyamoya syndrome associated with Down syndrome:outcome after surgical revascularization. Pediatrics，2005，116（5）：e694-e701.

23. Kelly ME，Bell-Stephens TE，Marks MP，et al. Progression of unilateral moyamoya disease: A clinical series. Cerebrovasc Dis，2006，22（2-3）：109-115.

24. Rosser TL，Vezina G，Packer RJ. Cerebrovascular abnormalities in a population of children with neurofibromatosis type 1. Neurology，2005，64（3）：553-555.

25. Scott RM，Smith JL，Robertson RL，e tal. Long-term outcome in children with moyamoya syndrome after cranial revascularization by pial synangiosis. J Neurosurg，2004，100（2 Suppl Pediatrics）：142-149.

26. Cultrera F，Giuffrida M，Alberio N，et al. Hemorrhagic unilateral moyamoya: report of onecase. Neurologia，2004，19（5）：277-279.

27. Kelly ME，Bell-Stephens TE，Marks MP，et al. Progression of unilateral moyamoya disease: A clinical series. Cerebrovasc Dis，2006，22（2-3）：109-115.

28. Kitagawa K.［'Guidelines for diagnosis of quasi-moyamoya disease' subdivided study report]，in: [Health Labour Sciences Research Grant for Research on Measures for Intractable Diseases 2006 Comprehensive/Subdivided Study Report]. 2007，68.

29. Kusaka N，Tamiya T，Adachi Y，et al. Adult unilateral moyamoya disease with familial occurrence in two definite cases: a case report and review of the literature. Neurosurg Rev，2006，29（1）：82-87.

30. Mineharu Y, Inoue K, Inoue S, et al. Model-based linkage analyses confirm chromosome 19q13.3 as a susceptibility locus for intracranial aneurysm. Stroke, 2007, 38 (4): 1174-1178.

31. Nagata I. ['Pathology and treatment of unilateral moyamoya disease' subdivided study report], in: [Health Labour Sciences Research Grant for Research on Measures for Intractable Diseases 2006 Compre-hensive/Subdivided Study Report]. 2007, 38.

32. Nagata S, Matsushima T, Morioka T, et al. Unilaterally symptomatic moyamoya disease in children: long-term follow-up of 20 patients. Neurosurgery, 2006, 59 (4): 830-837.

33. Fujimura M, Mugikura S, Shimizu H, et al. [Diagnostic value of perfusion-weighted MRI for evaluating postoperative alteration of cerebral hemodynamics following STA-MCA anastomosis in patients with moyamoya disease]. No Shinkei Geka, 2006, 34 (8): 801-809.

34. Fushimi Y, Miki Y, Kikuta K, et al. Comparison of 3.0- and 1.5-T three-dimensional time-of-flight MR angiography in moyamoya disease: preliminary experience. Radiology, 2006, 239 (1): 232-237.

35. Houkin K, Nakayama N, Kuroda S, et al. How does angiogenesis develop in pediatric moyamoya disease after surgery? A prospective study with MR angiography. Childs Nerv Syst, 2004, 20 (10): 734-741.

36. Houkin K, Nakayama N, Kuroda S, et al. Novel magnetic resonance angiography stage grading for moyamoya disease. Cerebrovasc Dis, 2005, 20 (5),

347-354.

37. Fujimura M, Kaneta T, Mugikura S, et al. Temporary neurologic deterioration due to cerebral hyperperfusion after superficial temporal artery-middle cerebral artery anastomosis in patients with adult-onset moyamoya disease. Surg Neurol, 2007, 67 (3): 273-282.

38. Miyamoto S, Japan Adult Moyamoya Trial Group. Study design for a prospective randomized trial of extracranial-intracranial bypass surgery for adults with moyamoya disease and hemorrhagic onset-the Japan Adult Moyamoya Trial Group. Neurol Med Chir (Tokyo), 2004, 44 (4): 218-219

39. Piao R, Oku N, Kitagawa K, et al. Cerebral hemodynamics and metabolism in adult moyamoya disease:comparison of angiographic collateral circulation. Ann Nucl Med, 2004, 18 (2): 115-121.

40. Saito N, Nakagawara J, Nakamura H, et al. Assessment of cerebral hemodynamics in childhood moyamoya disease using a quantitative and a semiquantitative IMP-SPECT study. Ann Nucl Med, 2004, 18 (4): 323-331.

41. SoY, Lee HY, Kim S K, et al. Prediction of the clinical outcome of pediatric moyamoya disease with postoperative basal/acetazolamide stress brain perfusion SPECT after revascularization surgery. Stroke, 2005, 36 (7): 1485-1489.

42. Honda M, Kitagawa N, Tsutsumi K, et al. Magnetic resonance angiography evaluation of external carotid artery tributaries in moyamoya disease. Surg Neurol, 2005, 64 (4): 325-330.

43. Houkin K, Kuroda S, Nakayama N. Cerebral revas-cularization for

moyamoya disease in children. Neurosurg Clin N Am，2001，12（3）：575-584.

44. Miyamoto S，Nagata I，Karasawa J，et al. [Surgical treatment for moyamoya disease. Long-term prognosis after direct bypass in moyamoya disease]. No Socchu No Geka，2000，28（2）：111-114.

45. Scott RM，Smith JL，Robertson RL，et al. Long-term outcome in children with moyamoya syndrome after cranial revascularization by pial synangiosis. J Neurosurg，2004，100（2 Suppl Pediatrics）：142-149.

46. De Veber G. In pursuit of evidence-based treatments for paediatric stroke: the UK and Chest guidelines. Lancet Neurol，2005，4（7）：432-436.

47. Kikuta K，Takagi Y，Nozaki K，et al. Asymptomatic microbleeds in moyamoya disease: T2*-weighted gradient-echo magnetic resonance imaging study. J Neurosurg，2005，102（3）：470-475.

48. Shinohara Y，Yoshimoto T，Fukuuchi Y，et al. Committee for Japanese Guidelines for the Management of Stroke: [Japanese Guidelines for the Management of Stroke 2004]. Kyowa Kikaku，2004.

49. Soman T，Rafay MF，Hune S，et al. The risks and safety of clopidogrel in pediatric arterial ischemic stroke. Stroke，2006，37（4）：1120-1122.

50. Han DH，Kwon OK，Byun BJ，et al. A co-operative study: clinical characteristics of 334 Korean patients with moyamoya disease treated at neurosurgical institutes （1976-1994）. The Korean Society for Cerebrovascular Disease.Acta Neurochir（Wien），2000，142（11）：1263-1273；discussion 1273-1274.

51. Karasawa J，Hosoi K，Morisako T. [Revascularization for hemorrhagic

Moyamoya disease], in: [Research Committee on Spontaneous Occlusion of the Circle of Willis（Moyamoya Disease）of the Ministry of Health, Labour and Welfare Annual Report 2000]（Japanese）. 2001, 55-58.

52. Kawaguchi S, Okuno S, Sakaki T. Effect of direct arterial bypass on the prevention of future stroke in patients with the hemorrhagic variety of moyamoya disease. J Neurosurg, 2000, 93（3）: 397-401.

53. Kobayashi E, Saeki N, Oishi H, et al. Long-term natural history of hemorrhagic moyamoya disease in 42 patients.J Neurosurg, 2000, 93（6）: 976-980.

54. Kuroda S, Houkin K, Kamiyama H, et al. Effects of surgical revascularization on peripheral artery aneurysms in moyamoya disease: report of three cases. Neurosurgery, 2001, 49（2）: 463-467.

55. Miyamoto S. Study design for a prospective randomized trial of extracranial-intracranial bypass surgery for adults with moyamoya disease and hemorrhagic onset - The Japan Adult Moyamoya Trial Group. Neurologia Medico-Chirurgica, 2004, 44（4）: 218-219.

56. Nakagawa I, Kawaguchi S, Iida J, et al. [Direct bypass of STA-MCA anastomosis prevents future stroke in patients with the hemorrhagic type of moyamoya disease]（Japanese）. No Socchu No Geka, 2004, 32（6）: 416-420.

57. Hallemeier CL, Rich KM, Grubb RL Jr, et al. Clinical features and outcome in North American adults with moyamoya phenomenon. Stroke, 2006, 37（6）: 1490-1496.

58. Kelly ME, Bell-Stephens TE, Marks MP, et al. Progression of unilateral

moyamoya disease: A clinical series. Cerebrovasc Dis, 2006, 22 (2-3)：109-115.

59. Kim DS, Yoo DS, Huh PW, et al. Combined direct anastomosis and encep haloduroarteriogaleosynangiosis using inverted superficial temporal artery-galeal flap and superficial temporal artery-galeal pedicle in adult moyamoya disease. Surg Neurol, 2006, 66 (4)：389-394.

60. Kim SK, Seol HJ, Cho BK, et al. Moyamoya disease among young patients: its aggressive clinical course and the role of active surgical treatment. Neurosurgery, 2004, 54 (4)：840-844；discussion 844-846.

61. Kobayashi E, Saeki N, Oishi H, et al. Long-term natural history of hemorrhagic moyamoya disease in 42 patients. J Neurosurg, 2000, 93 (6)：976-980.

62. Kuroda S, Hashimoto N, Yoshimoto T, et al. Radiological findings, clinical course, and outcome in asymptomatic moyamoya disease: results of multicenter survey in Japan. Stroke, 2007, 38 (5)：1430-1435.

63. Kuroda S, Houkin K, Ishikawa T, et al. [Overall outcome after surgical revascularization in childhood and adult moyamoya disease] (Japanese). No Socchu No Geka, 2002, 30 (5)：369–374.

64. Ozaki S, Inoue A, Miyazaki H, et al. [Long-term outcome after surgical revascularization in childhood moyamoya disease] (Japanese). No Shinkei Geka, 2016, 44 (10)：823-834.

65. Kuroda S, Houkin K, Kamiyama H, et al. Effects of surgical revascularization on peripheral artery aneurysms in moyamoya disease: report of three cases. Neurosurgery, 2001, 49: 463-467；discussion 467-468.

66. Kuroda S, Ishikawa T, HoukinK, et al. Incidence and clinical features of disease progression in adult moyamoya disease. Stroke, 2005, 36 (10) : 2148-2153.

67. Kuroda S, Nanba R, Ishikawa T, et al. [Clinical manifestations of infantile moyamoya disease] (Japanese) . No Shinkei Geka, 2003 , 31 (10) : 1073–1078.

68. Matsushima Y, Aoyagi M, Nariai T, et al. [Headache in pediatric moyamoya patients: pre-and postoperative changes]. Shoni No Noshinkei, 2000, 25 (6) : 442-447.

69. Morioka M, Hamada J, Todaka T, et al. High-risk age for rebleeding in patients with hemorrhagic moyamoya disease: long-term follow-up study. Neurosurgery, 2003, 52 (5) : 1049-1054.

70. Nagata S, Matsushima T, Morioka T, et al. Unilaterally symptomatic moyamoya disease in children: long-term follow-up of 20 patients. Neurosurgery, 2006, 59 (4) : 830–836.

71. Nanba R, Kuroda S, Takeda M, et al. [Clinical features and outcomes of 10 asymptomatic adult patients with moyamoya disease]. No Shinkei Geka, 2003, 31 (12): 1291-1295.

72. Sainte-Rose C, Oliveira R, Puget S, et al. Multiple bur hole surgery for the treatment of moyamoya disease in children. J Neurosurg, 2006, 105 (6 Suppl) : 437-443.

73. Scott RM, Smith JL, Robertson RL, et al. Long-term outcome in children with moyamoya syndrome after cranial revascularization by pial synangiosis. J Neurosurg, 2004, 100 (2 Suppl Pediatrics) : 142-149.

74. Seol HJ，Wang KC，Kim SK，et al. Headache in pediatric moyamoya disease: review of 204 consecutive cases. J Neurosurg，2005，103（5 Suppl）：439-442.

75. Takahashi J，Ikeda T，Iihara K，et al. [A nationwide survey on pregnancy and delivery management in association with moyamoya disease（<Special issue>Management of pregnancy and delivery in neurosurgical patients）]. No Shinkei Geka Journal，2009，18（5）：367-375.

76. Yamada M，Fujii K，Fukui M. [Clinical features and outcomes in patients with asymptomatic moyamoya disease-from the results of nation-wide questionnaire survey]. No Shinkei Geka，2005，33（4）：337-342.

（任　斌　刘志文　整理）

2018 年烟雾病临床实践指南
French clinical practice guidelines for Moyamoyaangiopathy

1　序言

制定机构

指南由法国脑部和眼部罕见血管疾病中心（center for rare vascular diseases of the brain and eye，CERVCO）起草，法国卫生部、法国儿童卒中中心联合制定。

1.2　主题

指南内容主要涉及烟雾病的临床诊断及首诊评估、治疗和随访三个方面。

1.3　适用患者

儿童与成人烟雾病患者。

1.4　适用医生

烟雾病患者健康管理的专业医务人员（包括全科医生）。

1.5　方法

指南由法国国家卫生局指定的指南指导组根据高质量的临床实践结果整合而成。写作小组（5 名成员）先分析文献、详细阐述指南提案，再将结果提交给独立的多学科工作组（17 名成员）。终稿于 2017 年 8 月在法国国家卫生局网站发布（见附表 A）。

以"moyamoya"为关键词，在 MEDLINE 数据库中搜索 1950 年 01 月 01 日—2016 年 04 月 11 日的文献进行分析。在 3161 篇文献中，有 733 篇符合纳入标准。纳入标准为有英文摘要和原始数据的出版物，排除 1 ～ 2 例的病例报告以及已经发表或肯定的研究成果。

1.6　推荐意见

除特别标注者外，指南的建议是以多学科工作组成员的专家共识为基础。建议等级和证据级别详见附录 B。

2　引言

烟雾病及烟雾综合征是一种罕见颅内血管病变，其特点为颈内动脉末端及其分支起始处的进行性狭窄，伴随颅底形成脆弱的新生血管网。这种异常的血管网形成可能是为了补偿颅内动脉狭窄引起的血供减少，在脑血管造影上表现为"烟雾状"（日语为"moya"），并以此命名这种疾病。当这类血管病独立存在且病因不明时，称之为烟雾病（Moyamoya disease，MMD）；否则称之为烟雾综合征（Moyamoya syndrome，MMS）。诊断烟雾血管病（Moyamoyaangiopathy，MMA），主要参照血管病变的放射影像学标准，而不是病因。烟雾病可发生于包括儿童和成人在内的任何年龄。女性患者更多（欧洲女／男比例为1.4∶1）。法国可能有几百名烟雾病患者，儿童烟雾病的患病率约为0.4/10万，是日本的1/20。烟雾病的流行病学和病理生理学尚不清楚。其颅内动脉壁增厚是一种非炎症性或动脉粥样硬化相关的病变，而且与血管内膜中平滑肌细胞表达异常有关。7.5%的烟雾病患者有家族史，表明此病可能与遗传相关，但目前还没有定位到烟雾病相关的单基因。烟雾综合征可出现于镰状红细胞贫血、1型神经纤维瘤病或唐氏综合征等多种疾病中，颅脑放射治疗后也可出现此类疾病。其他罕见的遗传或非遗传病也有相关报道。关于烟雾病的自然病史和预后影响因素尚不清楚，其临床表现差异很大，尤其是成人，可以脑梗死和／或脑出血起病，也可能只出现轻微临床症状，甚至无症状。

3 诊断与首诊评估

3.1 发病情况

烟雾病的临床表现个体差异很大。主要发病症状有：

·短暂性脑缺血发作（transient ischemic attacks，TIA）：频繁TIA可能提示可能患有烟雾病。40%～60%的患者在首次诊断时至少有过一次TIA病史。影响血流动力学的因素，如过度换气（哭、运动、使用管乐器、应激反应）或血压下降（直立性低血压，近期使用降压药物，全身麻醉）有时会诱发 TIA；

·脑梗死：40% ～ 60% 的患者在诊断时曾有过脑梗死。其临床症状各异，主要取决于梗死部位（如：单 / 双侧感觉或运动障碍，语言障碍，空间忽视，视野缺损，吞咽困难）。脑梗死多累及前循环供血区，常为双侧且不对称。影像检查可发现无症状的梗死灶；

·脑出血：10% ～ 40% 的成人患者以脑出血发病。包括脑实质出血、脑室内出血或蛛网膜下腔出血。脑实质出血的临床症状主要取决于出血量及部位。蛛网膜下腔出血的主要表现为脑膜刺激征，有时伴意识状态改变。脑出血在儿童患者中很少发生（＜ 10%）；

·认知功能障碍：详细的神经心理学测试可检测到 2/3 的烟雾病患者存在认知功能损害。其原因可能是缺血性或出血性脑损伤和 / 或持续的脑血流低灌注。儿童易疲劳、伴有学习成绩下降，可能是认知功能受损的预警信号；

·运动功能失调：常表现为突发的舞蹈病样不自主运动，多由血流动力学变化诱发（见 TIA），MRI 表现为伴或不伴脑实质病变；

·头痛：反复发作的头痛，有时呈偏头痛，应予 MRI 及 MRA 筛查；

·癫痫：癫痫发作，尤其是局灶性发作，需考虑烟雾病；

·脑部检查偶然发现：烟雾病的诊断有时是在没有症状学提示的情况下偶然检查发现；

·无症状患者亲属的筛查；

·有烟雾病风险的全身系统性疾病：行影像学检查筛查烟雾病。

上述症状可同时发生。

3.2 诊断和鉴别诊断

3.2.1 确诊

烟雾病的诊断基于放射影像学,符合以下两条标准:

(1)颈内动脉末端和(或)大脑中动脉、大脑前动脉起始端狭窄或闭塞;(2)在狭窄－闭塞血管附近出现异常烟雾状血管。

双侧病变是诊断烟雾病必要条件。

这些动脉异常可在任何类型的脑血管成像中观察到。3DTOF MRA和常规血管造影都可用于诊断。由于MRA比常规血管造影损害性更小,故诊断首选MRA,尤其是儿童。脑MRI也可以从脑组织水平提供诊断所需关键信息。(见2.4.1)。

3.2.2 鉴别诊断

在颈动脉末端分叉处有狭窄闭塞性病变但不伴有烟雾状血管网时,应与以下疾病进行鉴别诊断:

·儿童短暂性脑血管病(或局灶性脑血管病);

·原发性或系统性脑血管炎:应避免对颞浅动脉(superficial temporal artery,STA)进行病理活检,以保留供血血管进行颈内－颈外血管搭桥术;

·可逆性脑血管收缩综合征;

·颅内动脉粥样硬化;

·颅内动脉夹层。

3.3 明确合并症

在首诊评估阶段需认真考虑烟雾综合征的情况:

·病史

·颅脑放射治疗史；

·高血压或其他血管危险因素；

·抗磷脂综合征；

·甲状腺机能亢进；

·镰状细胞贫血或易患镰状细胞贫血的种族（非洲、加勒比或地中海地区）；

·唐氏综合征；

·病史提示有遗传疾病情况；

·特征性的临床症状；

·1型神经纤维瘤病性皮肤病变（牛奶咖啡斑、神经纤维瘤），或其他皮肤异常；

·身高和体重发育迟缓，小头畸形；

·高血压，心血管异常；

·面部畸形；

·智力残疾或认知障碍；

·隐睾、青春期发育迟滞，不孕不育；

·消化系统疾病（食管贲门失弛缓症）；

·眼科异常：视网膜血管异常，眼组织缺损，白内障；

当怀疑遗传性烟雾综合征，特别当某种特征不典型症状时（如轻微的畸形），需行临床遗传学咨询。

生物学评估必须包括：

·血红蛋白电泳：确定是否存在镰状细胞贫血；

·脑脊液检查（在无任何明确病因时进行，脑脊液淋巴细胞增多提示脉管炎）；

·炎症和自身免疫评估；

·血栓性疾病（包括高同型半胱氨酸血症）和抗磷脂综合征筛查；甲状腺功能障碍的筛查（成人）；

肝肾功能；

有基因紊乱表现的病例进行 DNA 分析。

影像学评估至少应包括：

超声心动图；

颈动脉、主动脉及其分支（特别是肾动脉）的成像。

3.4 病情严重程度和预后的评估

首诊评估时有必要对病情的严重程度和预后进行评估。

3.4.1 病情严重程度评估

病情严重程度的评估主要基于临床和影像学数据。

临床上，通过完整的神经系统查体评估是否存在运动、认知或感觉功能受损。同时，需进行详细的认知功能评估（包括神经心理学评估、言语评定、日常生活影响情况以及生活质量评估）。

影像学检查必须包括脑实质、颅内血管和脑灌注成像。

脑实质 MRI（包括 DWI、FLAIR、GRE、T1 和 T2 序列）可评估新发或陈旧性梗死灶和出血灶的数量、位置和体积。在 T1、T2 和 FLAIR 序列中可见发展到一定程度的典型烟雾状血管，FLAIR 像中高信号血管影可提示脑血流动力学受损。脑血管造影可精确呈现烟雾病的病变程度（铃木分期）以及侧枝代偿情况；当考虑行血管重建术时，亦可呈现颞浅动脉形态。（参见 3.2.1）。

灌注成像可评估脑血流动力学状态。单光子发射计算机断层脑灌注成像（single-photon emission tomography，SPECT）联合乙酰唑胺试验可评估脑血流储备，正电子发射断层显像（Positron emission tomography，PET）可测定脑血流量（氧摄取分数）。动脉自旋标记技术（arterial spin labelling，ASL）亦能评估烟雾病患者脑血流储备，且侵袭性小、更易于实施。儿童患者灌注检查通常需要镇静，由于易出现并发症，建议在专科中心进行（见 3.3）。

3.4.2　预后评价

目前对烟雾病的自然病史及临床进展的预测因素认知有限，对个体的预后评估很困难。年龄＜ 3 岁和（或）近期发生卒中提示预后可能不良。存在合并症（心脏病等）也可能会影响预后，特别是对于烟雾综合征患者，评估预后时须考虑这些合并症。

MRI 在脑实质存在缺血或出血性病变时有一定的临床应用价值。脑血管造影可以评估以下内容：根据颈内动脉、颈外动脉以及椎动脉的显影情况评估是否可能累及后循环、侧枝代偿的情况（软脑膜代偿，烟雾状血管网，硬脑膜代偿）以及有无潜在破裂风险的动脉瘤。

脑血流动力学异常可作为病情恶化的潜在预测因素。但既往研究尚未发现能够预测未手术患者病情恶化的血流动力学指标。对于行血管重建术的患者，术前脑血流储备下降预示手术可获得较好的疗效。

3.5 诊断和患者信息的告知

告知应在专科咨询期间进行。它包括详细的诊断信息、随访方式、治疗计划和研究前景。将病情通报相关的医生或儿童神经科医生（见3.3和3.6）。在全国患者组织（Tanguy 烟雾病协会）做相关告知或报告。提供相应的信息卡，例如"患者医疗卡"或 orphanet1 急救卡。

3.6 明确手术禁忌证

手术治疗无绝对禁忌证。但术前需要评估患者可能存在的严重合并症。如果考虑抗血小板治疗，应考虑如下禁忌证：

· 药物过敏；

· 凝血功能异常；

· 颅内出血史；

· 严重外周出血。

3.7 遗传咨询

若烟雾综合征继发于已知的遗传疾病时，建议先证者或其父母（若先证者为小孩）接受遗传咨询会诊，明确以下几点：

· 亲属患病风险；

· 是否需要在产前或妊娠前行基因诊断；

· 无症状亲属是否需要行基因检测。

建议存在风险的亲属同样进行遗传咨询，在相关的中心（1 型神经纤维瘤病、镰状细胞病、CERVCO）或通过遗传学家咨询。

当处理考虑遗传病因的烟雾综合征患者时，其无症状的高危家属可暂不行脑成像和基因检测（如全外显子测序），除非该成员在遗传咨询后认为应该检查，或有该病临床表现的倾向。

4 治疗

4.1 药物治疗

4.1.1 预防性药物治疗

烟雾病尚没有特殊的有效药物。对存在脑缺血表现且无脑出血的患者可行抗血小板治疗（首选阿司匹林）。引起血管疾病的危险因素（如糖尿病、血脂异常、吸烟、高血压）可进行相应治疗。

4.1.2 对症治疗

下列情况须考虑对症治疗：

· 头痛：对于偏头痛和非偏头痛性头痛，可使用非血管收缩剂类的常规止痛药；

· 癫痫：对于危重及癫痫综合征的患者应行抗癫痫治疗；

· 抑郁症：病程中出现的情绪失控按照相应指南处理；

· 疼痛：静止时的肌腱痉挛或压痛点的疼痛有时需要理疗和专业疼痛治疗。根据慢性疼痛处理意见，可以使用非特异性镇痛颗粒。当出现耐药性疼痛时，须咨询疼痛管理中心；

· 痉挛：由锥体系统引起的高肌张力，可以使用解痉剂（丹曲林、巴氯芬）。肉毒杆菌毒素无禁忌证时可使用。

4.2 手术治疗

4.2.1 外科血管重建术

外科血管重建术的主要目的是提高低灌注区的脑血流量，降低脑缺血事件发生的风险。手术可减少新生血管网（烟雾状血管）、降低相关的脑血流动力学应激变化，推测可减少脑出血的发生。术式包括直接血管重建术、间接血管重建术，两种术式可以单独运用，也可联合运用。手术原理是希望通过直接吻合或逐步发展的间接吻合，使颈外动脉系统替代有缺陷的颈内动脉系统向脑组织供血。

直接血管重建术常选取颞浅动脉和大脑中动脉皮质支进行颅内外血管搭桥。一次手术只能治疗一侧半球，且需要配合抗血小板治疗。

间接血管重建术是将带有颈外动脉分支（硬脑膜、帽状腱膜、颞肌、颞浅动脉等）的组织贴敷于脑组织表面，促进缺血区形成新生血管（脑血管融通术）。间接血管重建术可通过开颅手术或颅骨多处钻孔实施。这些直接和间接血管重建术可单独亦可联合应用。

最佳术式的选择取决于许多因素，包括：

· 年龄；

· 供体血管的直径（特别是颞浅动脉）；

· 是否已自发形成来源于颈外动脉的侧枝代偿。已形成侧支循环的颈外动脉血管不能作为直接吻合术的供体血管，否则会破坏已形成的侧支代偿；

· 疾病的病程：直接血管重建术可立即改善局部脑血流量。儿童颞浅动脉的直径较细（常＜ 0.7mm），首选间接血管重建术。

成人患者最佳术式的抉择，需要考虑的因素包括：患者年龄、血管直径（特别是颞浅动脉）、既往有无颈外动脉吻合术史、病程（直接血管重建术可立即改善相应区域脑血流量），以及不同医疗中心的习惯。

4.2.2　围手术期并发症

文献记录，烟雾病外科血管重建术围手术期的主要并发症为脑梗死或脑出血，发生率为 3% ～ 16%。还可出现癫痫发作、皮下或硬膜外出血、感染及皮肤系统的并发症（如皮肤坏死）。直接血管重建术还存在过度灌注综合征的风险。

4.2.3　手术适应证

4.2.3.1　文献数据

4.2.3.1.1　缺血型烟雾病

日本对缺血型烟雾病患者推荐进行外科血管重建术治疗（表 1）。美国心脏病协会在 2008 年儿童卒中处理指南中提出：对于有进行性加重的缺血症状、脑血流不足的证据或脑灌注储备显著减少的儿童烟雾病患者，提倡外科血管重建术。但目前没有报道有关缺血性型烟雾病的随机研究，只能收集一些小样本的非随机的对照研究，且多为回顾性研究。这些研究无法证明手术治疗是否有优势。几个大样本的手术患者队列研究显示，直接或间接血管重建术均可显著减少成人和儿童烟雾病患者缺血性脑血管事件的发生，提示这种治疗有一定的疗效。由于缺乏自然史的可靠数据，这些非对照研究的诠释值得商榷。在 2005 年的一篇系统综述中，分析了 57 项研究，包括 1448 例行血管重建术治疗烟雾病的疗效分析（表 2）。最终这项研究基于 3 级证据（分级从 1 到 4）给出 D 级推荐（分级从 A 到 D）。因此，目前烟雾病血管重建术的手术适应证更多是基于专家共识，而不是高水平的证据。

4.2.3.1.2　出血型烟雾病。

一项随机研究，通过对 43 例直接血管重建术与 38 例保守治疗患者 5 年的随访，评估了外科血管重建术治疗成人出血型烟雾病的疗效（表 3）。主要终点事件为脑出血，致残性卒中（改良 Rankin 评分＜ 3），其他原因导致的致残、死亡，以及保守治疗组患者需要行血管重建术治疗。手术组终点事件发生率为 14.3%，保守组为 34.2%，使用 Kaplan Meyer 累积曲线分析差异具有统计学意义（$P = 0.048$，未使用 Cox 回归模型分析）。

表 1　推荐指南

作者	自发性基底动脉环闭塞症病理及治疗研究委员会，2012 年，日本	Roach 等，2008，美国。
目的	日本烟雾病诊疗指南	美国卒中协会（AHA）关于儿童卒中的管理意见
专家组成员	烟雾病病理生理和治疗委员会，包括 11 名神经外科医生，4 名神经科医生，1 名内科医师和 1 名健康科学与环境研究者	由 AHA 组建，包括 4 名儿科神经医生，4 名神经外科医生，1 名儿科医生，1 名神经放射医生，3 名神经科医生
人群	烟雾病患者，包括成人和儿童	儿童
结果（附推荐等级）	有脑缺血表现的患者，推荐外科血管重建。IIB 级证据（IIB = 精心设计的实验研究，分级从 I 到 IV）。B 级推荐（B= 推荐，分级从 A 到 D）	有持续性脑缺血表现和 / 或脑血流动力学改变的患者，建议外科血管重建。B 级证据（B = 单一随机试验或非随机研究，分级从 A 到 C），I 类推荐（I = 证实和 / 或普遍认为手术或治疗是实用、有效的，分级从 I 到 III）

表 2　文献中的系统综述

作者	Fung 等，2005，英国
目的	评估外科血管重建术治疗烟雾病的效果
文献检索	是
文献选取标准	A/ 英文出版物 B/ 评估外科治疗烟雾病的研究 C/21 岁以下的患者 D/ 至少包含 5 个病例的研究 E/ 有随访数据
人群	儿童烟雾患者群
结果	选择 57 项研究，包含 1448 名患者。外科治疗相对于药物治疗的优越性是基于具有 3 级证据的数据（3：非分析性研究，例如病例报告、病例分析。分级从 1 到 4）。D 级推荐（分级从 A 到 D）

表 3　随机对照试验

作者	Miyamoto 等，2014，日本
目的	评估颅内外血管重建术对再出血风险及患者预后的影响
方法	对照、前瞻性、随机、多中心研究
人群	80 例并发脑出血的成人烟雾病
血管重建术类型	直接血管重建术
终点事件	再出血，脑卒中造成严重的并发症，其他原因导致病情加重及死亡，非手术患者因进展性缺血性脑卒中或短暂性脑缺血发作频率增加需要行颅内外血管融通术
结果与意义	手术组终点事件发生风险降低：回归统计分析无显著差异（Cox 比例风险模型）；Kaplan Meier 分析差异具有统计学意义（$P = 0.04$）

4.2.3.2 推荐意见

外科血管重建术适应证的确定，应在包括神经科医生、儿童神经科医生、神经外科医生以及麻醉师的专项会议上综合多学科方案个体化讨论。探讨外科手术的适应证以及干预方式时应考虑到：缺血或出血性脑血管病事件的发生风险，血管病变影像学的进展，侧支循环的效果，脑血流动力学受损程度和功能状态。患者年龄也应考虑在内，因为婴幼儿烟雾病患者预后较差。

4.2.3.2.1 缺血型：

儿童烟雾病存在 TIA 或脑梗死的患者应考虑外科血管重建术，存在脑血流动力学受损同样应考虑外科手术（4 级证据，C 级推荐）。近期发生脑梗死的患者，应推迟并观察数周后再行外科血管重建术。

成人烟雾病，反复发作 TIA 或脑梗死，和 / 或伴有严重脑血流动力学受损，应考虑外科血管重建术（4 级证据，C 级推荐）。近期发生脑梗死的患者，应推迟并观察数周再行外科血管重建术。

4.2.3.2.2 出血型：

首先是在常规血管造影中查找有无责任动脉瘤，并探讨所有可能的治疗方法。第二步考虑血管重建术，降低新发脑出血或缺血性事件的风险（2 级证据，B 级推荐）。

4.2.4 围手术期处理

外科血管重建术必须在具备高度专业化水平的外科和麻醉团队的专科中心进行，以降低围手术期并发症的风险。全身麻醉时应遵循特定的标准来控制疼痛，防止低血压、低血容量、高碳酸血症、低碳酸血症及其他代谢紊乱。持续血压监测以限制平均动脉压（mean arterial pressure，MAP）的波动，维持脑灌注压稳定。烟雾病患者的脑血管舒缩反应能力可能较差，增加了脑缺血并发症的风险。因此在镇静、麻醉以及术后监测过程中，应持续监测血压和血二氧化碳分压。

直接血管重建术需要将皮层动脉夹闭 30 ～ 45 分钟，为预防过度灌注综合征，在此期间 MAP 可比基础值增加 10%。当解除皮层动脉夹闭时，需要严格控制血压。

间接血管重建术的出血量需要注意，特别儿童患者，需详细评估出血量，并据此调整补液方案，必要时输血。

4.3 禁用或慎用药物及麻醉预防措施

高血压的强化治疗有加重脑灌注不足和发生缺血性并发症的风险，应在医疗组商讨下谨慎进行。抗凝药物不能降低烟雾病缺血性卒中的发生率，并且会增加脑出血的风险，因此不建议预防应用，建议只用于有明确指征的患者（周围血栓栓塞并发症、心房颤动引起完全性心律失常等）。关于烟雾病患者发生急性缺血性卒中的治疗，目前无静脉溶栓和血管内治疗的推荐。预防性的血管内再通治疗由于对烟雾病无效且有并发症的风险，应禁止使用。偏头痛（烟雾病患者常见，尤其是儿童）的患者，为防止脑灌注不足加重，禁用血管收缩剂尤其是曲坦类药物和麦角衍生物类药物，"隐性"血管收缩剂（如鼻血管收缩剂）同样禁用。任何全身麻醉须遵从 4.2.4 节中提到的预防措施。围手术期必须镇痛，以防低碳酸血症引起继发性血管收缩。建议在任何麻醉前与患者的专科治疗组联系。尽可能采用局部麻醉技术，但同样需要进行血压监测，并注意预防各类并发症。

4.4　怀孕

妊娠和围产期烟雾病相关并发症风险尚不清楚，故计划或已经妊娠的烟雾病患者需咨询神经科专科医生。分娩前，患者脑血管并发症的风险并未显著增加。围产期报道的并发症（脑出血和 TIA）主要来自此前尚未明确诊断烟雾病的患者。在妊娠晚期（妊娠期第六到九个月），最好由患者的专科治疗组、妇产科医生和麻醉医师进行多学科讨论，做好麻醉相关准备。

最新的研究表明，局麻不增加脑血管并发症风险，建议局麻下经阴道分娩。如需全身麻醉，必须完善术前准备，防止脑血流动力学改变引起脑梗死（见 4.2.4）。

烟雾病患者可服用孕激素类避孕药。有缺血症状的患者禁用含雌激素的药物。

4.5　康复、心理治疗、经典疗法和作业治疗

烟雾病的治疗常需多学科协作（语言治疗，物理疗法，神经心理学、作业治疗等）。

4.5.1　物理治疗

一旦患者出现运动功能障碍，就需要进行早期的物理康复治疗，以减少卧床和制动引起的不良影响，促进感觉和运动功能的恢复。物理疗法应防止支气管阻塞，保证肺通气功能，促进感觉运动功能恢复。根据个人情况，康复治疗可在家中，私人诊所，或在专业的医疗中心进行。鼓励患者延长白天的康复时间，制定康复计划。

4.5.2 语言治疗与认知康复

关于认知功能障碍的康复(语言、记忆、注意力和执行功能障碍、单侧空间忽视),在详细评估(包括神经心理学评定,语言功能评定,以及这些障碍对日常生活及生活质量影响的评定)后须尽早进行。必要时需要治疗构音障碍与吞咽困难。

4.5.3 作业治疗

当神经功能障碍加重并形成功能性残疾,影响日常生活和 / 或工作时(洗涤、穿衣、饮食、购物、行政程序、交通和财务等),需要进行作业治疗。此外,还需要评估出入家庭、浴室等场所的困难,确保周围环境安全并且推荐合适的辅助设备(电器,电脑键盘等)。

4.5.4 精神运动疗法

精神运动疗法可以减轻运动失调、沟通和行为障碍等神经功能紊乱后遗症。通过加强身体锻炼进行干预训练并传授他们一些放松姿势,让患者适应他们的身体状况,增加其康复的信心,减轻患者的痛苦和焦虑感。

4.5.5 心理治疗

向患者及其家属提供心理辅导,可以减少疾病引起的个人、职业以及家庭心理负担。

4.5.6 膳食 / 营养管理

如有吞咽障碍,需要物理治疗师或语言治疗师的特殊干预,且需要注意合理使用凝胶水和增稠剂。这些吞咽障碍的治疗可能需要联合胃造口术进行肠内营养(饮料、奶油、谷类、混合膳食等)。基于上述原因,可能需要营养师进行具体参与。

4.5.7 医疗护理和社会关怀

在管理过程中社会工作者的作用是不可或缺的，主要体现在：与行政和社会服务机构联系，提供残疾相关的法律信息以及在家中可获得的帮助信息，向专业中心申请提供食宿资金，让看护人告知应知晓的援助选择。

4.5.8 医疗设备

运动功能有缺陷的患者可以使用专业医疗器具。通过不同的辅助器械（棒、拐杖、矫形器、行走架、沐浴椅、轮椅、改装餐具等）帮助解决活动或抓握困难。在运动功能受损需要人力协助时，可以使用医疗电梯、辅助转移设备或医用病床。

4.5.9 学校和职业接纳

对于儿童患者特定的学习障碍、可能致残的运动障碍或疲劳，学校应给予合理调整，例如作业和考试时间应根据个体情况评估并合理制定。个体化的学习计划需要家庭、主治医生、教师、学校医生以及国家或地方残疾服务机构协同提出。如果学习障碍严重，应与家长、教职员工、转介教师和其他相关方讨论，转介到专业的特殊学习机构。成人的社会职业适应须给予帮助，因为这些继发性脑损伤和／或残疾的患者可能需要职业服务或者其他机构的专业指导。

4.6 治疗宣教与生活适应

一些活动可加重脑血流的低灌注情况。任何可诱导过度换气、脱水、高原缺氧的活动（空中旅行，山间停留）都应由专家根据个体情况反复讨论并评估。竞技体育或练习管乐器这类活动若能很好耐受，也可坚持进行，但休闲运动相比竞技运动更适合此类人群。诊断书可据此拟稿。在血管重建术后，应建议避免（至少暂时性）所有可造成头部外伤的运动，如格斗，橄榄球等。

4.7　患者协会

卫生专业人员、患者以及看护人应知晓患者协会潜在的支持作用。这些协会（法国：http://www.tanguy-moya-moya.org/）通过促进与患者、看护人之间的合作，参与到本病的整体管理当中。

5　随访

5.1　随访时机和内容

烟雾病需要定期随访。随访频率应个体化调整，即使临床影像资料没有变化也需长期随访。

随访的目的是：

·识别隐匿性神经系统症状，如 TIA、脑卒中、头痛、运动障碍、癫痫发作、认知障碍；

·监测任何可提示烟雾病的特征性神经病学临床表现；

·监测其他血管病危险因素（尤其是高血压）的发生，并考虑上述预防措施（见 3.3 节）；

·评估每种治疗方法的耐受性和适应证（特别是抗血小板治疗和降压药物）；

·评估认知和运动功能状态，建议与物理治疗学及康复医学专家进行咨询；

·评估心理和社会医疗负担，必要时进行职业教育适应训练。

血管重建术治疗的患者：

·应在术后 6 ~ 8 周进行临床评估，以检查术后是否有新发的脑血管事件或可能发生的并发症（感染、硬膜下血肿等）；

·在术后 6 个月 ~ 1 年，应进行一次神经系统评估，包括详细的认知评估。

5.2 影像学和生物学随访

随访过程中必须进行影像学随访及生物学检测：

·脑血管成像：根据患者的临床和影像学进展情况，个体化制定 MRI 和 MRA 随访的频率（前期至少 1 年 / 次）。若考虑手术或脑出血后的患者，随访过程中应考虑行脑血管造影。血管重建术后第一天应行 MRI 和 MRA 检查评估是否存在新发缺血性病变，血管重建术一年后应再次行头颅 MRI 和 MRA；

·诊断时应参考脑灌注成像。外科血管重建术前必须行脑灌注成像评估手术的收益与风险，还要评估其他潜在风险的干预措施（降压药、麻醉等）。脑灌注显像也可用于血管重建术后脑灌注改善的评估；

·血管危险因素的生物学评估。

5.3 主治医师的作用：

·与转诊专家协调工作；

·检测病程中出现的神经系统并发症（卒中、TIA、反复头痛、癫痫、残疾相关并发症）；

·预防和管理血管危险因素；

·确保患者掌握与疾病相关的预防措施，知晓禁用和慎用的药物

（见 3.3）；

· 参与和协调家庭护理及开具各种医疗证明。

· 疫苗接种计划可以正常执行。

5.4 看护人的监护和支持

看护人对患者日常生活的帮助至关重要。看护人有必要知晓预防、识别并发症和日常生活管理的相关知识。

通过随访需完成以下资料：

· 确定患者的主要看护人；

· 观察看护人精神和身体状况是否退化；

· 了解看护人的需求，确保他们有足够的支持以持续帮助患者(医疗、社会和经济援助)。

酌情引导看护人向相关机构求助：

· 心理学家、社会工作者；

· 患者协会；

· 以社区或家庭为基础的护理设施。

参考文献

1. Research Committee on the Pathology and Treatment of Spontaneous Occlusion of the Circle of Willis； Health Labour Sciences Research Grant for Research on Measures for Infractable Diseases. Guidelines for diagnosis and treatment of moyamoya disease (spontaneous occlusion of the circle of Willis) . Neurol Med Chir （Tokyo） ，2012，52（5）：245–266.

2. Derdeyn CP.Moyamoya disease and moyamoya syndrome. N Engl J Med，2009，361（1）：97；author reply 98.

3. Kuroda S，Houkin K. Moyamoya disease: current concepts and future perspectives. Lancet Neurol，2008，7（11）：1056-1066.

4. Kossorotoff M，Hervé D，Toulgoat F，et al. Paediatricmoyamoya in mainland france: a comprehensive survey of academic neuropaediatriccentres. Cerebrovasc Dis，2012，33（1）：76-79.

5. Achrol AS，Guzman R，Lee M，et al. Pathophysiology and genetic factors in moyamoya disease. Neurosurg Focus，2009，26（4）：E4.

6. Liu W，Senevirathna ST，Hitomi T，et al. Genomewide association study identifies no major founder variant in Caucasian moyamoya disease. J Genet，2013，92（3）：605-609.

7. Guey S，Tournier-Lasserve E，Hervé D，et al. Moyamoya disease and syndromes: from genetics to clinical management. Appl Clin Genet，2015，8:49-68.

8. Ganesan V，Smith ER. Moyamoya: defining current knowledge gaps. Dev Med Child Neurol，2015，57（9）：786-787.

9. Hallemeier CL，Rich KM，Grubb RL Jr，et al. Clinical features and outcome in North American adults with moyamoya phenomenon. Stroke，2006，37（6）：1490-1496.

10. Kuroda S，Hashimoto N，Yoshimoto T，et al. Radiological findings，clinical course，and outcome in asymptomatic moyamoya disease: results of multicenter survey in Japan. Stroke，2007，38（5）：1430-1435.

11. Kraemer M, Heienbrok W, Berlit P. Moyamoya disease in Europeans. Stroke, 2008, 39（12）：3193-3200.

12. Liu X, Zhang D, Shuo W, et al. Long term outcome after conservative and surgical treatment of haemorrhagicmoyamoya disease. J Neurol Neurosurg Psychiatry, 2013, 84（3）：258-265.

13. Guzman R, Lee M, Achrol A, et al. Clinical outcome after 450 revascularization procedures for moyamoya disease. Clinical article. J Neurosurg. 2009 Nov; 111（5）：927-935.

14. Kim SK, Cho BK, Phi JH, et al. Pediatric moyamoya disease: an analysis of 410 consecutive cases. Ann Neurol, 2010, 68（1）：92-101.

15. Festa JR, Schwarz LR, Pliskin N, et al. Neurocognitive dysfunction in adult moyamoya disease. J Neurol, 2010, 257（5）：806–815.

16. Calviere L, Catalaa I, Marlats F, et al. Correlation between cognitive impairment and cerebral hemodynamic disturbances on perfusion magnetic resonance imaging in European adults with moyamoya disease. Clinical article. J Neurosurg, 2010, 113（4）：753–759.

17. Baik JS, Lee MS. Movement disorders associated with moyamoya disease: a report of 4 new cases and a review of literatures. MovDisord, 2010, 25（10）：1482–1486.

18. Lee JY, Kim SK, Wang KC, et al. Involuntary movement in pediatric moyamoya disease patients: consideration of pathogenetic mechanism using neuroimaging studies. Childs NervSyst, 2014, 30（5）：885–890.

19. Jin Q, Noguchi T, Irie H, et al. Assessment of Moyamoya disease with 3.0-T magnetic resonance angiography and magnetic resonance imaging versus conventional angiography. Neurol Med Chir (Tokyo), 2011, 51 (3): 195–200.

20. Currie S, Raghavan A, Batty R, et al. Childhood Moyamoya disease and Moyamoya syndrome: a pictorial review. PediatrNeurol, 2011, 44 (6): 401–413.

21. Ullrich NJ, Robertson R, Kinnamon DD, et al. Moyamoya following cranialirradiation for primary brain tumors in children. Neurology, 2007, 68 (12): 932–938.

22. Desai SS, Paulino AC, Mai WY, et al. Radiation-induced moyamoya syndrome. Int J Radiat Oncol Biol Phys, 2006, 65 (4): 1222-1227.

23. Dobson SR, Holden KR, Nietert PJ, et al. Moyamoya syndrome in childhood sickle cell disease: a predictive factor for recurrent cerebrovascular events. Blood, 2002, 99 (9): 3144–3150.

24. See AP, Ropper AE, Underberg DL, et al. Down syndrome and moyamoya: clinical presentation and surgical management. J NeurosurgPediatr, 2015, 16 (1): 58–63.

25. Rosser TL, Vezina G, Packer RJ. Cerebrovascular abnormalities in a population of children with neurofibromatosis type 1. Neurology, 2005, 64 (3): 553–555.

26. Noguchi T, Kawashima M, Irie H, et al. Arterial spin-labeling MR imaging in Moyamoya disease compared with SPECT imaging. Eur J Radiol, 2011, 80 (3): e557–e562.

中国医学临床百家

27. Noguchi T, Kawashima M, Nishihara M, et al. Noninvasive method for mapping CVR in Moyamoya disease using ASL-MRI. Eur J Radiol, 2015, 84 (6): 1137–1143.

28. Kim SK, Seol HJ, Cho BK, et al. Moyamoya disease among young patients: its aggressive clinical course and the role of active surgical treatment. Neurosurgery, 2004, 54 (4): 840–844; discussion 844-846.

29. Hervé D, Touraine P, Verloes A, et al. A hereditary moyamoya syndrome with multisystemic manifestations. Neurology, 2010, 75 (3): 259–264.

30. Smith ER. Moyamoyaarteriopathy. Curr Treat Options Neurol, 2012, 14 (6): 549–556.

31. Miyamoto S, Japan Adult Moyamoya Trial Group.Study design for a prospective randomized trial of extracranial-intracranial bypass surgery for adults with moyamoya disease and hemorrhagic onset--the Japan Adult Moyamoya Trial Group. Neurol Med Chir (Tokyo), 2004, 44 (4): 218–219.

32. Liu XJ, Zhang D, Wang S, et al. Clinical features and long-term outcomes of moyamoya disease: a single-center experience with 528 cases in China. J Neurosurg, 2015, 122 (2): 392–399.

33. Kim T, Oh CW, Kwon OK, et al. Stroke prevention by direct revascularization for patients with adult-onset moyamoya disease presenting with ischemia. J Neurosurg, 2016, 124 (6): 1788-1793.

34. Cho WS, Kim JE, Kim CH, et al. Long-term outcomes after combined revascularization surgery in adult Moyamoya disease. Stroke, 2014, 45 (10): 3025–

3031.

35. Mallory GW, Bower RS, Nwojo ME, et al. Surgical outcomes and predictors of stroke in a North American white and African American Moyamoya population. Neurosurgery, 2013, 73（6）：984–991；discussion 981-982.

36. Mukawa M, Nariai T, Matsushima Y, et al. Long-term follow-up of surgically treated juvenile patients with Moyamoya disease. J NeurosurgPediatr, 2012, 10（5）：451–456.

37. Scott RM, Smith JL, Robertson RL, et al. Long-term outcome in children with moyamoya syndrome after cranial revascularization by pialsynangiosis. J Neurosurg, 2004, 100（2）：142–149.

38. Kaku Y, Iihara K, Nakajima N, et al. Cerebral blood flow and metabolism of hyperperfusion after cerebral revascularization in patients with Moyamoya disease. J Cereb Blood Flow Metab, 2012, 32（11）：2066–2075.

39. Roach ES, Golomb MR, Adams R, et al.Management of stroke in infants and children: a scientific statement from a Special Writing Group of the American Heart Association Stroke Council and the Council on Cardiovascular Disease in the Young. Stroke, 2008, 39（9）：2644-2691.

40. Lee SB, Kim DS, Huh PW, et al.Long-term follow-up results in 142 adult patients with moyamoya disease according to management modality.Acta Neurochir（Wien）, 2012, 154（7）：1179-1187.

41. Fung LW, Thompson D, Ganesan V.Revascularisation surgery for paediatric moyamoya: a review of the literature.Childs Nerv Syst, 2005, 21（5）：358-364.

42. Miyamoto S, Yoshimoto T, Hashimoto N, et al.Effects of extracranial-intracranial bypass for patients with hemorrhagic moyamoya disease: results of the Japan Adult Moyamoya Trial.Stroke, 2014, 45 (5) : 1415-1421.

43. Hyun SJ, Kim JS, Hong SC.Prognostic factors associated with perioperative ischemic complications in adult-onset moyamoya disease.Acta Neurochir (Wien), 2010, 152 (7) : 1181-1188.

44. Lee JK, Williams M, Jennings JM, et al.Cerebrovascular autoregulation in pediatric moyamoya disease.Paediatr Anaesth, 2013, 23 (6) : 547-556.

45. Fujimura M, Shimizu H, Inoue T, et al.Significance of focal cerebral hyperperfusion as a cause of transient neurologic deterioration after extracranial-intracranial bypass for moyamoya disease: comparative study with non-moyamoya patients using N-isopropyl-p-[(123) I]iodoamphetamine single-photon emission computed tomography.Neurosurgery, 2011, 68 (4) : 957-964; discussion 964-965.

46. Gross BA, Thomas AJ, Frerichs KU.Endovascular treatment of symptomatic moyamoya.Neurosurg Rev, 2014, 37 (4) : 579-583.

47. Ganesan V.Moyamoya: to cut or not to cut is not the only question. A paediatric neurologist's perspective.Dev Med Child Neurol, 2010, 52 (1) : 10-13.

48. Liu XJ, Zhang D, Wang S, et al.Intracranial hemorrhage from moyamoya disease during pregnancy and puerperium.Int J Gynaecol Obstet, 2014, 125 (2) : 150-153.

49. Jung YJ, Kim MA, Kwon JY, et al.Pregnancy outcomes in women with moyamoya disease: experiences at a single center in Korea.Yonsei Med J, 2015, 56 (3):

793-797.

50. Takahashi JC，Ikeda T，Iihara K，et al.Pregnancy and delivery in moyamoya disease: results of a nationwide survey in Japan.Neurol Med Chir（Tokyo），2012，52（5）：304-310.

51. Tanaka H，Katsuragi S，Tanaka K，et al.Vaginal delivery in pregnancy with Moyamoya disease: experience at a single institute.J Obstet Gynaecol Res，2015，41（4）：517-522.

52. Sato K，Yamada M，Okutomi T，et al.Vaginal Delivery under Epidural Analgesia in Pregnant Women with a Diagnosis of Moyamoya Disease.J Stroke Cerebrovasc Dis，2015，24（5）：921-924.

53. Blauwblomme T，Lemaitre H，Naggara O，et al.Cerebral Blood Flow Improvement after Indirect Revascularization for Pediatric Moyamoya Disease: A Statistical Analysis of Arterial Spin-Labeling MRI.AJNR Am J Neuroradiol，2016，37（4）：706-712.

（郝方斌　整理）

出版者后记
Postscript

科学技术文献出版社自 1973 年成立即开始出版医学图书，40 余年来，医学图书的内容和出版形式都发生了很大变化，这些无一不与医学的发展和进步相关。《中国医学临床百家》从 2016 年策划至今，感谢 600 余位权威专家对每本书、每个细节的精雕细琢，现已出版作品近百种。2018 年，丛书全面展开学科总主编制，由各个学科权威专家指导本学科相关出版工作，我们以饱满的热情迎来了《中国医学临床百家》丛书各个分卷的诞生，也期待着《中国医学临床百家》丛书的出版工作更加科学与规范。

近几年，中国的临床医学有了很大的发展，在国际医学领域也开始崭露头角。以北京天坛医院牵头的 CHANCE 研究成果改写美国脑血管病二级预防指南为标志，中国一批临床专家的科研成果正在走向世界。但是，这些权威临床专家的科研成果多数首先发表在国外期刊上，之后才在国内期刊、会议中展现。如果出版专著，又为多人合著，专家个人的观点和成果精华被稀释。为改变这种零落的展现方式，作为科技部所属的唯一一家出版机构，我们有责任为中国的临床医生提供一个系统展示临床研究成果的舞台。为此，我们策划出版了这套高端医学专著——《中国医学临床百家》丛书。

"百家"既指临床各学科的权威专家，也取百家争鸣之义。

丛书中每一本书阐述一种疾病的最新研究成果及专家观点，按年度持续出版，强调医学知识的权威性和时效性，以期细致、连续、全面展示我国临床医学的发展历程。与其他医学专著相比，本丛书具有出版周期短、持续性强、主题突出、内容精练、阅读体验佳等特点。在图书出版的同时，同步通过万方数据库等互联网平台进入全国的医院，让各级临床医师和医学科研人员通过数据库检索到专家观点，并能迅速在临床实践中得以应用。

在与作者沟通过程中，他们对丛书出版的高度认可给了我们坚定的信心。北京协和医院邱贵兴院士说"这个项目是出版界的创新……项目持续开展下去，对促进中国临床学科的发展能起到很大作用"。中国人民解放军第二军医大学孙颖浩校长表示"我鼓励我国的泌尿外科医生把自己的创新成果和宝贵的经验传播给国内同行，我期待本丛书的出版"；北京大学第一医院霍勇教授认为"百家丛书很有意义"。我们感谢这么多临床专家积极参与本丛书的写作，他们在深夜里的奋笔，感动着我们，鼓舞着我们，这是对本丛书的巨大支持，也是对我们出版工作的肯定，我们由衷地感谢作者的支持与付出！

在传统媒体与新兴媒体相融合的今天，打造好这套在互联网时代出版与传播的高端医学专著，为临床科研成果的快速转化服务，为中国临床医学的创新及临床医师诊疗水平的提升服务，我们一直在努力！

科学技术文献出版社

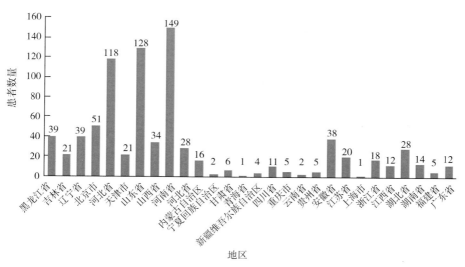

彩插1　我科单中心 802 例烟雾病患者的地域分布（见正文第 005 页）

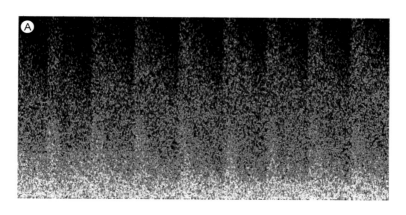

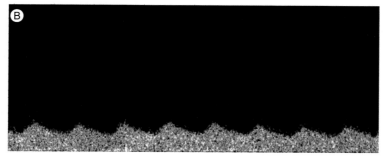

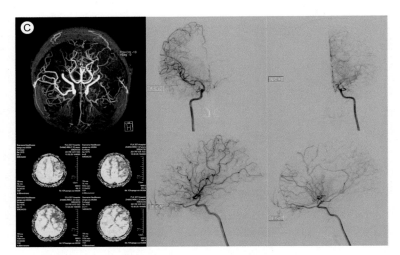

彩插 2　利用 TCD 筛查家族性无症状型烟雾病患者（见正文第 010 页）

注：患者女性，32 岁，其母亲为烟雾病患者。于 2011 年陪护母亲在我院治疗期间行 TCD 筛查发现左侧大脑中动脉轻度狭窄（A），予以保守观察。于 2017 年复查 TCD 示左侧颈内动脉末端闭塞，右侧大脑中动脉起始段局限性轻度狭窄，右侧大脑前动脉闭塞（B）。进一步完善脑血管 MRA、DSA 及 MRI 灌注等检查，结果均与 TCD 一致（C）。在整个随访期间患者未表现出任何神经系统症状

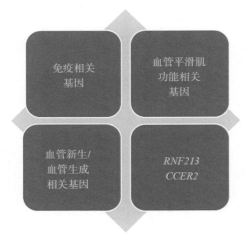

彩插 3　烟雾病易感基因分类（见正文第 026 页）

注：目前通过相关分析和联合分析最终定位得到的烟雾病易感基因可分为以下这四大类：免疫相关基因、血管平滑肌功能相关基因、血管新生 / 血管生成相关基因及其他功能不明的基因如 *RNF213* 等

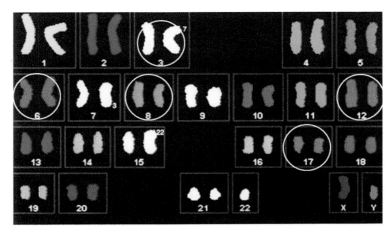

彩插 4　家族性烟雾病易感染色体区域（见正文第 027 页）

注：目前通过基因连锁分析得到了 4 个比较确切的家族性烟雾病易感染色体区域，分别是 3p24.2-p26、6q25（D6S441）、8q23、17q25，此外，12p12 可能与家族性烟雾病感性连锁

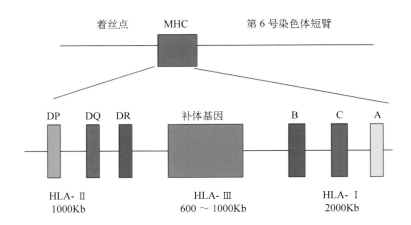

彩插 5　人类白细胞抗原（human leucocyte antigen, *HLA*）基因（见正文第 030 页）

注：*HLA* 基因主要表达 HLA Ⅰ类、Ⅱ类和Ⅲ类抗原。其中 MHC Ⅰ类抗原包括 HLA-A、HLA-B 和 HLA-C 等，位于第 6 对染色体的短臂上，MHC Ⅱ类抗原包括 HLA-DR、HLA-DQ 和 HLA-DP 等。MHC Ⅲ类抗原不在细胞表面表达，而是以可溶性血浆蛋白存在于机体，包括补体（C2、C4 和 Bf）、21- 羟化酶、热休克蛋白 70 和肿瘤坏死因子等

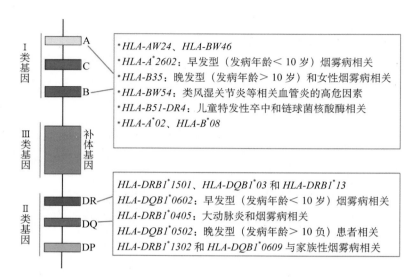

彩插6 在 HLA- I 类基因、II 类基因中均发现了一些可能与烟雾病相关的基因（见正文第030页）

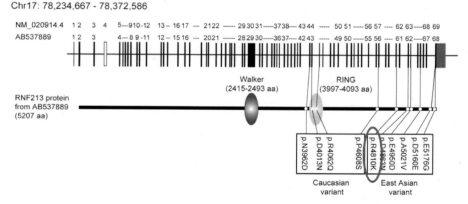

彩插7 *RNF213* 基因结构及突变位点（见正文第037页）

注：多项研究证实 RNF213 基因多态性与烟雾病发病风险相关，且 p.R4810K （c.14576G ＞ A）位点的基因多态性是广泛存在于东亚人群中的基础性突变

[Liu W，Morito D，Takashima S，et al. Identification of RNF213 as a susceptibility gene for moyamoya disease and its possible role in vascular development. PLoS One，2011，6（7）：e22542.]

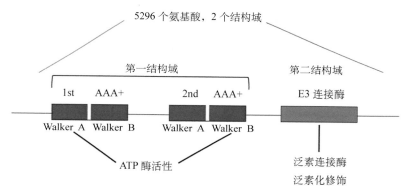

彩插 8　RNF213 蛋白的结构（见正文第 040 页）

注：RNF213 蛋白长约 591kDa（含 5256 个氨基酸），包含 2 个结构域：AAA+ATP 酶和 E3 连接酶结构域。第一个结构域由两个 AAA+ 模块组成六聚体结构，它们各自包含 Walker A（核酸结合基序）和 Walker B（镁结合基序）两个基序。其中第一个 AAA+ 模块的 Walker A 基序通过结合ATP，为形成寡聚体提供能量；而第二个 AAA+ 模块的 Walker B 基序通过羟基化 ATP 拆分寡聚体。结合 ATP 和水解 ATP 的不断循环，使 RNF213 蛋白维持正常的六聚体结构，并表达 ATP 酶活性。第二个结构域类似环指状结构，已经确定是一个泛素连接酶结构域，其通过对底物蛋白进行泛素化修饰而被蛋白酶体水解

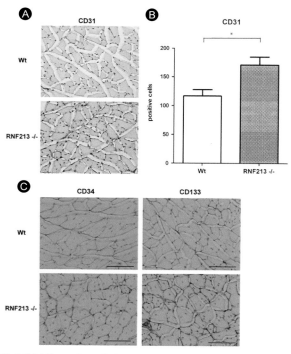

彩插 9　股动脉结扎 28 天后小鼠腓肠肌血管密度分析（见正文第 044 页）

注：A，B：敲除 RNF213 的小鼠血管增生较野生型小鼠明显增强，免疫组化结果显示血管标志物CD31 表达显著高于野生型小鼠；C：免疫组化结果显示 RNF213 敲除小鼠干细胞标志物 CD34 和CD133 表达亦显著高于野生型小鼠

[Ito A，Fujimura M，Niizuma K，et al. Enhanced post-ischemic angiogenesis in mice lacking RNF213：a susceptibility gene for moyamoya disease. Brain Res，2015，1594:310-320.]

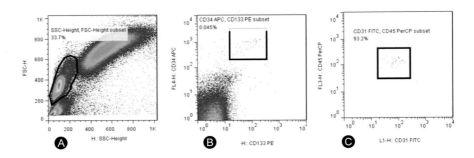

彩插 10　流式细胞术分析烟雾病患者外周血中的内皮细胞（见正文第 072 页）

注：A：划门外周血单个核细胞（PBMC，主要为单核细胞及淋巴细胞）；B：在 PBMC 中划门：
CD34brightCD133+ 细胞；C：在 B 中进一步划出：CD34brightCD133+CD31+CD45dim 细胞

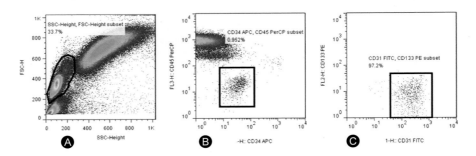

彩插 11　流式细胞术分析烟雾病患者外周血中的内皮祖细胞（见正文第 077 页）

注：A：划门外周血单个核细胞（PBMC，主要为单核细胞及淋巴细胞；B：在 PBMC 中划门：
CD34+CD45- 细胞；C：在 B 中进一步划出：CD34+CD133-CD31brightCD45- 细胞

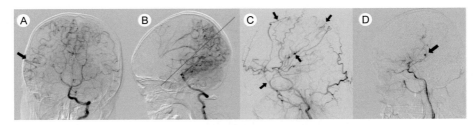

彩插 12　烟雾病的多种自发性颅内外代偿方式及动脉瘤（见正文第 115 页）

注：A：箭头所指为大脑后动脉通过皮层软脑膜吻合支向同侧大脑中动脉区域代偿供血；B：红线
以前为大脑后动脉通过后胼周动脉、脉络膜后动脉等向前循环代偿；C：脑膜中动脉向颅内代偿；
D：箭头所指为脉络膜前动脉瘤

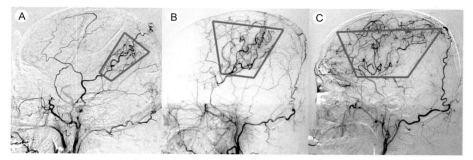

彩插 13　EDAS 术血管重建（见正文第 116 页）

注：A-C：EDAS 术血管重建Ⅰ～Ⅲ级

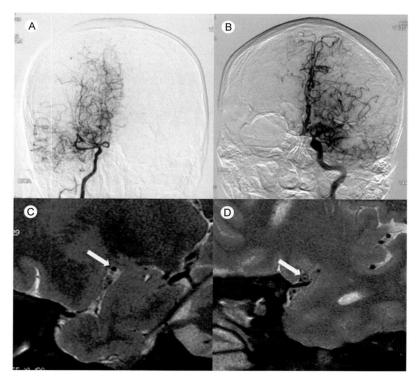

彩插 14　烟雾病血管病变患者的 HRMRI 表现（见正文第 127 页）

注：A-B：两名均表现为同一铃木分期的患者；C：其中一例在 HRMRI 上表现为大脑中动脉同心性狭窄，无斑块形成；D：而另一例则发现斑块形成

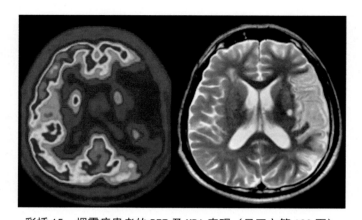

彩插 15　烟雾病患者的 PET 及 MRI 表现（见正文第 133 页）

注：患者男性，21 岁，PET 显示左侧半球局部放射性缺损，行血管重建术后仍无法改善神经功能

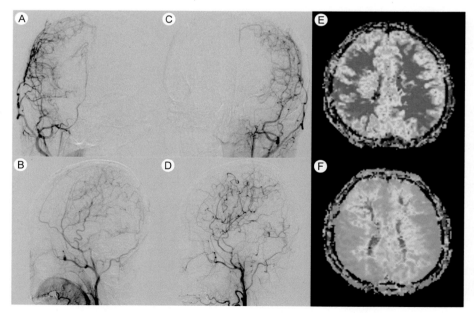

彩插 16　烟雾病血管重建术后的 DSA 及 DSC-MRI 变化（见正文第 138 页）

注：A-D：患者女性，30 岁，行双侧血管重建术后复查 DSA 示双侧颞浅动脉向颅内大量代偿供血；
E-F：DSC-MRI 显示左侧及右侧大脑中动脉供血区 TTP 由术前的 3.45s 和 5.47s 缩短至术后的 0.06s
和 0.54s

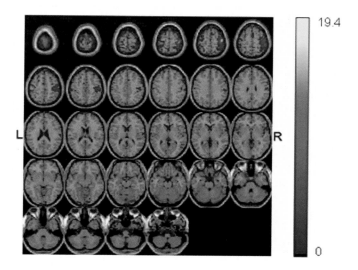

彩插 17　烟雾病的 BOLD-fMRI 表现（见正文第 140 页）

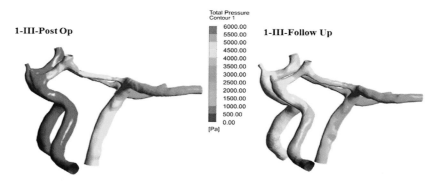

彩插 18　利用 CFD 分析出血型烟雾病患者血管重建术
前后颈内动脉末端血管壁压力的变化（见正文第 144 页）

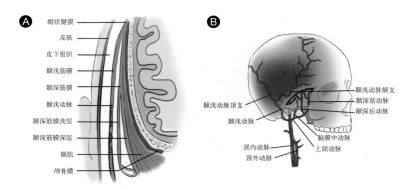

彩插 19　头皮解剖层次（A）及颈外动脉分支（B）（见正文第 201 页）

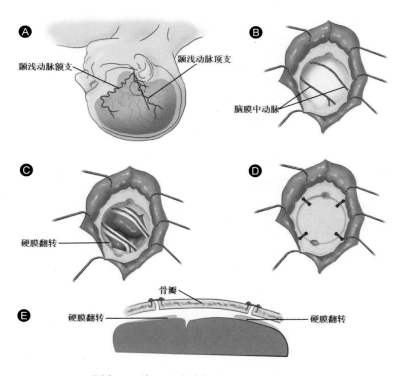

彩插 20　脑-硬膜贴敷术（见正文第 204 页）

注：A：沿颞浅动脉顶支走行做线形切口（虚线）及骨窗位置（圆圈）；B：在铣下骨瓣、切开硬脑膜时应尽可能地保留脑膜中动脉；C：切开硬脑膜后，将硬膜瓣向内翻转；D：还纳并固定骨瓣；E：硬膜翻转并固定骨瓣后的横断面图

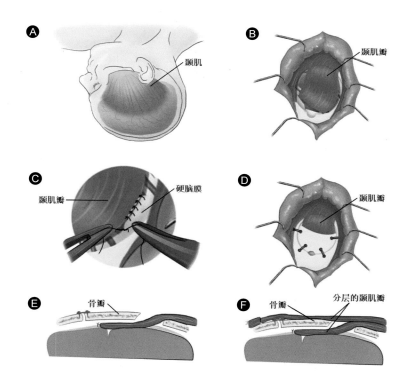

彩插 21　脑 –颞肌贴敷术（见正文第 206 页）

注：A：沿颞肌上缘、后缘做弧形切口；B：根据颞肌瓣大小与位置设计开颅骨瓣大小与位置；
C：将颞肌瓣边缘与硬膜边缘缝合；D：修整骨瓣，使其下端有充分的空间容纳颞肌瓣蒂部；
E：横断面见颞肌瓣自骨窗缺口处进入骨瓣下方；F：将颞肌分成内层和外层，外层覆盖于骨窗表面，
内层置于骨瓣下并与硬膜缝合

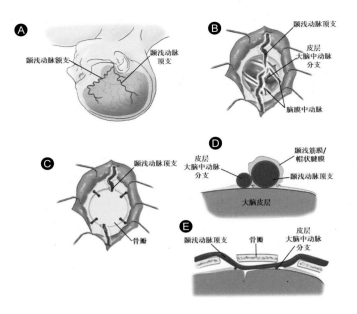

彩插 22　脑 - 硬膜 - 动脉血管融通术（见正文第 209 页）

注：A：沿颞浅动脉顶支走行做线形切口；B：游离出带颞浅动脉的筋膜条，并在开颅过程中避免损伤游离的颞浅动脉，在保护脑膜中动脉的前提下切开硬脑膜；C：修整骨瓣，防止压迫颞浅动脉；D：将颞浅动脉间断缝合在打开的蛛网膜边缘，使颞浅动脉与皮层的大脑中动脉分支直接接触；E：横断面见颞浅动脉在骨瓣下通过

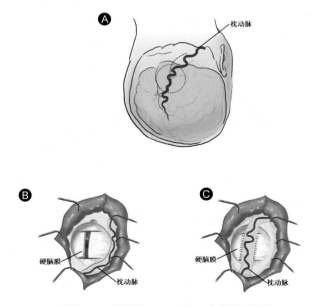

彩插 23　后循环 EDAS（见正文第 211 页）

注：A：沿枕动脉走行做线形切口（虚线）及骨窗位置（圆圈）；B：游离出带枕动脉的帽状腱膜条，在小脑幕上行开颅术，"H"形剪开硬脑膜；C：将带枕动脉的腱膜条与硬膜边缘缝合

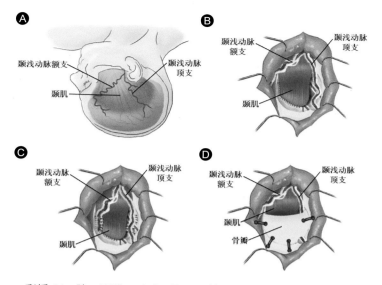

彩插 24　脑 - 硬膜 - 动脉 - 颞肌血管融通术（见正文第 213 页）

注：A：额颞切口须覆盖颞浅动脉及足够面积的颞肌；B：将颞肌瓣的前缘和上缘与硬膜边缘缝合，将颞浅动脉筋膜条置于其余暴露脑组织表面，与硬膜边缘和颞肌瓣后缘缝合；C：亦可将颞浅动脉额支和顶支均游离出来，并如图所示与硬膜边缘及颞肌缝合；D：修整骨瓣，使其下端有充分的空间容纳颞浅动脉和颞肌瓣蒂部

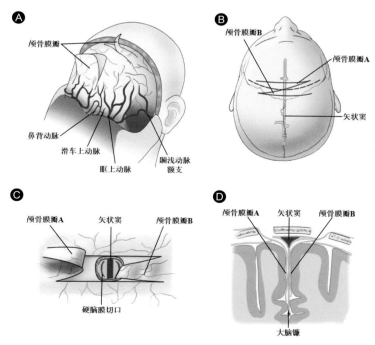

彩插 25　脑 - 颅骨膜贴敷术（见正文第 216 页）

注：A：在做颅骨膜瓣时应注意保护眶上动脉或颞浅动脉等供血动脉；B：冠状切口切开皮肤（蓝虚线），"Z"形切开帽状腱膜与颅骨膜（红线）；C：在中线处做一个小骨瓣；D：将腱膜 - 骨膜条插入两侧的大脑纵裂

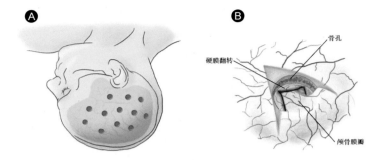

彩插 26　颅骨多处钻孔术（见正文第 218 页）

注：A：根据大脑皮层缺血情况，依次在受累半球的额、顶、枕部钻多个颅骨孔；B：在每个钻孔
位置覆盖骨孔"∧"形切开颅骨膜，切开硬膜后将颅骨膜瓣置于大脑皮层表面

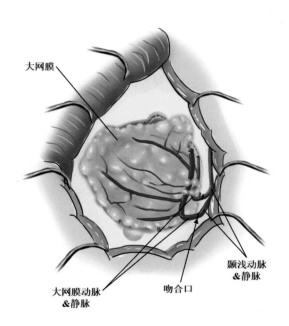

彩插 27　脑－大网膜贴敷术（见正文第 221 页）

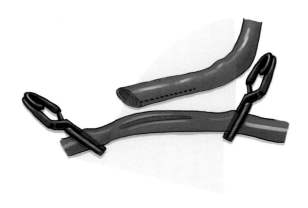

彩插 28　颞浅动脉－大脑中动脉端侧吻合（见正文第 230 页）

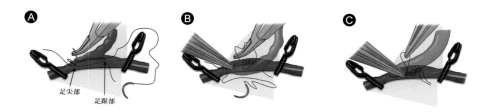

彩插 29　颞浅动脉－大脑中动脉端侧吻合（见正文第 231 页）

注：A：将箭头所指颞浅动脉吻合口的足跟部和足尖部各自缝合在受体动脉切口的两端；B：使用连续或间断的方式先将更难操作的一边缝合；C：收紧缝合线，与另一端缝合线的尾端打结

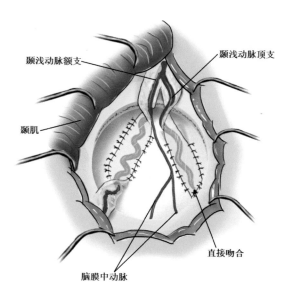

彩插 30　颞浅动脉－大脑中动脉吻合术联合脑－硬膜－动脉－帽状腱膜
血管融通术（见正文第 236 页）

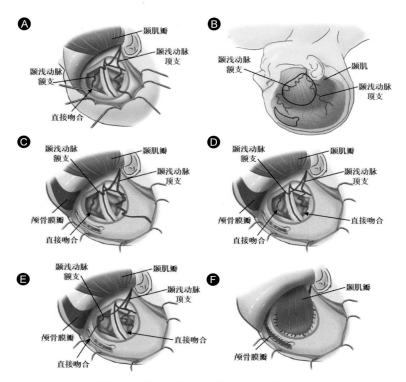

彩插 31 联合血管重建术（见正文第 238 页）

注：A：使用颞浅动脉额支进行 STA-MCA 吻合术，用顶支完成 EDAS 术，在将颞肌覆盖于暴露
的大脑皮层表面，最终完成 STA-MCA 吻合术联合脑 - 硬膜 - 动脉 - 颞肌血管融通术（EDAMS）；
B：STA-MCA 吻合术联合脑 - 硬膜 - 颞肌 - 动脉 - 骨膜血管融通术（EDMAPS）：沿颞浅动脉顶
支走形至前囟，再沿中线向前延伸至发际线，做额颞弧形大切口，以便于在颞肌下做额颞骨窗及
矢状窦旁做前额骨窗，并保留额骨膜和颞浅动脉的 2 个分支；C：使用颞浅动脉额支进行 STA-
MCA 吻合术，再用顶支完成 EDAS 术；D：亦可将颞浅动脉的 2 个分支均与大脑中动脉皮层分支
做直接吻合；E：如果颞浅动脉额支分离得足够远，可通过前额骨窗与大脑前动脉做 STA-ACA 吻
合术，再用顶支完成 STA-MCA 吻合术；F：分别将颞肌瓣和额骨膜瓣与各自骨窗中的硬膜缝合

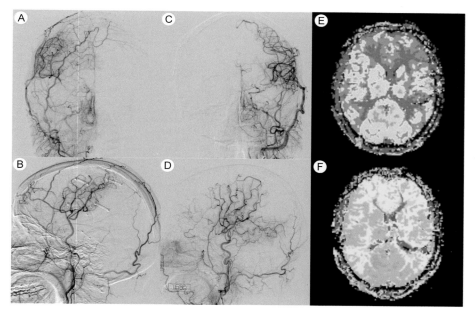

彩插 32　术后 1 年复查 DSA 示双侧颞浅动脉向颅内代偿良好，磁共振灌注（magnetic resonance perfusion，MRP）示双侧大脑半球 TTP 较前缩短（见正文第 267 页）

注：A：R-ECA 正位；B：R-ECA 侧位；C：L-ECA 正位；D：L-ECA 侧位；E：术前 MRP；F：术后 MRP

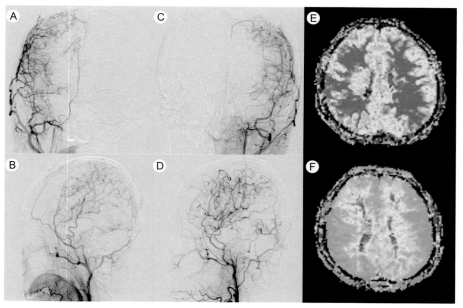

彩插 33　术后 8 个月复查 DSA 示双侧颞浅动脉向颅内大量代偿供血，MRP 示双侧大脑半球 TTP 较前缩短（见正文第 269 页）

注：A：R-ECA 正位；B：R-ECA 侧位；C：L-ECA 正位；D：L-ECA 侧位；E：术前 MRP；F：术后 MRP

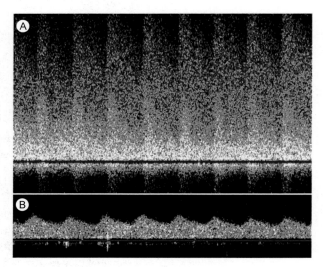

彩插 34　TCD 筛查（见正文第 277 页）

注：A：5 年前 TCD 显示左侧大脑中动脉血流速度增快，频谱形态紊乱，伴涡流杂音，提示左侧大脑中动脉轻度狭窄；B：5 年后 TCD 显示左侧大脑中动脉血流速度减慢，频谱低平圆钝，提示左侧大脑中动脉闭塞

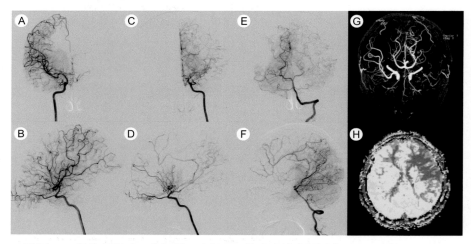

彩插 35　患者女儿（32 岁）进一步行 DSA 检查确诊为烟雾病（见正文第 277 页）

注：A：R-ICA 正位；B：R-ICA 侧位；C：L-ICA 正位；D：L-ICA 侧位；E：LVA 正位；F：LVA 侧位；G：MRA；H：MRP，左侧大脑中动脉供血区 TTP 延迟 2.55s，右侧延迟 −0.24s

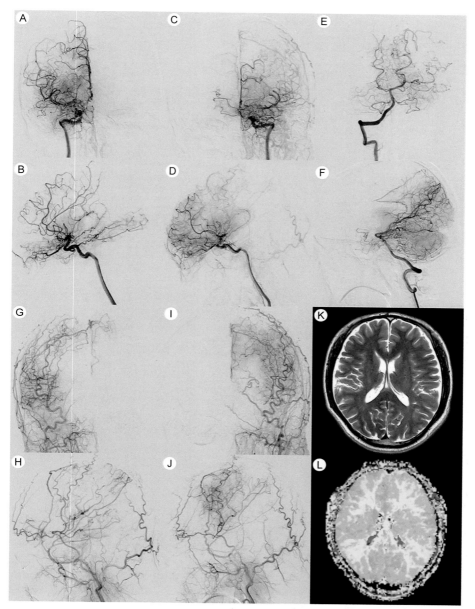

彩插 36　男性患者，36 岁，间断右侧肢体无力伴言语不能 1 个月，术前 DSA 确诊为烟
雾病（左Ⅳ期，右Ⅱ期），双侧颞浅动脉及脑膜中动脉自发
形成大量侧支代偿（见正文第 287 页）

注：A：R-ICA 正位；B：R-ICA 侧位；C：L-ICA 正位；D：L-ICA 侧位；E：RVA 正位；F：RVA 侧位；
G：R-ECA 正位；H：R-ECA 侧位；I：L-ECA 正位；J：L-ECA 侧位；K：头颅磁共振 T2 加权像；
L：MRP

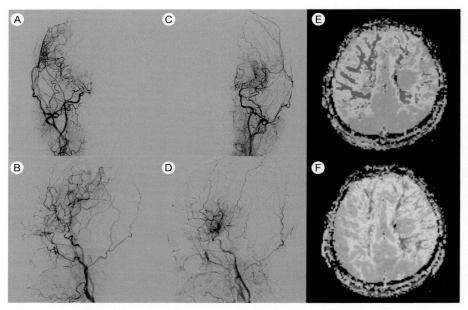

**彩插 37 术后复查 DSA 示右侧颞浅动脉向颅内形成大量侧支代偿，MRP 示右侧
大脑半球 TTP 较前缩短（见正文第 303 页）**

注：A：R-CCA 正位；B：R-CCA 侧位；C：L-CCA 正位；D：L-CCA 侧位；E：术前 MRP，右
侧大脑中动脉供血区 TTP 延迟 5.53s，左侧延迟 3.64s；F：术后 MRP，右侧大脑中动脉供血区
TTP 延迟 0.88s，较术前明显缩短，左侧延迟 2.83s